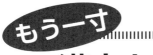
漢方を勉強したい
― 古典を踏まえて ―

小山 誠次 著

たにぐち書店

まえがき

　本書は一般読者の方がもう一寸漢方のことを知りたい、勉強したいと思うようになったとき、その思いを叶えることを願ってお読みいただくものです。

　一般の方が医療機関を受診して漢方薬を処方されたところ、その薬が驚くほどよく効いた場合、探究心のある方ならば、その薬について勉強し、その薬のことを一層知りたいと思うのは人情でしょう。向学心が燃えます。本書はそのような方をまず対象として、古典を踏まえて漢方エキス製剤147処方について解説するものです。

　私は2014年5月に『古典に生きるエキス漢方方剤学』を出版しました。この本は医療用漢方エキス製剤147処方について、それぞれの薬の成立、展開、変貌、継承などを古典的な伝統と歴史的な流れに基づいて構成している点、および更には今まで多くの薬で間違っていた成立に関する出典について、改めて古典的文献に基づいて新発見してきた点に特徴があります。しかし、なにしろ漢方専門医向けの本ですので、一般の方には難読でしょう。

　そこで今回、一般の方にも分かりやすく古典の流れに基づいて漢方薬を解説しようと企画しました。今まで一般の方が漢方薬について勉強しようとしても、全面的に古典に基づいて解説している本は皆無ではなかったでしょうか。

　さて、本書をお読み下さる上で幾つかの注意点にご留意下さい。

　まず、多くの古典の文章は漢方的専門用語を駆使した漢文で書かれていますし、漢方独自の用語は多々登場します。それ故、本書では

個々の用語を簡明に解説することにして、用語の厳密な現代語訳には固執しません。文意が大略通じることに主眼をおきました。ただし、漢方的な当時の考え方は、場合によっては異次元の世界のように思われるかもしれませんが、以上の点を踏まえてご了解下さい。

　次に、本文中の〔主な病気〕には、一般的に公認された適応だけでなく、非常に多くの適応をも応用可能として列記しています。応用可能というのは、本来漢方薬の適応は西洋医学の病名とは異なった立場から妥当と判断されることが多いからです。漢方的には証とも言います。証とは、大略は漢方的にみた精神的・肉体的・心理的個体の上での症状・症候の組み合わせのことです。したがって、〔主な病気〕に挙げた病名や症状に無条件で適応する訳ではありません。その前にその薬のタイプに合うかどうかを判断する必要があるからです。そのタイプのことは〔主な効き目〕で、個々の構成薬の作用とともに、どういう効き目かを分かりやすく解説したつもりです。

　また、患者さんのタイプとしては、病名とは無関係に、積極的、動的な人か消極的、静的な人か、太った人か痩せた人か、色黒の人か蒼白の人か、熱がりか寒がりか、朝が強いか夜が強いか、甘いものが好きか苦いものが好きか、風邪を引いたときに汗が出ているか否か、……等々は西洋医学的診察ではあまり重視しません。もちろん、男か女か、大人か子供か、壮年か高齢か、女性であれば閉経前か後か、出産経験が有るか無いか、……等々は西洋医学的診察でも漢方でも是非とも必要な情報です。

　更に、〔病気の説明〕は西洋医学の専門家が読めば、不充分だと判断されるでしょう。ただし、ここでは一般の方に大略どういう病気かということだけを分かってもらうための説明だとご理解下さい。そのために一般の方でも馴染みのある慢性胃炎、胆石症、高血圧症、肥満

症、尿管結石、子宮筋腫などの病名はあえて説明を省きました。

　そして、本書が最も特徴とする〔色々な解説〕では、その薬が実際に取り挙げられた古典を含むそれ以後の先人の理解や適応、病状、比較、類方、口訣、目標などを歴史の流れに沿って解説しています。なお、口訣とは本来は文章に表わさずに口述で伝える秘伝のことですが、漢方的にはその薬を使う際の特徴的な症状・症候のこと、コツ、勘どころの意味で用います。そして最後に、多くは私の〔実際の症例〕を挙げています。

　さて、本書は『もう一寸漢方を勉強したい──古典を踏まえて』と題して、一般読者の方が対象だと述べてきました。しかし、〔病気の説明〕以外は、医師であっても、専門医ではなくて漢方入門～少し上達程度の習熟度の方ならば、本書をご参照下されば、入門と同時に古典にも少し触れるという枠組での勉強が可能でしょう。薬剤師にも同様に該当すると考えます。

　以上によりまして、第一義的には中～上級の一般読者、第二義的には漢方的に初級の医師および初級の薬剤師を対象として、常に古典に触れうる本として独自性を有するものと考えます。

　　　　　　　　　　　　　　　　　著者　小山 誠次

目 次

まえがき ………………………………………………………… 3

安中散 (あんちゅうさん) ……………………………………… 15

胃苓湯 (いれいとう) …………………………………………… 17

茵蔯蒿湯 (いんちんこうとう) ………………………………… 20

茵蔯五苓散 (いんちんごれいさん) …………………………… 22

温経湯 (うんけいとう) ………………………………………… 25

温清飲 (うんせいいん) ………………………………………… 27

越婢加朮湯 (えっぴかじゅつとう) …………………………… 30

黄耆建中湯 (おうぎけんちゅうとう) ………………………… 32

黄芩湯 (おうごんとう) ………………………………………… 35

黄連湯 (おうれんとう) ………………………………………… 37

黄連解毒湯 (おうれんげどくとう) …………………………… 40

乙字湯 (おつじとう) …………………………………………… 42

葛根湯 (かっこんとう) ………………………………………… 45

葛根湯加川芎辛夷 (かっこんとうかせんきゅうしんい) …… 48

葛根加朮附湯 (かっこんかじゅつぶとう) …………………… 50

加味帰脾湯 (かみきひとう) …………………………………… 53

加味逍遙散 (かみしょうようさん) …………………………… 55

甘草湯 (かんぞうとう) ………………………………………… 58

甘麦大棗湯 (かんばくたいそうとう) ………………………… 61

7

桔梗湯 (ききょうとう) …………………………………………………… 63

桔梗石膏 (ききょうせっこう) ……………………………………… 66

帰脾湯 (きひとう) ……………………………………………………… 68

芎帰膠艾湯 (きゅうききょうがいとう) ……………………………… 71

芎帰調血飲 (きゅうきちょうけついん) ……………………………… 73

九味檳榔湯 (くみびんろうとう) ……………………………………… 76

荊芥連翹湯 (けいがいれんぎょうとう) ……………………………… 79

桂枝湯 (けいしとう) …………………………………………………… 81

桂枝加黄耆湯 (けいしかおうぎとう) ………………………………… 84

桂枝加葛根湯 (けいしかかっこんとう) ……………………………… 86

桂枝加厚朴杏仁湯 (けいしかこうぼくきょうにんとう) ………… 89

桂枝加芍薬湯 (けいしかしゃくやくとう) …………………………… 91

桂枝加芍薬大黄湯 (けいしかしゃくやくだいおうとう) ………… 93

桂枝加朮附湯 (けいしかじゅつぶとう) ……………………………… 96

桂枝加苓朮附湯 (けいしかりょうじゅつぶとう) ………………… 99

桂枝加竜骨牡蠣湯 (けいしかりゅうこつぼれいとう) ………… 101

桂枝人参湯 (けいしにんじんとう) ……………………………… 104

桂枝茯苓丸 (けいしぶくりょうがん) …………………………… 107

桂枝茯苓丸加薏苡仁 (けいしぶくりょうがんかよくいにん) ………… 110

桂芍知母湯 (けいしゃくちもとう) ……………………………… 113

桂麻各半湯 (けいまかくはんとう) ……………………………… 115

啓脾湯 (けいひとう) ………………………………………………… 118

香蘇散 (こうそさん) ………………………………………………… 120

五虎湯 (ごことう) …………………………………………………… 122

五積散 (ごしゃくさん) ……………………………… 125

五淋散 (ごりんさん) ……………………………… 128

五苓散 (ごれいさん) ……………………………… 130

牛車腎気丸 (ごしゃじんきがん) ………………… 133

呉茱萸湯 (ごしゅゆとう) ………………………… 135

柴陥湯 (さいかんとう) …………………………… 138

柴胡加竜骨牡蠣湯 (さいこかりゅうこつぼれいとう) … 140

柴胡桂枝湯 (さいこけいしとう) ………………… 143

柴胡桂枝乾姜湯 (さいこけいしかんきょうとう) … 146

柴胡清肝湯 (さいこせいかんとう) ……………… 148

柴朴湯 (さいぼくとう) …………………………… 151

柴苓湯 (さいれいとう) …………………………… 153

三黄瀉心湯 (さんおうしゃしんとう) …………… 156

三物黄芩湯 (さんもつおうごんとう) …………… 159

酸棗仁湯 (さんそうにんとう) …………………… 161

滋陰降火湯 (じいんこうかとう) ………………… 164

滋陰至宝湯 (じいんしほうとう) ………………… 166

四逆散 (しぎゃくさん) …………………………… 169

四君子湯 (しくんしとう) ………………………… 172

四物湯 (しもつとう) ……………………………… 174

四苓湯 (しれいとう) ……………………………… 177

梔子柏皮湯 (ししはくひとう) …………………… 179

七物降下湯 (しちもつこうかとう) ……………… 182

炙甘草湯 (しゃかんぞうとう) …………………… 184

9

芍薬甘草湯 (しゃくやくかんぞうとう) ……………………… 187

芍薬甘草附子湯 (しゃくやくかんぞうぶしとう) ……………… 190

十全大補湯 (じゅうぜんだいほとう) ………………………… 192

十味敗毒湯 (じゅうみはいどくとう) ………………………… 195

潤腸湯 (じゅんちょうとう) …………………………………… 198

小建中湯 (しょうけんちゅうとう) …………………………… 200

小柴胡湯 (しょうさいことう) ………………………………… 203

小柴胡湯加桔梗石膏 (しょうさいことうかききょうせっこう) … 207

小青竜湯 (しょうせいりゅうとう) …………………………… 209

小半夏加茯苓湯 (しょうはんげかぶくりょうとう) ………… 212

消風散 (しょうふうさん) ……………………………………… 214

升麻葛根湯 (しょうまかっこんとう) ………………………… 217

辛夷清肺湯 (しんいせいはいとう) …………………………… 219

参蘇飲 (じんそいん) …………………………………………… 222

神秘湯 (しんぴとう) …………………………………………… 225

真武湯 (しんぶとう) …………………………………………… 227

清暑益気湯 (せいしょえっきとう) …………………………… 230

清上防風湯 (せいじょうぼうふうとう) ……………………… 233

清心蓮子飲 (せいしんれんしいん) …………………………… 235

清肺湯 (せいはいとう) ………………………………………… 238

川芎茶調散 (せんきゅうちゃちょうさん) …………………… 241

疎経活血湯 (そけいかっけつとう) …………………………… 243

大黄甘草湯 (だいおうかんぞうとう) ………………………… 245

大黄牡丹皮湯 (だいおうぼたんぴとう) ……………………… 248

10

大建中湯 (だいけんちゅうとう) ……………………………… 250

大柴胡湯 (だいさいことう) …………………………………… 252

大柴胡湯去大黄 (だいさいことうきょだいおう) …………… 256

大承気湯 (だいじょうきとう) ………………………………… 258

大防風湯 (だいぼうふうとう) ………………………………… 261

竹筎温胆湯 (ちくじょうんたんとう) ……………………… 264

治頭瘡一方 (ちずそういっぽう) …………………………… 266

治打撲一方 (ちだぼくいっぽう) …………………………… 269

調胃承気湯 (ちょういじょうきとう) ……………………… 271

釣藤散 (ちょうとうさん) …………………………………… 274

腸癰湯 (ちょうようとう) …………………………………… 277

猪苓湯 (ちょれいとう) ……………………………………… 279

猪苓湯合四物湯 (ちょれいとうごうしもつとう) ………… 281

通導散 (つうどうさん) ……………………………………… 284

桃核承気湯 (とうかくじょうきとう) ……………………… 287

当帰湯 (とうきとう) ………………………………………… 290

当帰飲子 (とうきいんし) …………………………………… 292

当帰建中湯 (とうきけんちゅうとう) ……………………… 295

当帰四逆加呉茱萸生姜湯 (とうきしぎゃくかごしゅゆしょうきょうとう)… 297

当帰芍薬散 (とうきしゃくやくさん) ……………………… 300

当帰芍薬散加附子 (とうきしゃくやくさんかぶし) ……… 303

二朮湯 (にじゅつとう) ……………………………………… 306

二陳湯 (にちんとう) ………………………………………… 308

女神散 (にょしんさん) ……………………………………… 310

11

人参湯 (にんじんとう) ……………………………………………………… 314

人参養栄湯 (にんじんようえいとう) ……………………………… 316

排膿散及湯 (はいのうさんきゅうとう) …………………………… 319

麦門冬湯 (ばくもんどうとう) ……………………………………… 322

八味地黄丸 (はちみじおうがん) ………………………………… 324

半夏厚朴湯 (はんげこうぼくとう) ……………………………… 327

半夏瀉心湯 (はんげしゃしんとう) ……………………………… 330

半夏白朮天麻湯 (はんげびゃくじゅつてんまとう) ……………… 332

白虎加人参湯 (びゃっこかにんじんとう) ……………………… 335

茯苓飲 (ぶくりょういん) ………………………………………… 338

茯苓飲合半夏厚朴湯 (ぶくりょういんごうはんげこうぼくとう) ……… 340

附子人参湯 (ぶしにんじんとう) ………………………………… 343

平胃散 (へいいさん) ……………………………………………… 345

防已黄耆湯 (ぼういおうぎとう) ………………………………… 347

防風通聖散 (ぼうふうつうしょうさん) ………………………… 350

補中益気湯 (ほちゅうえっきとう) ……………………………… 353

麻黄湯 (まおうとう) ……………………………………………… 357

麻黄附子細辛湯 (まおうぶしさいしんとう) …………………… 360

麻杏甘石湯 (まきょうかんせきとう) …………………………… 362

麻杏薏甘湯 (まきょうよっかんとう) …………………………… 365

麻子仁丸 (ましにんがん) ………………………………………… 367

木防已湯 (もくぼういとう) ……………………………………… 369

薏苡仁湯 (よくいにんとう) ……………………………………… 372

抑肝散 (よくかんさん) …………………………………………… 375

抑肝散加陳皮半夏 (よくかんさんかちんぴはんげ) ……………… 378

六君子湯 (りっくんしとう) ………………………………… 380

立効散 (りっこうさん) ……………………………………… 383

竜胆瀉肝湯 (りゅうたんしゃかんとう) ……………………… 385

苓甘姜味辛夏仁湯 (りょうかんきょうみしんげにんとう) ………… 389

苓姜朮甘湯 (りょうきょうじゅつかんとう) …………………… 391

苓桂朮甘湯 (りょうけいじゅつかんとう) ……………………… 394

六味丸 (ろくみがん) ……………………………………… 396

分量一覧 ……………………………………………………… 401

あとがき ……………………………………………………… 423

索引について ………………………………………………… 425

処方薬索引 …………………………………………………… 427

病名及び症状索引 …………………………………………… 437

漢方用語及び俗語索引 ……………………………………… 477

13

安中散
（あん ちゅう さん）

〔主な効き目〕

　腹部、特に上腹部（胃の辺り）が冷えることによって痛みを来たしたときに、温めることによって痛みを止める薬である。更には、冷えから来る婦人の生理痛にもよく利用される。安中散は、甘草・牡蠣以外はすべて身体を温める薬から出来ている。更に、胃腸の動きを順方向性に調整する薬とお腹の痛み止めの薬が大部分であり、虚寒（全身機能が衰えての冷え）と実寒（寒い環境や冷たい飲食物による冷え）、いずれに対しても冷えを払い去って、身体を温めて本来の胃腸や全身の機能を回復する薬である。

〔主な病気〕

　急性胃炎、慢性胃炎、機能性ディスペプシア、胃・十二指腸潰瘍、胃アニサキス症、慢性胆嚢炎、胆道機能異常症、慢性膵炎、冷蔵庫病、月経痛、ヒステリーなど。

〔病気の説明〕

　機能性ディスペプシアとは、胃が痛い、重い、つかえる、もたれる、胸焼けがする、すぐ満腹になるなどの上腹部の症状があっても、癌や潰瘍などのない病気である。

　胃アニサキス症とは、アニサキスという寄生虫の幼虫が原因で、サバ、タラ、スルメイカ、イワシ、ヒラメ、サケなどの魚の刺身を食べることによって発症する病気である。痛みが強い。

　胆道機能異常症とは、胆嚢・胆管などがうまく働かず、肝臓で作られた消化液である胆汁がスムーズに排出されないが、癌や結石はない病気である。ただし、癌や結石に伴って二次的に発症することもある。

15

冷蔵庫病とは、文字通り冷蔵庫に入っている冷たい飲食物を多く飲んだり食べたりすることによって、胃を冷やす病気である。もともと冷え症の人には一層こたえる。

〔色々な解説〕

１．中国の南宋時代の本には、「急性・慢性の腹痛や嘔吐を来たす病気で、胃酸過多症状もあるが、もともと身体が冷えていて腹部や胸部が張った感じがしたり、脇腹部が刺すように痛み、またむかつきもあるが、もともと貧血気味で身体も痩せていて、手足がだるかったりする人に良い。また、婦人の生理痛で下腹部から腰部にかけて痛みが強い場合にも良い」と説明される。

２．中国の南宋時代の安中散には、縮砂（しゅくしゃ）といって香りがよく、胃腸の動きを順方向性に調整する薬が配合されていなかった。
　　我が国で江戸時代の名医・原南陽（はらなんよう）によって初めて工夫され、それが今日まで続いている。

３．また、同じく江戸時代の本には、「婦人が閉経期でもないのに、急に生理が止まってしまったときには、本来の血の滞りを治す薬でなくとも、安中散で治すことが出来る」とあり、更には「婦人の生理痛でなくとも強い下腹部痛にも効く」とも書かれている。

４．近年になって、安中散は胃神経症に効くとも書かれているが、結局は先の機能性ディスペプシアの昔の表現である。神経性胃炎とも言った。

５．安中散はあくまでも、冷えによる上腹部痛が主で、むかつきを止める作用はあっても主ではない。

６．それ故、よくテレビなどで宴会シーンでの暴飲暴食の際の胃薬というイメージが一部にあるが、冷たい飲物を暴飲することによって発症した腹痛には適応となっても、決して食べ過ぎ、飲み過ぎ、二

日酔いのための胃薬ではない。

7．安中散には縮砂・延胡索・良姜・茴香が配合される。これらは温めて痛みを止め、胃腸の動きを活発にする薬であるが、エキス製剤では安中散にだけ配合されている。

〔実際の症例〕

　月経困難症の29歳の独身女性に対して、婦人科で癌などをチェックした後で当帰芍薬散（300頁）を処方した。これで大抵の問題は解決したが、時に月経時痛を来たすことがある。そこで、頓服的に安中散を処方することによって、全ての問題が解決した。この女性はその後に結婚して一子をもうけたが、冷え症の当帰芍薬散証の女性であることがキーポイントであった。

胃苓湯

〔主な効き目〕

　急性かつ軽症の不消化下痢の薬である平胃散（345頁）に、特に下痢便の水分量を減らしたり、全身の余分な水分をも減らす薬である五苓散（130頁）を加えているので、一層不消化下痢によく効く薬である。平胃散は厚朴・陳皮で消化管の動きを、蒼朮で消化管内の過剰な水分を調整し、甘草・生姜・大棗は消化管機能を助ける。一方、五苓散は白朮・茯苓で消化管内の過剰な水分を血管内に引き入れ、猪苓・沢瀉はその水分を利尿させ、桂枝は血流促進に資する。ただし、胃苓湯には細菌をやっつける薬は入っていない。

17

〔主な病気〕

　急性胃腸炎、急性消化不良症、急性大腸炎、感冒性胃腸炎、疰夏
病、急性腎炎、ネフローゼ症候群、食べ過ぎ、飲み過ぎ、水あたり、
食中毒など。

〔病気の説明〕

　疰夏病とは、一言で表現すると暑気あたりの漢方的表現である。

　ネフローゼ症候群とは、血液中の蛋白質が異常に尿中に出てしまっ
て、低蛋白血症を来たし、浮腫を来たす腎臓の病気である。

　水あたりとは、主に天然の生水を飲んで下痢を発症する病気をいう。

〔色々な解説〕

１．中国の南宋時代の本には、「夏から秋の時期にかけて、冷たい物
　　を沢山食べたり、飲んだりして不消化性の水様性下痢を来たすとき
　　の薬である」と書かれている。これは今日でもよく経験することで
　　ある。

２．また、中国の明の時代の本には、「暑気あたりで多く飲用した水
　　分が原因となって、本来の食事にも影響し、胃腸機能が低下して腹
　　痛をもたらし、下痢が激しくなって咽が渇く位になり、尿量は少な
　　くなって、不消化下痢のため、本来の消化吸収機能が妨げられてい
　　る状態を治す薬である」と、詳しく解説されている。

３．我が国の江戸時代の本には、「食べ過ぎ、飲み過ぎで腹が張って、
　　口渇し、水様性下痢を来たして、尿量が少なくなり、尿の色も濃く
　　なって排尿時に気分が悪くなるときの薬で、この薬はよく効く」と
　　書かれている。

４．また、江戸時代の別の本には、「水様性下痢のため、尿量が減少
　　するのを目標とする。水様性下痢があっても、尿量に影響がないと
　　きには使ってはいけない。（これは極端に冷えて、全身に水分が過

剰に溜まっていることが多いためである。）

　そもそも水様性に下痢するのは、小腸内の水がそのまま大腸に移動するためであり、そのために尿となるべき水分が不足するのである。一方、もともと身体が衰弱しているために水様性下痢を来たして尿量が少なくなっている場合には、この薬の適応ではない」と、解説が詳しい。

5．著者の今は亡き恩師・山本 巖 先生は、漢方で云う下痢を小腸性と大腸性に区別されている。水様性下痢は小腸性で、大腸性の下痢は粘液をも排泄したり、粘液を伴う血便だったり、特にトイレから出てきても、すぐにまた行きたくなるのを繰り返す特徴があると。小腸性は食べ過ぎの場合、大腸性は赤痢が代表的であると言われる。

6．従来、胃苓湯には芍薬と云って、胃腸が強く収縮することによるギューッとした痛みを止める薬が入ったエキス製剤もあった。しかし、現在は医療用では販売中止で、薬局で買うことのできる一般用としてのみ販売されている。

7．胃苓湯には感染性胃腸炎の原因ともなる細菌をやっつける薬は配合されていない。

8．胃苓湯はあくまでも一時的な原因によって水様性下痢を発症しているときの薬で、決して普段から胃腸が弱くて下痢をしやすい人の薬ではない。

〔実際の症例〕

　42歳男子で、普段は胃腸機能に問題はないと話すが、食べ過ぎて何回も下痢をしていると訴えた。特に熱はなく、お腹のゴロゴロ音がよく聞こえる。また、咽も少し渇くとのことで、胃苓湯を処方したが、翌日には治った。

　このように胃苓湯は病気自体は急性で軽症だけど、水様性下痢が強

19

い場合に適応となる。

茵蔯蒿湯

〔主な効き目〕

　まず、黄疸の代表的な漢方薬である。胆汁の分泌を盛んにしつつ、肝臓や胆管・胆嚢などの胆汁の流出ルートに起こった炎症を鎮めて、炎症の原因ともなった胆汁の鬱滞（滞ること）を解消する薬である。茵蔯蒿は黄疸に対する代表薬である。山梔子は熱病のときの胸の煩いを鎮め、大黄は腸管内の炎症による諸々の物質を排出すべく働く。いずれの薬も炎症を鎮め、熱を下げ、胆汁の分泌を盛んにし、黄疸を治す薬である。

〔主な病気〕

　急性肝炎、急性胆嚢炎、急性膵炎、胆道感染症、胆石症、胆道機能異常症、胆嚢摘出後症候群、薬物性肝障害、蕁麻疹、皮膚瘙痒症、口内炎、舌炎、歯齦炎、自律神経失調症、血の道症、更年期障害、ヒステリーなど。

〔病気の説明〕

　胆嚢摘出後症候群とは、胆嚢摘出後には一般的な術後の癒着（腹膜と臓器、あるいは臓器同士が引っつくこと）が起こったり、結石が残ったり、炎症が続いたり、また術中操作によって胆管が狭くなったり、逆に胆管が拡くなったりして胆汁の流れが鬱滞しやすくなる他に、原因不明の色々な不定愁訴をも含めて、術後に起こる不快な種々の症状をいう。

歯齦炎とは、口内炎が歯肉に来たものである。

　血の道症とは、女性の正常な生理（妊娠・出産・閉経を含む）や異常な生理（流産・堕胎・人工妊娠中絶を含む）に基づく精神的・神経的症状群をいう。血の道症は女神散（310頁）で詳しく解説する。

〔色々な解説〕

1. 中国の後漢時代の本には、「急性熱性感染症の極期のとき、発熱して汗が出るのは身体の中の悪いものが皮膚から外に出てしまうので、黄疸を来たさないで済む。一方、頭部にだけ汗を掻き、頸から下の身体には汗が出ず、尿量も少なく、咽も渇いて水を盛んに飲みたがるのは、熱が身体の中に頑固に鬱滞しているためであり、このときは黄疸を発症するので、茵蔯蒿湯が良い」と書かれている。ただし、当時は黄疸は肝臓や胆管・胆囊の病だとは考えられていなかった。

2. また、中国の清の時代の本には、「黄疸は湿熱の病である。（湿熱とは、概ね水分代謝異常を伴う炎症のことをいう。一般には急性炎症を指すことが多い。）湿＞熱ならば暗い黄色で、熱＞湿ならば明るい黄色を呈する」とも云う。

3. 我が国の安土桃山時代の本には、「虚証の黄疸というものがある。それは胃腸の冷えから来る。大便が緩く、脉の打つ力も弱く、冷え症で目まいをしたり、動悸も来たしやすい。このときには茵蔯蒿を使ってはいけない。胃腸を助ける白朮・人参などの薬こそ必要である」と、黄疸とは別の病気が解説される。

　　虚証の黄疸とは、鉄欠乏性貧血のことで、萎黄病とも云った。黄色人種で貧血の人は、生気の乏しい黄色味を帯びた皮膚の色をしているからである。

4. 戦前の漢方専門誌には、「茵蔯蒿湯は蕁麻疹、なかんずく食中毒

21

による蕁麻疹及び瘙痒症に有効なる事は、十数年の経験で、新旧・軽重に関わらず、原因が身体内でも身体外でも確実である」と、ここでは黄疸以外の適応症が解説されている。

5．茵蔯蒿湯を構成する３味の薬は、いずれも胆汁分泌を盛んにするので、総胆管に結石が詰まった状態や胆管癌による閉塞性黄疸（胆汁の流れが妨げられる原因による黄疸）には要注意である。茵蔯蒿湯は実質性黄疸（肝細胞内に胆汁が鬱滞する黄疸）に有効である。

〔実際の症例〕

　78歳女性で、右上腹部の不快感と全身倦怠感を訴える患者さんがあった。他医での腹部ＣＴ、腹部超音波及び採血では、僅かに総胆管の拡張を認めるだけで、血液検査は異常なかった。まず、補中益気湯（353頁）を処方した。続いて、補中益気湯に少量の茵蔯蒿湯を併せて処方して以後は、便通も改善されて経過は良好である。

茵蔯五苓散

〔主な効き目〕

　胆汁の分泌を盛んにするとともに、尿の排泄を促し、炎症を鎮めて黄疸を治す漢方薬である。身体の中に頑固に鬱滞する熱（難治の炎症のこと）の程度は茵蔯蒿湯（20頁）が適応となる程度よりも弱く、それ故に茵蔯蒿湯よりも炎症を鎮める作用は弱い。黄疸とは血中にビリルビンが増える病気であるが、茵蔯五苓散は積極的に尿中に排泄される型のビリルビンを、黄疸尿として排泄を盛んにする薬である。

〔主な病気〕

急性肝炎、慢性肝炎、急性胆嚢炎、胆道感染症、胆石症、胆道機能異常症、口内炎、急性胃腸炎、水瀉性下痢症、肝性腹水、急性腎炎、慢性腎炎、ネフローゼ症候群、クインケ浮腫、二日酔い、眩暈症、メニエル症候群、頭痛、片頭痛、蕁麻疹、陰囊水腫、濾胞性結膜炎、水疱形成性皮膚炎など。

〔病気の説明〕

肝性腹水について、腹水の原因の約50％は悪性腫瘍によるが、約30％は肝硬変による腹水貯留、即ち肝性腹水である。

クインケ浮腫とは、一時的に血管運動神経の異常により起こる浮腫で、アレルギーが関係している。

メニエル症候群とは、耳鳴や難聴などの耳症状を伴う原因不明の目まいを起こす病気をいう。

濾胞性結膜炎とは、目の結膜の小さなブツブツ（リンパ組織）に炎症が起こる病気をいう。

水疱形成性皮膚炎とは、一般に水ぶくれを起こす皮膚炎をいう。

〔色々な解説〕

1．中国の後漢時代の本には、「黄疸の病には茵蔯五苓散が良い」とだけ書かれていて、どういう状態が具体的に適応となるのかが不明である。

2．先の本にはもともとは茵蔯蒿を末として、五苓散（130頁）と混合してそのまま服用するとあるが、別の治療として、先の茵蔯蒿湯を煎じた薬汁で五苓散を服用するとも書かれている。

3．中国の唐の時代の本には、五苓散だけで排尿を盛んにさせて黄疸の治療薬になるとも書かれている。

4．また、中国の清の時代の本には、飲酒家の黄疸に良いとのことで

ある。

5．我が国の江戸時代の眼科専門書には、小児の雀目（夜盲症、とりめのこと）を治すとも書かれている。

6．また、別の江戸時代の本には、「通常の黄疸で、熱症状のない場合に茵蔯五苓散を使うべきであって、熱のある場合は良くない」と。先の茵蔯蒿湯の〔色々な解説〕2．で述べた湿＞熱の場合よりも更に湿が強く、熱状のない場合に適応するという。

　　ただし、著者は茵蔯蒿が入っている限りは僅かな熱状はあっても良いと考える。

7．明治時代の本には、「茵蔯五苓散は黄疸の軽症に使う薬である。排尿が障害されて尿量が少ないので、五苓散で尿量を増やすべく処方される」と書かれている。

8．戦後の漢方専門誌には、「茵蔯五苓散は、五苓散の適応症状にして、身体の奥の内臓に鬱滞した熱のある場合に用いられる。黄疸の治療薬と考えられているが、黄疸がなくとも用いられる。茵蔯蒿には尿量を増やす働きがあり、腎炎やネフローゼに処方する」とも解説される。

〔実際の症例〕

　67歳男性で、もともと悪性関節リウマチ、慢性腎不全、糖尿病があるため、週2回悪性関節リウマチの治療薬・エンブレルを注射し、更にインスリンを毎日朝・夕注射していた。慢性腎不全は正に血液透析導入寸前である。ある時、全身に瘙痒感が強くなり、掻き傷もアチコチに多くなった。他医より痒み止めの外用薬を処方されたが、ほとんど効かない。そこで、茵蔯五苓散を内服させたところ、翌日にはすっかり痒みが治まった。なお、この人は肝機能は全く問題なかった。

温経湯
<small>うん けい とう</small>

〔主な効き目〕

　瘀血（正常な血流が妨げられる諸々の病気とこれによって引き起こされた様々な症状をいい、古血ともいう）が第一原因ではあっても、またそれに直接関わることがなくても、結果として婦人科的に様々な病弱状態を来たしたことによって、手のほてりや不正性器出血を発症するに至った状態を治す薬である。温経湯はお腹の冷えを去り、腸の動きを正常にし、血流を改善し、血の栄養作用の低下を補って、先の瘀血を治療するとともに、体に必要な水分をも潤す薬である。この薬は複雑な処方構成である。

〔主な病気〕

　月経不順、月経困難症、不正性器出血、無月経、不妊症、卵巣機能不全症、子宮発育不全症、習慣性流産、血の道症、更年期障害、更年期ノイローゼ、自律神経失調症、進行性指掌角皮症、主婦湿疹、尋常性乾癬、凍傷、潰瘍性大腸炎など。

〔病気の説明〕

　進行性指掌角皮症とは、手指が乾燥して紅くなって角質が増え、更には亀裂や指紋消失にまで至り、病変が手掌にまで達する手湿疹をいう。

　主婦湿疹とは、前記の内で、特に主婦が水仕事など家事に伴って発症する場合をいう。

　尋常性乾癬とは、手足の甲の側、腰背部や毛髪部の皮膚表面が細かく剝れて銀白色を呈し、病変部がはっきりと分かる炎症をいう。

　潰瘍性大腸炎とは、主に大腸粘膜に広範に一般的な潰瘍を形成する

原因不明の慢性炎症をいう。

〔**色々な解説**〕

1. 中国の後漢時代の本には、「婦人が50歳頃になって不正性器出血が数十日間止まず、夕暮になって熱が出て、下腹部が痛んで腹満感を来たす傍ら、手掌がほてり、口唇が乾燥するのは、婦人科的病気が元になっている。その人はかつて流産したために瘀血が下腹部に留まっているのであり、温経湯で治すと良い」に続けて、「婦人が下腹部が冷えて長らく妊娠しないのにも温経湯は良い。更には不正性器出血や頻発月経、希発月経にも効く」と、解説が詳しい。

2. 先の文は閉経期の婦人にもともと瘀血があって、長い経過中に血による栄養作用が充分に行き渡らず（血虚）、更に不正性器出血と手掌のほてりを来たすようになった状態のことをいう。後の文は新婚の婦人が冷え症・月経不順があって不妊症に悩んでいる状態のことである。

3. 我が国の江戸時代の本には、「もともとの50歳頃の婦人について、この字句は同年齢位の人と同じようにとの意味であって、50歳位でなくとも、それより年下の人であっても、人には生まれつきの強弱があるから、17〜18歳や20歳、または30歳位の人でもこの病気にかかる人は多い」と解説される。

4. また別の江戸時代の本には、「この薬は口唇が乾燥し、手掌がほてって熱感が取れず、身体の上半身は熱っぽく、下半身は冷え（冷えのぼせ）、お腹に瘀血による塊を触れないときに良い」とも書かれている。

5. 著者は温経湯は、冷えを温める呉茱萸湯（135頁）、止血・安胎及び月経痛の薬である芎帰膠艾湯（71頁）、瘀血の治療薬である桂枝茯苓丸（107頁）、身体の水分不足に働く麦門冬湯（322頁）など

の薬をミックスしたものであると考えている。

〔実際の症例〕

　戦後の専門誌の報告を引用する。35歳の未婚婦人が5年前より進行性指掌角皮症にかかり、色々手当をしたが良くならないと言って来院した。月経は順調である。やや冷え症で、よく下痢をする。腹部の筋肉は比較的しっかりしているが、左右上腹部は押しても特に苦しいとは訴えない。温経湯を用いてみようと思い、口唇の乾燥を尋ねたが、はっきりしない。ところが、この薬を服用した後では進行性指掌角皮症がよくなったばかりでなく、長年の下痢も止まった。

温　清　飲
うん　せい　いん

〔主な効き目〕

　炎症が盛んで長引いたため、血の栄養作用にまで影響を及ぼすようになった状態に対して、盛んな炎症を鎮めるとともに、血の栄養作用を改善する薬である。また、我が国の漢方一貫堂という流派でいう解毒証体質（結核性体質とか腺病質とも表現し、一貫堂では肝臓の解毒作用を必要とする色々な体毒を持っているとする体質）の改善薬の基本処方でもある。

　温清飲は黄連解毒湯（40頁）と四物湯（174頁）とを合わせた薬であり、前者で盛んな炎症を鎮め、後者で血の栄養作用を改善するために工夫された薬である。〔色々な解説〕4．に云う清熱と温補である。

〔主な病気〕

　月経不順、帯下、月経困難症、子宮内膜症、血の道症、更年期障害、

27

更年期ノイローゼ、不正性器出血、各種出血、慢性炎症、自律神経失調症、高血圧症、不眠症、慢性湿疹、アトピー性皮膚炎、皮膚瘙痒症、皮膚化膿症、慢性蕁麻疹、肝斑（かんぱん）、リール黒皮症、ベーチェット病、急性肝炎、慢性肝炎、慢性肝障害、慢性アレルギー疾患、一貫堂解毒証体質改善薬の基本処方など。

〔病気の説明〕

　アトピー性皮膚炎とは、アトピー素因を持つ人が改善と悪化を繰り返す湿疹を主とする炎症で、年齢によって皮疹の出現は特徴的である。

　肝斑とは、30歳以後の女性の顔面に生じる褐色の色素斑で、いわゆるしみのこと。

　リール黒皮症とは、中年女性の顔面に見られる色素沈着性接触皮膚炎で、原因は接触物のアレルギーによる。

　ベーチェット病とは、眼病変、再発する口腔内アフタ、皮膚症状、外陰部に発症する潰瘍を主症状として、急性の炎症症状が出たり治ったりを繰り返す病気である。

〔色々な解説〕

1．中国の南宋時代の本には、黄連解毒湯の解説文の中で、「四物湯と相合して各々半分ずつとし、婦人の潮熱（潮の干満のように毎日決まった頃に出現する熱）を治す」と書かれている。

2．また、中国の明の時代の本には、まず温清飲の意味は血を養いて火を清（すず）しくするとのことで、「婦人の不正性器出血が止まらず、あるいはドロッとした経血の混在した帯下を来たし、顔色は貧血状でお腹が刺すように痛み、寒と熱とが交互に襲い、不正出血が止まらないのを治す」とも解説される。

3．我が国の江戸時代の本には、「突然に吐血するのを治す」とあり、

また同時代の別の本には、「酒飲みで熱があって下血する者に良い。酒飲みでなくても、とにかく熱があって下血するのには大いに宜しい」とあるが、ここでいう下血は痔出血も含んでいよう。

4．明治時代の本には、「温清飲は温補と清熱とを相合する処が絶妙で、婦人の少量持続的不正性器出血や帯下、あるいは男子で下血していて長く止血しない者に効果がある」と記載される。

5．戦後の専門誌での報告によれば、温清飲の適応としては、①慢性の経過か、あるいは経過中に急性症状を発する、②体質的には解毒証体質、③湿疹としては乾燥して痒みが強い、④粘膜には潰瘍が出たり治ったりする、⑤それほど弱い脈ではなく、上腹部を押さえると多くは抵抗がある、と詳しく解説される。

〔実際の症例〕

84歳男性で、サ高住（サービス付き高齢者向け住宅）に入居中の人である。もともとは著者の担当患者さんではなかったので、今回が著者にとっては初診である。既往歴として大腸癌術後、胆嚢摘出術後、前立腺肥大症、慢性気管支炎がある。なかなか頑固な人である。皮膚科で老年性色素沈着性皮疹と診断されている。背部を主として、胸部・腹部にも乾燥した褐色の不整な形をした色素沈着が多数あって、しかも痒いとの訴えである。皮膚科では一般的な痒み止めの外用薬が処方されているが、全く効かないので、著者に漢方薬を出してくれと言う。そこで、温清飲を処方したところ、1週間後には皮疹は改善する傾向をみせ、痒みは引いた。3週間後には、あの頑固な患者さん自身ですら、良くなったと認めてくれた。

29

越婢加朮湯

〔主な効き目〕

　炎症やアレルギーによって顔面・四肢などに浮腫を来たしたり、筋肉・関節内などに水腫をもたらしたりするとき、原因となる炎症やアレルギーを鎮めて、浮腫や水腫を消退する薬である。麻黄・石膏で炎症を鎮めて熱を下げ、体内の余分な水分を取り、また麻黄・蒼朮で体の過剰な水分を血管内に引き入れる。甘草は麻黄の不快な副作用を予防・緩和し、更に生姜・大棗とともに消化管機能を助けるべく配合されている。

〔主な病気〕

　急性腎炎、慢性腎炎急性再燃期、ネフローゼ症候群、急性化膿性炎症初期、嵌頓痔核、痛風・偽痛風などの急性関節炎、関節リウマチ、変形性膝関節症、湿疹・皮膚炎群湿潤型、汗疱状白癬、急性蕁麻疹、帯状疱疹、物理アレルギー、消化管アレルギー、急性結膜炎、緑内障、翼状片、深部静脈血栓症、リンパ管炎、下腿筋炎、下腿潰瘍、紅皮症など。

〔病気の説明〕

　嵌頓痔核とは、内痔核が肛門より脱出したまま肛門で絞め付けられた状態をいう。

　偽痛風とは、痛風の原因となる尿酸以外の物質の結晶による急性関節炎をいう。痛風のような特効薬はない。

　汗疱状白癬とは俗にいう水虫のこと。

　物理アレルギーとは、物理的刺激（寒冷、温熱、光線、運動、擦過、圧迫など）によって起こるアレルギー反応をいう。

翼状片とは、白目の表面の半透明膜の一部が目頭から三角形状に広がって、先端が黒目に達する病気である。

　リンパ管炎とは、細胞の間を満たす組織液が流れるリンパ管の炎症で、皮膚表面のものは数本の赤い筋として表われ、熱感・圧痛がある。

　下腿潰瘍とは、多くは足の静脈の還流が妨げられることによって発症し、日常生活では立ち仕事の軽減や下肢挙上を必要とする。

　紅皮症とは、全身の皮膚が紅くなって浮腫を生じ、表面が細かく剝がれる慢性皮膚炎の総称であり、もともとの色々な病気に続いて起こる。

〔色々な解説〕

1．中国の後漢時代の本には、「肉極で熱が出て、汗も大いに掻いて脱水となれば、病状の進行は早く、足腰を弱らせる位になるので、越婢加朮湯が良い」と書かれる。ここでいう肉極がどういう病気なのかは、昔からよく分からないと云われるが、著者は急性皮膚化膿症ではないかと考える。

2．また、同じ本には、「裏水で顔面を含む全身が腫れ、脉は沈んでいて、尿量が少なくなっているのは、身体に過剰に水分が貯留しているのである。もし逆に、尿量が充分あるのに発汗させたら、脱水となってしまい、咽が渇いてしまう。よって、いずれの場合も越婢加朮湯を服用するのが良い」とも解説される。

　　一般的に尿量が充分あって、水瀉性に下痢していて咽が渇いているとき、発汗するのは禁忌である。

3．先程、裏水と書いた。身体の皮膚近くではなくて、体内に水分が貯留しているという意味であるが、中国の清の時代の本には、裏水ではなくて皮水という。即ち、浮腫のことであると。

4．山本巌先生は「裏水でも皮水でも分類名だからどちらでもよい。

31

要は浮腫の病である。利尿して浮腫を軽減するには、越婢加朮湯よりも、小青竜湯（209頁）に麻杏甘石湯（362頁）を合わせて用いる方がよい」と話される。

5．筆者は昔、山本巌先生から越婢加朮湯は緑内障の眼圧を下げ、諸症状を改善するとお教えいただいたことがある。

〔実際の症例〕

20歳女性で普段から水太り気味のため、風邪のときにはいつも小青竜湯がよく効いている。ある春の日の早朝、顔面、特に両眼瞼が腫れて痒いという。アレルギー反応を思わせた。直ちに越婢加朮湯を少し多い目に服用させ、翌日夕方には完治した。

黄耆建中湯

〔主な効き目〕

身体の皮膚に近い部分と深部内臓共に、大いに肉体的に衰弱したとき、即ち大いに虚労を来たしたときの薬である。この薬は小建中湯（200頁）に黄耆を加えたものである。小建中湯は虚労を治療し、虚弱体質を改善する薬であり、黄耆は普段から皮膚の抵抗力が弱く、またさほど暑くなくとも自然に汗を掻きやすい状態に対して、皮膚の機能を強くするのみならず、腎炎に対しても蛋白尿を減らすとともに、全身の慢性的な衰弱した状態を改善する。

〔主な病気〕

小建中湯証より重症の場合、全身疲労倦怠、術後・大病後などの衰弱・微熱・盗汗・食思不振・息切れ・動悸・目まい、慢性皮膚潰瘍、

難治性瘻孔、難治性痔瘻、褥瘡、慢性中耳炎、脊椎カリエス、蓄膿症、流注膿瘍、ＭＲＳＡ感染症、慢性化膿性炎症、慢性胸膜炎、過敏性腸症候群、慢性腹膜炎、結核性腹膜炎、小児反復性臍疝痛、夜尿症、夜啼症、痎夏病、虚弱体質など。

〔病気の説明〕

　難治性瘻孔とは、主に炎症が続いていて身体の中に細長いトンネル状のものが作られ、治療に抵抗するものをいう。難治性痔瘻はその１例である。

　脊椎カリエスとは脊椎の結核のこと。抗結核薬の発見以後はまれとなった。

　流注膿瘍とは、脊椎カリエスによって持続的に膿が流れ出ている状態をいう。

　ＭＲＳＡ感染症とは、身体の抵抗力の弱い人に対する、一般的な抗生物質の効かない細菌感染症の１つである。

　過敏性腸症候群とは、通常の検査では原因が分からず、腹痛や便通異常を繰り返す慢性の病気で、心身症としての面が大きい。

　小児反復性臍疝痛とは、小児に発作的にかつ繰り返してしばしば起こる慢性の臍の辺りの痛みである。

　夜啼症は俗にいう夜泣きのこと。

〔色々な解説〕

1．中国の後漢時代の本には、「虚労でお腹が急に痛くなり、身体が弱っているときには黄耆建中湯が良い」と書かれている。ただし、必ずしも腹痛症状はなくても可である。

2．また、中国の北宋時代の本には、「男女共に身体が衰弱し、下腹部に痛みがあり、両脇が張った感じがし、臍の下辺りに膨満感がし、胸が気持悪くて動悸し、貧血気味で口唇も乾燥して、更には体

力もなくて身体全体が重く、胸が張って息切れし、腰背部が強ばり痛み、筋肉痛・関節痛もあり、一寸動けば忽ちゼーゼーとして食事も充分に摂れない状態を黄耆建中湯は治す。あるいは労働が激しくて疲労困憊するときや病後でなかなか元の状態に復帰しないときにも良い」と詳しく書かれている。あたかも疲労時の万能薬的なニュアンスであるが、漢方薬では実際、虚労の代表的な薬である。

3．我が国の鎌倉時代の本もこの解説をそっくり引用している。

4．江戸時代の本には、「胃腸がギューッと強く収縮して痛み、時に発熱・悪寒がして、盗汗を掻くのに良い」とも書かれている。

5．また、江戸時代の別の本には、「小建中湯証にして盗汗や自然に汗が洩れる状態（自汗）に良い」とあり、単に小建中湯証を強化しただけでなく、その上に皮膚に近い部分の抵抗力の弱い状態にも良いという。

6．山本巌先生は「自汗は表（ひょう）が虚して汗を制することができない状態である。黄耆は虚弱、衰弱の者に用い、疲れやすいのを元気にする。元気なく、体力が弱って表が虚し、自汗の出る者に用いて自汗を出なくする作用がある」と、表虚と黄耆を解説される。

7．実際、体が衰弱しているときには僅かの体動で容易に自汗するものであり、自汗そのものが体の衰弱の指標になりうる。

〔実際の症例〕

　戦前の専門書より引用する。5歳男子で色白で、皮膚がやわらかく肥った子供で、時々風邪を引く。するとすぐに鼻水が出て痰が絡まり、細かい咳が頻発する。熱は微熱程度。最初お腹が冷えているので、人（にん）参湯（じんとう）（314頁）を与えて大分良いが、咳が残る。黄耆建中湯を与えて薬が咽を越したかと思うと、それきり治った。

黄芩湯
おう ごん とう

〔主な効き目〕

　消化管の炎症による軽い下痢（しぶり腹）を治す薬である。この薬には芍薬甘草湯（187頁）も含まれていて、芍薬甘草湯は骨格筋（いわゆる筋肉）にも平滑筋（胃腸など）にも働いて、筋肉の緊急を緩め、痛みも治める薬である。黄芩湯の味はあまり苦味を感じないので、幼少児に対しても比較的投与しやすい。

〔主な病気〕

　急性腸炎、慢性腸炎、急性大腸炎、非特異的出血性腸炎、急性消化不良症、感冒性下痢症、細菌性下痢症、赤痢、クローン病、乳幼児下痢症、急性虫垂炎、子宮附属器炎など。

〔病気の説明〕

　非特異的出血性大腸炎とは、原因不明ではっきりした病状も分からず、出血する大腸炎をいう。

　クローン病とは、若年者によく発症する原因不明の主に小腸・大腸に起こる慢性炎症によって、腹痛・下痢・発熱・体重減少を来たし、潰瘍を主として難治性瘻孔の他、膿が溜まったり、腸の管腔が狭くなったりしやすい。

〔色々な解説〕

1．中国の後漢時代の本には、「太陽と少陽との合病で、病気の自然経過として下痢すれば黄芩湯が良い。嘔吐すれば黄芩加半夏生姜湯が良い」とある。

2．太陽とは太陽病のことで、急性熱性感染症の初期状態をいい、このとき病邪は表にあるとする。太陽病の症状は悪寒・発熱・項背部

35

の強ばり・頭痛・関節痛などである。これと反対に、急性熱性感染症の極期状態は陽明病といい、このとき病邪は裏（腹部内臓）にあるとする。陽明病の症状は壮んな熱・煩わしい口渇・うわごと・腹満・便秘などである。この中間状態が少陽病で、病邪が半分は表、半分は裏にあるとし、病変部は胸脇部にあるとする。少陽病の症状は口が苦く咽が乾く・目まい・むかつき・胸が張って苦しい・食欲が湧かない・寒熱が交互にやって来るなどである。合病とは、例えば太陽病と少陽病とが最初から同時に病む状態をいう。

　したがって、黄芩湯が適応とする状態は、病気がまだそれ程深刻な状態にまで至っていない場合に使われることになる。

3．漢方では病気の自然経過としての下痢は自下痢といい、合病の場合には必ず自下痢するというが、太陽と少陽との合病で下痢するか、嘔吐するかは結局、病邪がお腹の下部を襲えば下痢をし、上部を襲えば嘔吐することになる。そこで、嘔吐するときの薬として黄芩湯に半夏と生姜を加えた薬が用いられる。この薬が先ほど黄芩加半夏生姜湯である。半夏も生姜もむかつき止めの薬である。

4．黄芩は切迫流産にも処方して安胎作用を発揮する。中国の南宋時代の本には、不正性器出血に用いられ、また元の時代の本には、「婦人が49歳で、本来は既に閉経するはずなのに、毎月生理があり、あるいは更に頻回にあって閉経しないのを治す」として、それぞれ黄芩1味が処方されている。

5．我が国の江戸時代の本には、「黄芩湯証はまさにみぞおちが痞えて、お腹に痙った痛みがあるはずである」とあって、後漢時代の本にはない新しい見解を示している。

6．一方、昭和時代初期の本には、「後漢時代の本には、お腹の状態が実際どうだとは書かれていない。先の5．で初めてお腹に直接触

れてみて、新しい見解が得られたのだ」とそれを称賛している。

7. 戦後の専門誌では、「私は黄芩湯を生理前後に多用している。一般に生理前後には下腹部の充血が高まるためか、風邪の状態を呈しやすく、芍薬の入った薬を使用する機会が多い」とも解説されている。

〔実際の症例〕

この薬は一般に使われることは少ない。しかし著者や家族間ではよく使う。感冒性腸炎などで下痢し、必ず便臭に異常があり、多くは軽いしぶり腹を呈するとき、黄芩湯を頓服として多い目に服用すると大抵それで治る。

黄連湯

〔主な効き目〕

上部消化管の急性炎症による、むかつき・はきけ・嘔吐・口が苦い・胸焼け・口臭などの症状を軽くして、もともとの炎症を鎮める薬である。漢方的には黄連湯は、半夏瀉心湯（330頁）から黄芩を抜いて桂枝を加えたものである。それ故に薬のよく効く部位という点より検討すれば、桂枝は黄芩より体の上部によく奏効するので、半夏瀉心湯より体の上部の病変によく効くのである。

〔主な病気〕

急性胃炎、慢性胃炎、感冒性胃腸炎、急性胃腸炎、機能性ディスペプシア、急性消化不良症、胃・十二指腸潰瘍、マロリー・ワイス症候群、逆流性食道炎、食道裂孔ヘルニア、口内炎、口角炎、二日酔い、

自家中毒症、胆囊炎、膵炎、ノイローゼ、癲癇、血の道症など。

〔病気の説明〕

　マロリー・ワイス症候群とは、頻回の嘔吐を繰り返すことによって、食道下端から胃の上部の辺りにかけての粘膜が線状に裂けて、そこから大量の出血を来たす病気である。

　食道裂孔ヘルニアとは、食道が横隔膜を通り抜ける穴を通って、本来腹腔内にある胃が胸腔内に入り込む病気をいう。

　口角炎とは、唇の両端が切れる病気で、真菌の一種が原因だったり、ビタミン不足だったりと言われるが、関西では「あくちが切れた」と言い、胃が荒れていることが昔から原因と言われる。

　自家中毒症とは、幼児が特別の原因もなく、突然元気がなくなり、何もする気がしなく、眠くなってあくびを頻発し、顔は蒼白で食欲もなくなり、食べると嘔吐する病気で、呼吸する息はアセトンの臭いがする。

〔色々な解説〕

1．中国の後漢時代の本には、「急性熱性感染症になって、胸の中に熱があって胃の中に病邪があり、お腹が痛んで嘔吐しようとしているときは黄連湯が良い」と書かれている。ここではあたかも、胸中の熱と胃中の病邪とは別々のもののように書かれている。

2．また、中国の清の時代の本にも、「胸中に熱があるのは風の邪気が上にあるからであり、胃中に病邪があるのは寒の邪気が中にあるからである」と解説される。その他に、多くの本ではやはり胸中と胃中と、別々の状態であるように説明している本が多い。

3．しかし著者は、先の後漢の本の内容は「急性熱性感染症の経過中に急性胃炎を来たし、胸焼けや上腹部痛を起こし、嘔吐しようとしていれば黄連湯が良い」と訂正したい。即ち、胸中に熱があるのは

胃酸が逆流して胸焼けを起こし、焼けるような感じを熱と解釈しているのだと考える。

4．我が国の江戸時代の本には、「この病状は色々な病気に甚だ多い。舌の上に苔があるというのが眼目である。この苔というのは舌の奥の方ほど厚くかかり、少し黄色を帯びていて、舌の上が湿っていてテカテカと光るようで滑らかである。この苔の状態があれば、お腹が痛くなくとも、むかつきがあって色々な手段を講じても治らないのに良い。もしお腹が痛ければ一層よく効く。ただし、もともとの後漢の本に云う嘔吐しようとしているのは、実際に嘔吐するのではなく、むかついていることである」という。ここで云う舌苔の表現は今日でも重視されている。

5．山本巌先生は「黄連湯と安中散（15頁）は共に胃酸過多に用いるが、前者は過酸性胃炎、胃潰瘍に用いる。主役は黄連で、その副作用の冷えに対して乾姜を配合している。後者はお腹が冷えて痛み、時に嘔吐する者に用いる。寒と熱が異なる」と、安中散との比較で解説されている。

〔亡父の主治医の話〕

著者は黄連湯と聞けば、亡父の主治医であった故瀬戸慶一先生を思い出す。先生は山本巌先生を御紹介下さった方でもあった。先生はよく黄連湯の話をされた。舌上に苔が〔色々な解説〕4．のようにあり、みぞおちの重苦しく、痛みのある急性胃炎の人にはよく効くと教えを受けた。それで多くの患者さんが喜んだはずである。

黄連解毒湯
おう れん げ どく とう

〔主な効き目〕

　全身あるいは局所の盛んな炎症のほか、自律神経系や内分泌系の働きが強くなり過ぎるのに対して、これらを抑制・鎮静するように働く。これを漢方的には、「三焦の実熱を瀉す」と表現する。三焦とは身体の上中下で、全身をいう。また、実熱とは急性炎症のみならず、発熱、口乾、口臭、口苦、顔面紅潮、眼の充血、煩躁、便秘、濃尿、冷たいものを好む、舌苔が黄色で汚い等々の症状・症候をいう。

〔主な病気〕

　急性動脈性出血各症、急性感染症各症、高血圧症、不眠症、ノイローゼ、二日酔い、急性胃粘膜病変、ピロリ菌感染症、炎症性下痢、血の道症、更年期障害、慢性脳循環不全症、認知症、眩暈症、心悸亢進症、皮膚瘙痒症、蕁麻疹、酒皶鼻など。
ひ ふ そうようしょう　じんましん　しゅ さ び

〔病気の説明〕

　急性胃粘膜病変とは、急性糜爛・急性潰瘍・出血性胃炎が混在している重い状態で、血を吐いたり下したりする病状をいう。なお、糜爛とはただれること。
きゅうせい び らん

　ピロリ菌感染症は、従来の慢性胃炎のほとんどが長期間のピロリ菌感染によるものであることが明らかになったので、従来よく使われていた用語である慢性胃炎の実体が明らかになった。

　慢性脳循環不全症は以前には脳動脈硬化症と言った。脳動脈硬化が進み、目まい・立ちくらみ・物忘れ・耳鳴・頭痛・頭が重いなどの自覚症状を来たすようになった病気である。

　酒皶鼻は俗に赤鼻とかざくろ鼻という。中年以降に局所のほてりや

赤みが続き、毛細血管の拡張から最後にはざくろ様に固く大きくコブ状になる慢性炎症による病気である。飲酒は誘因となりうる。

〔色々な解説〕

1．中国の南北朝時代以前の本には、「急性熱性感染症に罹（かか）って既に6、7日が経ち、熱症状が極まり、みぞおちも甚だ不快にしてうわごとを言い、幻覚を見たり、また突然走り出そうとすればこの薬が良い」として、薬の名前はないが、黄連解毒湯の4味が指示される。

2．また、中国の唐の時代の本には、「流行病に罹って3日経ち、既に発汗して治った。しかし、飲酒してぶり返し、甚だ悶（もだ）え苦しんでむかむかし、口が燥いてうめき、まともに喋（しゃべ）ることもできず、横になることもできないとき、私は考える所があって、この黄連解毒湯を作って与えた」とある。更には「一服にして目がはっきりとし、二服目になると粥を食べられるようになって漸（ようや）く治った。私はこの薬を使って熱症状が盛んにして、むかつきが強く、うめき声を出し、まともに喋ることもできず、また眠ることもできない人を治療したが、皆良くなった。このことを多くの人に話し、更に広く使って一層の効果を得た。この薬はすぐに重症な熱の原因を治し、甚だしい熱にも効くが、必ずしも大酒飲みでなくとも、この薬を服用すれば5日中に必ず驚くほど効果がある」とも書かれている。

3．また、中国の金の時代の本には、黄連解毒湯ではなく、細かい粉末として服用する黄連解毒散としての使い方が載っている。

4．戦前の漢方専門誌には、「この薬は三焦の火を消す薬である。即ち、消炎・解熱・清涼の効果がある。黄芩（おうごん）は上焦の、黄連（おうれん）は中焦の、黄柏（おうばく）は下焦の火を瀉し、山梔子（さんしし）は五臓六腑の残熱・余熱を瀉すとして、三焦の火をことごとく消してくれる」と書かれている。尚、上・中・下焦は三焦で、身体の上中下をいう。

41

5．近年になって、この薬は認知症に使われることが増えた。しかし、この薬は認知症の周辺症状としても、カッカと怒りやすい、逆上しやすい、目が血走っている、口が乾燥して苦い、煩わしい熱感があるなどの陽性症状を対象としている。対象を選ばず、認知症の誰にでも使えば、恐らく最初に食欲が低下し、全身が冷えるなどの副作用が出現しうる。

6．この薬は不眠症にも効くが、対象は寝てからも昼間の興奮が続いていたり、考え事をしていて却って目が冴える場合などである。

〔実際の症例〕

　著者は昔、外科医として直腸癌を手術した。縫い合わせ箇所に不安があったので、追加して手で縫い、術後経過そのものは問題なかった。患者さんが鈑金業に復職後から粘液による下着汚染を来たすようになったので、黄連解毒湯を使うとうまく行った。その後、後から追加した箇所に糸が１本飛び出していたので、抜き去った。

乙字湯

〔主な効き目〕

　内・外痔核（いぼ痔）や裂肛（切れ痔）の炎症を鎮めて腫れを軽くし、更に出血も止め、血の流れを良くするとともに、肛門痛をも軽くする薬である。乙字湯は柴胡・黄芩・升麻・大黄で炎症を鎮め、腫れた嵌頓痔核を緩めて甘草で痛みを和らげる。升麻には止血の効果もあり、当帰は血流を改善し、鬱結による腫脹を緩める。また、大黄の瀉下作用は用量を加減すれば、硬便を防いで有用である。

〔主な病気〕

　内・外痔核、痔核発作、脱出性内痔核、裂肛、慢性肛門潰瘍、肛門糜爛、痔出血、肛門瘙痒症、陰部瘙痒症など

〔病気の説明〕

　慢性肛門潰瘍とは、裂肛は硬便を排出するときに痛みとともに裂創を負うのであるが、これが何回も繰り返して慢性化し、潰瘍を作ってしまい、難治となったものをいう。

〔色々な解説〕

１．乙字湯は全く我が国独自で作り出された純和製の漢方薬である。

２．江戸時代の名医・原南陽の著書『叢桂亭医事小言』に載っている自らの流派の薬の58処方のうち、乙字湯は２番目に書かれていて、それが特に有名になって今日まで伝わっていることによる。

３．もともとの本には、「乙字湯は痔疾や脱肛で甚だ痛いもの、あるいは痔核のほとばしる出血、あるいは前陰部が痒かったり痛んだりする者を治療する薬」とある。更には「諸々の湿疹には洗い付ける薬を禁じる。下部の湿疹は最もこれを禁忌とする。誤って枯らす薬（乾燥させる薬）を洗い付けたりすれば、頓に治った後に、気が高まって意識もうろうとなる。気が固まったように、一寸したことにも憂いをもって捉えたり、あるいは気分が落ち着かない者にも良い。そして長強（尾骨の最下端のつぼ）にお灸をする。痔核のほとばしる出血で長らくこの薬を服用しても効果のない者には理中湯が良い」と書かれている。理中湯は人参湯（314頁）の別称である。

４．ただし、今日の乙字湯は原南陽の原方のままではなく、原方から大棗と生姜を抜いて、当帰を加えた薬が通用している。

５．大棗・生姜を抜いて当帰を加えたのは、明治時代の泰斗・浅田宗伯で、『勿誤薬室方函』に書かれている。この本では、先の３.の「洗

い付ける……禁忌とする」と「そして長強に……理中湯が良い」は
引用されていない。実際、何故に湿疹には洗い付ける薬が駄目なの
か、よく分からない。

6．当帰は、痔核がもともと静脈瘤ではあっても動脈と静脈とが直結
しているので、充血と鬱血との両方の性質を持っており、血流が滞
りやすいのを防いで、流れを盛んにする目的である。もともとの乙
字湯とは適応とする病状が少し異なる。

7．戦後の専門誌には、「乙字湯を煎じ薬として使って著効を治めた
経験はないが、エキス製剤では実によく効く例が多い」と、大変面
白い経験が報告されている。

8．山本巌先生は「もともと乙字湯を作ったのは、昔、侍が馬に乗っ
ていてできた外痔核に使ったのだ」と解説されている。

9．余談になるが、痔は古今東西、先ず痔核を意味していた。英語で
の表現は、球形の意味の語と出血の意味の語とがある。では、痔と
いう漢字は？痔は疒に寺と書くが、寺が今日の寺院の意味になった
のは、1世紀に仏教が中国に伝来して以来のことである。痔字は既
にそれ以前からあった。もともと寺は元来政務を司る所＝役所＝役
人が常駐する意味で、留まるの義である。そこに疒を冠して血が
留まる＝鬱血が原義であり、先の英語表現よりも本質を表現してい
るのである。

〔実際の症例〕

69歳女性で、もともと脂質異常症、逆流性食道炎、不眠症、不安
障害がある。診察のときにはいつも、よく話を聞くことが主眼であっ
た。ある時、小さな外痔核を思わせるものが出来て痛いという。局所
の診察は嫌がるので、乙字湯をいつもの薬に追加したところ、便通も
改善し、症状は取れたとのことだった。

葛根湯

〔主な効き目〕

　傷寒（急性熱性感染症）に罹り、悪寒・発熱して項から背中にかけて筋肉が緊張して筋肉痛を来たすときに、発汗することによって傷寒を早期のうちに治す薬である。葛根湯は桂枝湯（81頁）に麻黄と葛根を加えたものである。桂枝湯は皮膚の抵抗力を少しだけ強くして軽症の傷寒に対応する薬である。麻黄は温めて強く発汗させ、葛根は解熱して筋肉の緊張を緩める作用があるので、葛根湯は桂枝湯よりも強く発汗・解熱させる必要のある状態に適応となる薬である。また、実際の用途としては項背部〜肩腕部にかけての筋肉痛ほかにもよく用いられるが、このときは発汗させるのではない。

〔主な病気〕

　感冒、インフルエンザ、麻疹、扁桃炎、扁桃周囲炎、咽喉頭炎、耳下腺炎、中耳炎、鼻炎、副鼻腔炎、歯齦炎、結膜炎、角膜炎、乳腺炎、リンパ節炎、化膿性炎症、急性腸炎、急性大腸炎、蕁麻疹、湿疹・皮膚炎群、肩凝り、寝違い、腰痛症、肩甲部の神経痛、五十肩、筋緊張性頭痛、夜尿症、頻尿、腹圧性尿失禁など。

〔病気の説明〕

　リンパ節炎とは、リンパ管の流れの途中にある関所をリンパ節といい、リンパ球を作ったり、リンパの中の有害物を濾過したりするが、その際に反応性にリンパ節に炎症を起こした病気である。

　五十肩とは、40歳台以後、50歳台をピークとして、ほとんど明らかな誘因はなく、肩関節部の痛みと運動制限を来たす病気で、肩関節周囲炎の中に含まれる。

45

腹圧性尿失禁とは、尿失禁のうちで、運動時や咳などの腹圧が上昇したときに尿が漏れる病気で、特に出産を経験した中高年の女性に多い。

〔色々な解説〕

1．中国の後漢時代の本には、「急性熱性感染症の初期で、項～背中にかけて強（こわ）ばり、汗無く、風に当たってゾクゾクすれば葛根湯が良い」、更には「太陽と陽明との合病では、病気の自然経過として下痢すれば葛根湯が良い」と書かれている。

2．最初の文で、風に当たってゾクゾクするのは悪風（おふう）というが、風に当たらなくともゾクゾクする状態を悪寒といい、本来は悪寒・発熱にある状態が適応となる。なお、黄芩湯（おうごんとう）（35頁）で太陽病、陽明病、合病については解説した。

3．我が国の江戸時代の眼科専門書には、「葛根湯は逆上目（のぼせめ）、流行眼（はやりめ）、翳（かす）み目を治す」とあって、のぼせ目は白目が赤く充血する病気、はやり目は流行性角結膜炎、かすみ目は物がはっきり見えず、かすんだ目をいう。

4．また、同じく江戸時代の本には、「今時、風邪の発散の薬と云えば、いつも第一にこの薬を用いる。なれども一体が麻黄湯（まおうとう）（357頁）よりは緩やかである」とあり、この故に我が国では「風邪に葛根湯」という図式が出来上がり、落語にも取り上げられるようになったのである。

5．戦前の専門誌には、「感冒の場合、葛根湯で解熱した時と、アスピリンやアミノピリンで解熱させた時の心持ちを自ら体験すれば、その差ははっきり分かるはずである」と書かれている。基本的に葛根湯は発汗剤であるから、感冒の初期には1回服用しても発汗しなければ、発汗するまで服用するのが望ましい。そうしないと1日で

治すことはできない。

6．戦後の専門誌には、「多年に亘って盗汗が出て種々の治療も効果がなくて困っていた患者に葛根湯を用いたところ、僅かに2日間の服用で頑固な盗汗が止んだ。葛根湯は無汗に用いる薬であるから、汗の自然に出る場合には用いてはいけないはずである。ところが、葛根湯を服用すると発汗せずに尿量が増えることもあるから、結果だけみると、利尿剤のようにも思える」とある。

　著者は傷寒によって悪寒・発熱しているときと、無熱で盗汗のあるときとでは、病状が根本的に異なっているので、葛根湯による反応も異なっていると考える。

7．戦後の本には、「葛根湯は肩の皮膚に浮腫傾向が起こって来る人に良い。摘まんでも摘み上げられない。一方、薄い皮膚で摘み上げられたら浮腫ではない。そういう人は桂枝加葛根湯（86頁）が良い」とあって、その他に、酒酔い、胃の熱、表の熱、特に上の方の熱、肩凝り、湿疹に良いとあるが、汁の多いものは駄目で、サラサラして綺麗なブツブツしているのに良いとも書かれている。

〔実際の症例〕

　冬のある日、35歳男性が38度で悪寒・発熱してブルブル震えながら受診した。汗も無く、脈も浮いて力強く打っている。感冒の初期なので、発汗療法で対処する旨を患者さんに説明して、葛根湯エキス製剤5グラムを4回分処方した。帰宅後は蒲団に包まって、熱い湯で1回分を服用した。充分に汗を掻くまで1時間毎に繰り返すように指示した。その間に汗を掻けば必ず着替えて、2〜3回位は発汗するように指示した。翌朝、解熱してスッキリした顔で来院し、3回分服用したとのことだった。仕上げに念のため、小柴胡湯（203頁）を2日分処方して、事実上は一晩で治った。

葛根湯加川芎辛夷

〔主な効き目〕

　葛根湯（45頁）にいずれも身体上部によく奏効する川芎と辛夷を加えた薬で、一般的には鼻詰まり・蓄膿症（副鼻腔炎）・慢性鼻炎の薬とされているが、実際は頭・顔面部の種々の病変に対して奏効する薬である。なお、葛根湯はここでは発汗・解熱のために処方されるのではない。

〔主な病気〕

　慢性鼻炎、副鼻腔炎、蓄膿症、眩暈症、頭痛、片頭痛、歯痛、歯齦炎、慢性毛嚢炎、肝斑、寒冷蕁麻疹、頭・顔面部の慢性炎症・湿疹・神経痛・帯状疱疹後神経痛など。

〔病気の説明〕

　頭・顔面部の神経痛とは、三叉神経痛・舌咽神経痛・後頭神経痛などで、いずれの神経も頭・顔面部に分布する。

　頭・顔面部の帯状疱疹後神経痛とは、帯状疱疹に罹った後で３ヶ月以上続く頑固な痛みをいい、高齢者に多く見られる。

〔色々な解説〕

1．この薬は葛根湯に川芎と辛夷が加味されて我が国で工夫された薬で、創製者は未だ不明であり、一般的に本朝経験方と称される。

2．川芎は血管を拡張して血流を促進する作用が強い。それ故、月経痛や種々の頭痛に対して用いられるほか、多種の皮膚病や皮膚化膿症に対しても血の流れを良くし、瘀血を除くべく作用し、また四肢の痺れ痛みにも奏効する。したがって、脳出血・吐血・喀血などが未だ安定していないときは使ってはいけない。

３．辛夷は鼻粘膜の炎症性浮腫を消退し、鼻の分泌を抑え、膿性鼻汁を軽くし、鼻腔内の空気の通りを良くするが、一切の鼻病のみならず、頭痛・歯痛など頭・顔面部の種々の病変による痛みを鎮め、更には目まい・ふらつきに対しても奏効的に働く。

４．川芎も辛夷も多量に服用すると、逆に目まい・ふらつき・嘔吐・目の充血を来たしやすい。いずれも少量を用いるのが良い。要は両薬味共、頭・顔面部の種々の病状に適応となるのである。

５．著者はかつてこの薬の来歴を調査して出典をはっきりさせようと努力したが、思い半ばに過ぎる程度だった。

　　さて、江戸時代には梅毒患者が都会に溢れ、今日では想像もできない位の成れの果（はて）の姿が到る所で見られた。当時の漢方の名医は、放置すれば必ず死に至る梅毒患者に対して水銀剤を用い、生きるも地獄、死ぬも地獄で治療に専念していた。実際に水銀剤の副作用は甚だしく苦しいものだった。著者は葛根湯加川芎辛夷がもともと江戸時代の梅毒治療のうち、頭・顔面部の梅毒疹の治療に用いられた薬（葛根湯加川芎辛夷加荊芥（けいがい）・金銀花（きんぎんか）・十薬（じゅうやく）・大黄（だいおう））に由来することまでは明らかにしたが、それ以上の追求は困難だった。

６．目下のところ、この薬の記録として残っている最も古い記事は、戦後の専門誌に、「20歳ぐらいの男性の蓄膿症ですが、はじめ葛根湯加辛夷・川芎をやりましたら少しよくはなったが、……」と書かれている内容である。

７．この薬の公式上の効能は、辛夷清肺湯（しんいせいはいとう）（219頁）とほとんど同一である。

〔**実際の症例**〕

　痩せ型の43歳女性で、ずっと以前から便秘症のため、漢方薬の色々組み合わせた薬を処方していた。ある朝、電話で「起きたら天井がグ

ルグル回る。起床できない」と連絡が入った。頭の位置を変えると症状が悪くなるとも言う。そこで、娘に処方していた葛根湯加川芎辛夷エキス製剤を５グラムずつ頓用するように指示した。患者は喫煙直後に発症したとのことだったので、喫煙による血管収縮が想定されたからである。２回目を服用すると一旦楽になったので、歩いて近所の耳鼻咽喉科を受診してまた別の漢方薬を貰ったとのこと。ただし、その薬を服用しても全く効かないので、最初の薬を服用し続け、５日後から通常に勤務が可能となった。以後、しばらくは上を視ることに注意していると間もなくして完治した。

葛根加朮附湯
かっこん か じゅつ ぶ とう

〔主な効き目〕

葛根湯（45頁）に蒼朮と附子が加わった薬で、上半身の筋肉・関節などの痺れ痛みの炎症を鎮め、痛みを止める薬であるが、もともとの葛根湯の適応状態に対する発汗療法に際して、冷えや身体に余分な水分の多い状態に対しても適応となる。今日では急性熱性感染症以外の状態が適応となることがほとんどである。

我が国の江戸時代の名医・吉益東洞は『方極』で、葛根湯を項背が強ばって痛み、発熱し、風に当たればゾクゾクし、あるいはゼーゼーと呼吸が苦しく、あるいは全身が疼くのを治す薬だとし、そこに蒼朮と附子を加えて、体に貯まった余分な水分を取り除くのだ、としている。

〔主な病気〕

　頸肩腕症候群、肩関節周囲炎、五十肩、四十腕、変形性関節炎、非リウマチ性骨関節炎、関節リウマチ、鞭打ち損傷、有痛弧肩、腱板炎、腱板損傷、筋肉痛、神経痛、感冒、インフルエンザ、ウイルス性発疹症、蕁麻疹、頭部湿疹、肛門周囲膿瘍、蓄膿症、慢性鼻炎、皮下膿瘍など。

〔病気の説明〕

　四十腕とは、40歳頃になって慢性的に腕の痛みを来たす状態の総称で、頸肩腕症候群のほか、色々な病気を年齢的に着目した視点より表現したものである。

　有痛弧肩とは、上肢を挙上して行くと、ある角度で肩に痛みや引っ掛かりを感じ、それ以上挙上できなくなる症状を来たす病気の総称である。個人差、年齢、スポーツ歴などが関係する。

　腱板炎とは、肩関節を包んで安定させる重要な筋肉群が過激な腕を使う運動を繰り返すことによって、それらの筋肉の腱の部分に炎症を起こした病気である。

　腱板損傷とは、腱板炎などを基盤とした上に、腱板に加わる外力が強く働いたため、腱板に断裂を生じた病気をいう。

〔色々な解説〕

１．もともとは中国の後漢時代の本に載っている葛根湯に、吉益東洞によって、蒼朮と附子を加えて工夫された薬であり、『方機』に載っている。

２．東洞は葛根湯加川芎辛夷（48頁）で述べた梅毒治療の名医であり、葛根加朮附湯ももともとは梅毒治療の一環として用いられた薬である。

３．『方機』には、「諸々の頑固な腫れや悪性の腫れで、疼きが劇しい

51

ときは葛根湯に蒼朮・附子を加える」と書かれている。

4．附子はトリカブトの根（形は逆円錐状の塊根となっている）を種々の方法で減毒処理を施したものである。エキス製剤に配合された附子は、各社によって加工附子末、炮附子末、附子末などがあるが、いずれも極めて安全性は高く、著者は1日20グラムの炮附子末を長期間に亘って処方したことがあるが、特に副作用は認めなかった。もっとも保険適用となっているのは、1日1.5グラムまでである。

一方、江戸時代の別の本の附子の項には、「おそよ熱灰の中で加熱して黄色く変色させたり、あるいは酢に淹したり、あるいは薄く切って流水中で黒豆とともに処理したり、あるいは甘草、塩水、生姜のすり下ろした汁や子供の尿とともに煮て減毒するなどの方法は、皆我が門では採用しない」と宣言し、同じ流派の東洞も同様だった。さぞかし多くの人々がトリカブト中毒に罹ったことであろう。

〔実際の症例〕

70歳男性で、少し前から右肩痛を来たし、特に夜間には激痛に襲われることもあるという。この患者さんは漢方的には一見して一貫堂でいう解毒証体質で、若い頃からの既往歴もそれを物語っている。レントゲン検査で石灰沈着性右肩関節周囲炎と診断した。薬は葛根加朮附湯に炮附子末を加え、二朮湯（306頁）を合わせて処方した。経過とともに症状は完治した。更に32歳のときに手術した右中耳真珠腫の術後からずっと続いていた膿性耳漏がずっと軽快し、更には陰嚢部がヌルヌルしていたと言う症状も一緒に良くなった。

加味帰脾湯
（か　み　き　ひ　とう）

〔主な効き目〕

　帰脾湯（68頁）は消化吸収を改善し、精神を安定させ、また止血作
用をも発揮する薬である。加味帰脾湯は帰脾湯に柴胡と山梔子あるい
は更に牡丹皮をも加えた薬であり、物質代謝が過剰に高まったことに
よる熱症状（虚熱という）を抑える作用も加わった薬である。ただし、
虚熱症状が目立つのは、帰脾湯に含まれる薬の内で、竜眼肉・酸棗
仁・遠志を必要とする病状が一層強くなったために、柴胡・山梔子・
牡丹皮を加えているのである。

〔主な病気〕

　帰脾湯証で、苛立ち・胸苦感・煩躁・口渇・不眠・精神不穏・自
汗・盗汗・上逆・火照り・顔面紅潮などを来たす場合。

〔病気の説明〕

　帰脾湯証とは、健忘・不眠・精神不穏・動悸などの心血虚症状が原
因か、あるいはそうでなくとも消化吸収能低下・食欲低下・下痢など
の脾胃気虚症状をも来たしたときの状態をいう。心血虚症状は自律神
経失調症のうちで血管系の機能失調症状や心疾患による心機能低下症
状をいう。脾胃気虚症状は消化器系の生理的な機能低下症状をいう。

〔色々な解説〕

1．帰脾湯が成立するまでの経緯は、帰脾湯の項で述べる。加味帰脾
　　湯は中国の明の時代の本に、帰脾湯が解説された直後に、「加味帰
　　脾湯は、即ち前方（帰脾湯）に柴胡・山梔子を加う」とある。

2．また、同一著者の別の本には、「帰脾湯、一名は済生帰脾湯と云
　　う。考えることが多くて胃腸を傷害し、全身の血による栄養作用も

53

低下して唇にも皺を生じ、一方では気の働きが停滞したままなので免疫能も低下して皮膚病に罹り、嚥下機能もうまく行かず、発熱・血便・盗汗・夕暮の熱等の症状を治す」と書かれている。その直後には、「加味帰脾湯は、即ち前方に柴胡・牡丹皮・山梔子を加える。考えることが多過ぎて胃腸に弊害を生じ、身体の元気も衰弱して疲労困憊して発熱し、食欲も無く、更に下血し、歯痛にも悩まされる等の症を治す」とも書かれている。

3. 更に、同一著者の別の本には、帰脾湯に牡丹皮と山梔子を加えただけの加味帰脾湯も載っているが、この薬は医療用でも一般用でも販売されていない。

4. 戦後の専門書には、悪性貧血や再生不良性貧血に対する有名な報告が載っている。治療に難渋したときには一度試みても良い。ただし、あくまでも全身衰弱していて明らかな感染症による熱症状ではなく、また急激な止血効果や増血効果を期待しない場合に良い。

　その本には、「色々と気を遣いすぎて不眠に陥ったり、物忘れするようになったりするものに用いるために作られた薬であるが、また吐血・鼻出血・下血などで貧血を来たした者にも用いられる」と書かれている。ただし、本方には止血専門のための薬味は配合されていない。

5. また、戦後の別の本には、「この薬は貧血・健忘・動悸・神経過敏・不眠などで物忘れして困るという者に良く、この症状があって眠れない者に用いる。老人に限らず、胃腸が弱く、顔色すぐれず、腹にも脈にも力がない患者の不眠に用いる。気分が沈んで眠れない者が目標である」と書かれている。

〔実際の症例〕

　戦後の専門誌より引用する。27歳女性で体格・栄養も特変なく、顔

色やや赤味を帯びている。特発性血小板減少性紫斑病で他医より副腎皮質ホルモンが処方中で、お腹の診察では上方の両腹直筋が緊張し、右上腹部に抵抗があり、まず柴胡桂枝湯（143頁）を処方した。その後、何となく疲れて顔が少し上逆し、不安な気持が高まって来たとのことなので、加味帰脾湯に変薬して、他医からの薬を中止するように指示して加味帰脾湯を続けると、血小板が6万→12万→17万／$\mu\ell$と改善した。

加 味 逍 遙 散

〔主な効き目〕

　普段から体力・気力共に虚弱気味の婦人が月経期や更年期になって、苛立ち・上逆・火照りなどの精神・神経症状を来たすとき、これらの陽性症状を鎮静する薬である。逍遥という名の通り、多彩な症状が固定せず、次から次へと移り変わって行くのを特徴とする。一言でいえば、血の道症の薬である。〔色々な解説〕1.で述べる原方の逍遙散には、元々柴胡が入っており、ここに牡丹皮・山梔子が加わって、加味帰脾湯（53頁）での加味薬と同一効能を発揮するとともに、薄荷は鬱を啓くのである。

〔主な病気〕

　更年期障害、月経不順、月経困難症、自律神経失調症、ノイローゼ、不安障害、身体表現性障害、血の道症、卵巣欠落症候群、尿道炎、腟炎、膀胱炎、口内炎、慢性湿疹、主婦湿疹、進行性指掌角皮症、肝斑、黒皮症、蕁麻疹、慢性肝炎、肝硬変、便秘症、肩凝り、五十肩など。

〔病気の説明〕

　身体表現性障害とは、身体に明らかな異常所見を認めないにも拘らず、身体の不調や色々な症状を訴える状態をいう。この内で、多彩な症状が移り変わりやすく持続するのを身体化障害といい、症状の中心が痛みである場合には疼痛化障害といい、自分が何か重い病気に罹っているという心配が主たるときには心気障害という。

　卵巣欠落症候群とは、卵巣を治療目的などで取り去った後の症状群をいい、局所的には無月経、性器萎縮のほか、全身的には頭が重い、上逆、肩凝り、冷えやすいなどを来たし、感情面の変化としては興奮しやすくなったり、あるいは憂鬱な気分になったり、更に肉体的には脂肪沈着、肥満などの物質代謝障害も来たすようになる。いわば治療目的の結果で更年期障害を早めた訳である。

　黒皮症とは、全身あるいは相当広い範囲に色素沈着して褐色～黒色を呈する病気をいい、温清飲（27頁）の項ではリール黒皮症を挙げた。

〔色々な解説〕

1．加味逍遙散は、もともとは逍遙散に牡丹皮と山梔子が加わった薬である。

　　まず逍遙散は中国の北宋時代の本に、「血による栄養作用が不充分で疲労困憊し、全身がムシムシと熱く、またアチコチが痛く、頭や瞼が重くて動悸も催し、顔面が紅潮して口が燥いて咽も乾き、夜も熱く感じて盗汗を掻くようになり、食事も少なく、いつも横になっていたく思い、更に熱症状が一層深刻となり、月経不調、お腹全体が張って痛くなり、寒熱が交代してやって来るようになった状態を治す。また、未婚婦人で血による栄養作用が不充分で、身体も痩せて全身不調、よく痰の絡む咳をして毎日決まった時刻に熱を出し、益々栄養不足で痩せ衰えて、最後には骨が蒸されるように熱が

出るのを治す」と書かれている。

　なお、逍遙散は一般用としてのみ薬局で販売されている。

2．まずこの文は婦人のことを述べている。特に後半の文は未婚婦人の結核の進行状況を物語っているとも解釈しうる。なお、中国では元の時代になって結核の専門書がやっと刊行された。

3．この薬には薄荷が配合されている。薄荷は顔面の火照り・目の充血・上逆などを鎮めたり、抑鬱的気分に陥ったときにこれを発散させたりするので、逍遙散には欠かせない。明の時代の本には、「この薬では柴胡と薄荷の2味の配合は最も卓れた働きがある」とも書かれている。

4．加味逍遙散として完成したのは明の時代の別の本で、婦人の肉体衰弱と精神困憊の項に出ている。逍遙散に物質代謝が過剰に高まったことによる熱症状を抑える目的で牡丹皮と山梔子が加えられている。その点では、帰脾湯（68頁）から加味帰脾湯が作られたのと似ている。

5．我が国の江戸時代の本には、「この薬は婦人の一切の申し分に用いてよく効く」とあり、更には「婦人の性質はヒステリーになりやすく、性情も嫉妬深く、ややもすれば上逆して顔面紅潮し、皆が吊り上がり、発狂しようかと思う位の症状にも良い。また、同様に男子に用いても良い。その性状は普段世に云う癇癪持ちで、ややもすれば一寸したことで怒りやすく、怒れば上逆して吐血や鼻出血を起こし、それが1ヶ月に3、4回にも及ぶときにはこの薬が宜しい」と書かれている。

6．山本巖先生は「この薬は体力・気力共に弱い人の便秘に良い」と言われている。

57

〔実際の症例〕

　48歳女性で、更年期障害と診断されて受診した。婦人科ではホルモン補充療法で治療されるから嫌とのことで、漢方薬で治療して欲しいと言う。気力は普通だが、体力は弱いようだ。症状は苛立ち・身体の煩熱感・顔面紅潮・上熱下冷（冷えのぼせ）を主とし、肩凝り・動悸・驚きやすい・怒りやすい・食欲不振・便秘・疲れやすい・力が入らないなどを訴えた。加味逍遙散を投薬したところ、１週間後には驚くほど色々な症状によく効いているとのことで、以後も継続している。

甘草湯

〔主な効き目〕

　口内や咽頭・喉頭の炎症を鎮め、胃腸などの管腔臓器の強い収縮による痛みを緩め、気管支炎などで黄色い痰がなかなか切れず、咳が続くときにも炎症を鎮めるように働く薬である。

　甘草は生で用いる場合と炙って用いる場合とがある。生で用いれば炎症を鎮め、炙って用いれば胃腸の機能が低下しているのを助ける。前者は生甘草といい、後者を炙甘草という。甘草湯は前者を用いるが、それ以外の多くは後者を用いるのが原則である。そして、他の薬による刺激を和らげたり、筋肉が急に痙攣するのを緩めたり、諸々の中毒症状に対する解毒薬になるのは、生でも炙っても可である。

〔主な病気〕

　咽頭炎、喉頭炎、口内炎、乳腺炎、気管支炎、胃痙攣などの消化管

疼痛発作、尿管結石疼痛発作、消化性潰瘍、附子中毒及びその他の薬物中毒、窒息、痔核発作、打撲痛（この二つは内服、外用いずれも有効）など。

〔病気の説明〕

　附子中毒について、まず附子に関する概略は葛根加朮附湯（50頁）で解説した。一般的に附子の中毒症状は、舌や手指から始まる痺れ・目まい・よだれ・悪心・発汗などで、更に重症では不整脈・血圧低下・動悸・痙攣・意識障害をももたらす。漢方的に対処するには、甘草、緑豆、生姜などの煎液を大量に飲む。

〔色々な解説〕

１．中国の後漢時代の本には、「少陰病に罹って２、３日経ち、咽が痛めば甘草湯を与えるが良い。もし治らなければ桔梗湯（63頁）が良い」と書かれている。

２．少陰病とは、先に黄芩湯（35頁）で太陽病・陽明病・少陽病の陽病については解説した。それに対して、少陰病は陰病の１つであり、先の本には、「少陰病とは脈が微細でただ寝るように横になっていたがる状態である」と書かれている。また、陰病は太陰病・少陰病・厥陰病に区分されるが、陽病ほど区分が明瞭ではなく、程度の差といっても良い。

３．先の本の異本（元は同一本であったが、時代とともに内容が少し異なって来た本）には、小児が瘦せ衰えたとき、小児が破傷風で口を閉じて物を言わないとき、小児が疳虫に当たったときなどに甘草を炙ったり、あるいは生で用いる使い方が載っている。

４．中国の唐の時代の本には、「肺結核でよだれや唾が多くてゲーゲーと吐く者を治療する甘草湯」と書かれている。

５．また、中国の南宋時代の本には、「鉱物由来の薬を服用し、そし

て焼肉を食らい、酒を飲み、房欲が過ぎて化膿症に罹り、その他に諸々の悪性の皮膚病にも罹って痛むのを治す」として、ここでは生甘草で指示されている。

6．我が国の江戸時代の本には、「甘草は急性の切迫した状態に良い」とあり、また同時代の別の本には、「すべて甘草を諸々の薬に調合するには2つの心得がある。1つは胃腸の機能低下を助けることと、2つは急性の切迫を緩めることと、この2つである」とも書かれている。これは今日でも妥当である。

7．更に別の同時代の本には、「小児で何時まで経っても泣き止まない子」、「生まれたてで、咽喉に痰が壅がって声が出ない子」、「急性熱性感染症で日を経て人の区別が分からなくなり、うわごとを言って悶え苦しみ、眠られない者」、「癲癇で震えが来て上方をずっと見詰め、身体が反り返る者」、「嘔吐が止まらず、水薬を口に入れたらすぐに吐く者で、色々な薬でも効かない者」に良いと書かれている。

〔実際の症例〕

43歳女性で、反復性アフタ性口内炎のため以前からデキサルチン軟膏®が処方されていた。職場や家庭での色々な事が精神的ストレスになっている。まず半夏瀉心湯（330頁）を処方して、これを続けていると確かに出現回数が減って来た。一進一退の後、今度は甘草湯を処方したが、患者さんは若いので浮腫、血圧上昇、体重増加は問題なく、症状にもそこそこ効いていた。そこで、今回は両方の薬を一緒に処方し、甘草瀉心湯の形としたところ、アフタの出現回数は激減した。後は職場や家庭の環境問題の解決が望ましい。

甘麦大棗湯

〔主な効き目〕

　激情を鎮めて身体がカッカする興奮を下げ、筋肉の緊張を和らげて、衰弱している消化管機能を回復させる薬であるが、却って症状が強くないと効果は明らかでない。甘麦大棗湯は甘草・小麦・大棗の３味共、特に強い薬から出来ている訳ではなく、食物あるいは類食物のみで構成される。

〔主な病気〕

　ヒステリー、失神発作、癲癇発作、頭部外傷後遺症、統合失調症、双極性障害、産後の痙症、舞踏病、小児夜啼症、消化管無力症、内臓下垂症など。

〔病気の説明〕

　統合失調症とは、考えや行ない、感情、知覚などを統合して１つの目的に纏めて行く能力が長期間に亘って低下していて、その経過中に幻覚、妄想や無目的的行動が見られる病気である。

　双極性障害とは、気分が高まって活動的になる躁状態と、その反対に気分が落ち込んで活動力が低下する鬱状態とを繰り返す病気である。以前には躁鬱病と言われた。

　産後の痙症とは、産後の急病の１つで、突然項部〜背中が強直し、四肢が痙り、口を閉じて開かず、身体を反り返らせたりする状態で、もともとの産後の衰弱状態に風邪などが襲った結果として発病する。

　舞踏病とは、意図しないのに顔をしかめたり、指を曲げたり、伸ばしたりするなどの運動が突然に連続して起こる病気で、脳からの運動神経系の経路の一部の障害が原因で、あたかも舞を踊っているように

見えるので、このように命名された。

〔色々な解説〕

1．中国の後漢時代の本には、「婦人がヒステリー発作で、しばしば
悲しんで心を傷めて泣き出そうとし、またその様子は神霊が乗り
移ったようである。しばしばあくびをして手足を伸ばすのは、今か
ら発作が起きようとしているときであり、甘麦大棗湯が良い」とあ
る。

2．もともとの文ではヒステリー発作は「臓躁」と書かれていて、臓
が躁ぐという意味であるが、この臓がどの臓器かが歴史的に問題と
なって来た。多くは子宮が挙げられ、ヒステリーという語の語源に
もなっている。次に、心臓が挙げられている。しかし、ヒステリー
が今日、心因性障害と捉えられるようになったので、臓＝五臓、即
ち全身と理解した方が妥当である。

3．我が国の江戸時代の本には、「甘麦大棗湯は右の脇下・臍傍の辺
りに緊張や塊のある処へやると効果があるものである。毒や帯下の
塊であってもよい。左にあるのは効果がない」、「小児、夜中にふと
起きて家内をめぐり歩き、またふとして寝処に入って寝るが、翌朝
そのことを知らぬ。これで昼間は特別なこともなく安定している。
この症状には、お腹の緊張や塊は関係なく使ってよい」と書かれて
いる。後の文は夢遊病を表わしている。

4．甘麦大棗湯で用いる小麦は本来は浮小麦である。浮小麦とは、
小麦が未成熟で、食用となる部分が完熟していない秕麦のことで
ある。あるいは食料として精麦されるときに捨てる皮の部分、即ち
麩に多く薬効がある。ただし、小麦が完熟した食用部分にも栄養
補給、胃腸強化、気力充実という効用はあるが、使用目的が異なっ
ている。

5．従って、浮小麦を用いる場合と小麦粉を用いる場合とでは適応症
　が異なるのであるが、従来この2つの状態が混同されて来た。

〔実際の症例〕

　戦後の専門誌より引用する。55歳女性で猛烈な頭痛を訴え、内科
で精査しても所見がなかったとのことで、五苓散（130頁）から開始
し、以下10回も処方を変更した。その間に大学病院で浅側頭動脈炎
との診断の許で治療を受けたが、効果はなかった。そこで、12回目
の薬として甘麦大棗湯を処方し、ほとんど頭痛が気にならなくなった
とのことである。

桔梗湯

〔主な効き目〕

　気道炎症による咽頭・喉頭の痛みを和らげ、膿性痰を排除して炎症
を鎮める薬である。ただし、甘草は甘草湯（58頁）のときと同様に、
炙らない生の甘草である。一般には甘草湯の適応する症状の程度が強
くなって桔梗湯を処方する。しかし、実は桔梗湯の桔梗は胃粘膜を
刺激することがあるので、その刺激性を和らげる作用も甘草に課せら
れている。したがって、甘草は桔梗とともに消炎作用に資するのみな
らず、副作用をも防いでいるのである。

〔主な病気〕

　咽頭炎、喉頭炎、扁桃炎、扁桃周囲炎、アンギーナ、細菌性気管支
炎、細菌性肺炎、肺化膿症の軽症など。

〔病気の説明〕

　アンギーナとは、口狭部（口腔・咽頭部）の炎症をいう。なお、もともとの意味は絞扼感を起こす病気の総称である。

〔色々な解説〕

1．中国の後漢時代の本に載っている内容は、甘草湯の項で書き下した。

2．後漢時代のまた別の本には、「咳をして胸が膨満した感じがし、寒くて震えながらも頻脈となり、咽は乾いても水を飲みたいとは思わず、常に有色調の汚い唾を吐き、臭いも強く、いつまでも膿性痰を喀くが、その性状が米粥状のようであれば、肺化膿症である。桔梗湯が良い」と書かれている。

3．中国の北宋時代の本には、「如聖湯（即ち、桔梗湯）は発熱性の風邪の毒気が咽喉に攻め上がって、咽が痛く、喉は痺れ、また腫れて閉塞して悶え苦しみ、及び肺も詰まって咳嗽し、血の雑えた膿を喀き、胸が膨満した感じがして寒くて震え、咽は乾いても水を飲みたいとは思わず、時に汚い唾を吐き、呼吸する息は臭く、いつまでも膿を喀き、その性状が米粥のような状態を治す。また、急性熱性感染症の咽の痛みを治す」と書かれていて、後漢時代の2つの本を足して更に追加したような内容である。

4．また、明の時代の本には、「桔梗は味は苦くて甘く、舟の楫の役割を果たすためによく咽の炎症を治すのである。炎症が微ないときは甘草を与え、甚だしいときは桔梗を加えるのである」と説明している。ここでは桔梗はパイロットの役を任っているとする。

5．我が国の江戸時代の本では、もともとの後漢時代の本の「桔梗湯が良い」を「桔梗湯、並びに排膿散、排膿湯が良い」と改めている。続いて、「この文は肺化膿症で、十分に膿によって潰えた状況を示

しているのである」とし、「排膿湯、排膿散は共にこの肺化膿症に用いて大いに効果があるので、一般の本では取り上げていないが、今ここに取り上げて肺化膿症の薬であると宣言する」と書かれている。

　排膿湯（甘草・桔梗・生姜・大棗）、排膿散（枳実・芍薬・桔梗）は共に桔梗湯に近い薬であり、特に排膿湯と排膿散を合わせた排膿散及湯（319頁）は、エキス製剤として販売されている。ここの見解は充分傾聴に値すると考える。

6．一方で、また別の江戸時代の本では、先の2.の文は桔梗湯の適応ではないと云う。しかし、著者は全く不適応というのであれば、少々言い過ぎと考える。何故ならば、桔梗湯に生姜と大棗を加えると排膿湯だからである。ここの見解は桔梗湯を全面否定し過ぎである。

7．著者の患者で不埒な人がいる。先の葛根湯加川芎辛夷（48頁）の〔実際の症例〕で取り上げた人である。一般的に喫煙者が風邪で咽に症状を来たしたときはタバコは旨くない。ところが、その不埒な人はその時でも、以下の〔実際の症例〕のように桔梗湯を服用すればタバコが旨いとほざく。禁煙を推進したい著者としてはとんだことを体験させてしまったものだと後悔している。

〔実際の症例〕

　36歳女性で、風邪がもう1週間来治らないとのことで受診した。熱は37度で、全体に強い症状はない。風邪のときはいつも咽が長らくスッキリしないという。確かに咽頭部に発赤を認めるが、咳も痰もない。小柴胡湯（203頁）を型通り処方し、桔梗湯2.5グラムを1日6回で2日分指示した。実際の服用方法は先ず簡単にうがいをさせ、その後に1回分をそのまま口に含ませ、少しずつ唾で溶かしながらゆっ

くりと嚥下する。桔梗湯は食事時刻とは無関係に、起床後から就眠前までざっと3時間毎に服用する。2日間も服用すれば咽の症状は大抵治ってしまう。桔梗湯はエキス製剤には珍しく甘い味なので、今まで患者さんに拒否されたことはない。

桔 梗 石 膏

〔主な効き目〕

　気道炎症そのものによる炎症を鎮め、解熱して痛みを止め、また咳や痰症状も抑え、更には咽の渇きを止め、諸々の症状による煩わしさも取り除く薬である。この薬は名称の通り、桔梗と石膏とからのみ出来た薬である。著者は以前には石膏エキス散を色々な漢方エキス製剤に混ぜて処方していたことがあった。残念ながら、石膏エキス散は現在既に製造販売中止になっているので、その代りに桔梗石膏を使うことがある。

〔主な病気〕

　桔梗湯（63頁）の適応症よりも強い炎症状態、蝦蟇腫など。

〔病気の説明〕

　蝦蟇腫とは、唾液腺で作られた唾液が何らかの原因で流れ出るのが妨げられて形成された嚢胞一般をいう。蝦蟇はヒキガエルである。

〔色々な解説〕

1．甘草湯（58頁）、桔梗湯、桔梗石膏は互いに適応症が似ているか、あるいは炎症程度の異なる状態かのいずれかであることが多い。ただし、甘草湯は気道炎症用途以外での色々な面での効用もある。

そこで、甘草湯⇒桔梗湯⇒桔梗石膏の順で、弱⇒強となる。

2．桔梗石膏という薬を考えるとき、桔梗湯で解説した中国の後漢時代の2つの本は不可欠であるが、それらの本にも桔梗と石膏とを同時に含んだ薬は載っていない。

3．中国の南北朝時代以前の本には、「大病が治った後で元気のない汗を掻き、眼に涙が多く流れるのを治す薬」とあり、北宋時代の本には、「熱気と湿気の多い中で汗を掻き、うわごとを言い、咽が渇くのには石膏甘草散が良い」と書かれ、更に金の時代の本には、「石膏散は熱が高くて咳嗽し、ゼーゼーと喘ぐことの甚だしい者を治す」とも書かれている。これらの症状にはいずれも石膏と甘草の2味が処方されているので、石膏の効用が理解されよう。

4．桔梗石膏は我が国の江戸時代の名医・香川 修庵の書いた『一本堂医事説約』に初めて載った薬である。そこでは「小児が夜啼きして乳を飲みたがっている。そこで口唇が乳房に触れたときに忽ち泣き出して乳を飲めないときには、急ぎ明かりを点けて口を照らして見よ。若し傷がないなら舌の上が必ず腫れている。重舌というのは、舌の下が腫れて膨れて、その形がもう一枚舌が加わっているようなのをいう。故にこれを重舌という。実際に舌が二枚あるのではない」と解説され、「一つの処方　石膏・桔梗・甘草」という薬が指示されている。

　さて、この重舌を蝦蟇腫という。今日では手術適応であるが、原因の1つとしての炎症には有効である。

5．また、江戸時代の別の本には、耳下腺炎の腫れ痛みを治す薬である駆風解毒湯の解説で、「この薬に石膏大・桔梗中を加えて、ジフテリアで高熱が出て咽喉部が腫れ痛み、水薬ですら少しも飲むことが出来ず、喋ることも出来ず、正に死ぬ寸前の状態を治すのに甚だ

67

よく効く」と書かれ、ここではもともとの3味から石膏・桔梗の2味となっている。

　実は、2つの薬を合わせるときに同一薬味が重なれば、重なる薬味（ここでは甘草）の分量の多い方だけを採用するというルールがあるためである。

〔実際の症例〕

　94歳女性でグループホームに入居中の人である。認知症で罵声・怒声・大声・独語、及び診療・介護への抵抗はいつものことで、自力で這って進んだり、夜間には徘徊したりもするが、通常昼間は車椅子に座ってウトウトしていることが多く、食欲も充分あり、一般的な意味では元気な人である。グループホーム入居後もずっと膿性鼻漏を垂れ流していて、蓄膿症と診断されている。若い時分からの症状とのことである。著者は葛根湯加川芎辛夷（48頁）に桔梗石膏を合わせて治療を開始したところ、軽快して来たが、未だ明らかに症状を認める。

　なお、この症状の続きは辛夷清肺湯（219頁）の項で書くこととする。

帰脾湯

〔主な効き目〕

　四君子湯（172頁）を基本とした薬である。四君子湯は衰弱した胃腸の消化吸収やその動きの低下を回復し、胃腸の働きを助けて精神的にも安定させ、全身の物質代謝を活発にする薬である。帰脾湯は四君子湯の効き目を黄耆で強め、当帰で血流を促進し、竜眼肉・酸棗仁・遠志で中枢神経系に様々な程度で作用し、木香で消化管に対する

副作用（特に遠志の催吐作用）を防止して、健忘・不眠・多夢・精神不穏・動悸・目まい・不整脈・頻脈などの症状に対して対応する薬である。

〔主な病気〕

　消化管無力症、慢性胃腸炎、機能性ディスペプシア、全身衰弱、食思不振、低蛋白血症、慢性反復性出血傾向、血小板無力症、不正性器出血、血尿、再生不良性貧血、鉄欠乏性貧血、遺精、不眠症、全般性不安障害、ノイローゼ、鬱状態、健忘症、認知症、心臓神経症、自律神経失調症、月経不順、更年期障害、神経性心悸亢進症など。

〔病気の説明〕

　血小板無力症とは、血小板数が正常あるいは増加しているにも拘らず、出血したらなかなか止まらない病気の１つである。

　再生不良性貧血とは、通常の採血で全ての血球の減少と、骨髄での低形成を特徴とする病気である。

　全般性不安障害とは、日常的な生活の場での多くの出来事に対して、過剰な不安や心配が慢性的に続く病気である。

〔色々な解説〕

１．帰脾湯という名称は、胃腸の機能を回復するという意味である。

２．この薬はもともと、中国の南宋時代の本に、「帰脾湯は考え過ぎることが度を越え、心や胃腸を弱らせてしまい、物忘れや胸騒ぎに至るのを治す」とあるが、今日の帰脾湯からすれば、当帰と遠志が入っていない。

３．次に、中国の明の時代の本には、「帰脾湯は考え過ぎて胃腸を弱らせ、心の働きによる血の作用を充分統制できず、それ故に血が妄りに動いて、時に吐血や下血をするようになるのを治す」とあって、ここでは新たに当帰が加わっている。

69

4．そして、明の時代の別の本で、「帰脾湯は考え過ぎて胃腸を弱らせ、血を統制できず、血が妄りに動くようになり、時に物忘れや胸騒ぎ、驚いての動悸や盗汗を来たし、時に心や胃腸が痛く、横になっていたがり、食事も少なく、大便不調となり、時に身体全体が重く痛み、月経不調、赤色や白色の帯下、あるいは時に考え過ぎて間欠的に熱が出て下痢を患うのを治す」ともあって、ここで今日の帰脾湯が完成した。

5．我が国の江戸時代の本には、「嫁が姑に快く思われず、夫に可愛がられず、未婚婦人の恋煩いを遂げられず、嫉妬したり、恨んだり怒ったりする類の者に良い」と、我が国独自の家族事情にありがちな状況に対して、「その効果は神力のようだ」と云う。

6．山本巌先生は「私はこの薬を使用するのは、大量出血により諸々の機能低下が起こり、顔面蒼白・息切れ・心悸亢進・脳貧血・耳鳴り・眼前暗黒などの場合に用いるのが最も多い。即ち、止血よりも貧血の自覚症状の改善に用いるのである。出血でなくとも、不眠・心悸亢進・健忘などのノイローゼの患者で、血色の悪い、食欲不振、元気のない機能低下状態の者に用いる」、一方では「老人ぼけに用いる。健忘症といわれるが、私は主に老人ぼけに用いる」とも解説される。

〔実際の症例〕

　87歳男性で、脳梗塞後遺症、左内頚動脈狭窄症（80％）、多発性骨髄腫で何回か輸血を受けている。現在ヘモグロビン7.5 g／dℓ前後（正常の半分位）で、在宅診療として担当した。当初は慢性脳貧血症状を呈していて、常に輸血も考えていた。その自覚症状を目標に帰脾湯を処方したところ、ヘモグロビン値は不変であるが、自覚症状の訴えが解消した。

芎帰膠艾湯

〔主な効き目〕

　産科婦人科的な病気のうちで、四物湯（174頁）の持つ卵巣―子宮の本来の内分泌的調整に加えて、止血・安胎・月経痛の薬となるほかに、一般的な静脈系や毛細血管系の出血に対する止血薬にもなる薬である。四物湯自体が猪苓湯合四物湯（281頁）のように、止血作用が期待される場合もあるが、芎帰膠艾湯では阿膠・艾葉で性器出血の他に種々の用途による止血作用をもたらす。ここでは甘草は積極的に胃腸機能障害を防止すべく働いている。

〔主な病気〕

　不正性器出血、過多月経、月経痛、切迫流産、帯下、内痔核出血、裂肛出血、膀胱炎、尿道炎、尿管結石、血尿、口内出血、吐血、喀血、下血、出血性乳房、外傷性静脈性または毛細血管性出血、出血性紫斑病、分娩後出血、子宮復古不全など。

〔病気の説明〕

　出血性乳房とは、乳頭から血液または血性の分泌液が出る状態をいい、月経の代償性出血のこともあるが、乳癌の前駆症状として見逃せない。

　出血性紫斑病とは、特発性血小板減少性紫斑病といい、血液中で血小板が抗体と結合して壊され、更に壊された血小板が組織に捉えられて血小板の減少を来たす自己免疫疾患である。なお、自己免疫疾患とは、体外の異物や体内の異常な細胞や組織を標的として無害なものに変える本来の免疫機能が、自分自身の正常な細胞や組織に対して攻撃を加えて引き起こす病気の総称である。

子宮復古不全とは、産後に子宮筋の収縮が不充分で、元のように復古するのが障害された状態である。

〔色々な解説〕

1．中国の後漢時代の本には、「婦人で不正性器出血を煩う者がいる。流産後に引き続いて出血し、何をしても止まらない者がいる。妊娠中に出血する者もいる。もしまた一方では、妊娠中に腹痛する者は切迫流産である。これらいずれにも膠艾湯が良い」と、ここでは芎帰膠艾湯が膠艾湯と略して書かれている。

2．中国の唐の時代の本には、「妊娠2、3ヶ月より7、8ヶ月に至って、妊婦が急に倒れて座ることも出来ず、胎動不安で流産することは免れたが、胎を傷付けたので、腰や腹が痛んで死ぬかと思ったのに、幸いにも胎が動いて、上の方に移動して心臓を搶き上げ、そのため息切れをするようになったのを治すには、膠艾湯が良い」と、現代では多少理解し難いことが書かれている。ただし、この解説文は後々までよく引用されている。

3．我が国の江戸時代の本には、「この症状は押さえて痛むといっても強い圧痛ではない。それ故、固く堪えることはなく、少し腹筋が緊張しているだけだ」、「およそこの症状は間々お腹が痛むものである。あるいは大いに妊娠中や流産後の出血、及び不正性器出血を来たすことがある。お腹を押さえて痛むとき、下方に響くものはこの薬の適応である」と書かれている。

4．戦後の専門書には、「この薬は出血の有無に拘らず、下腹部の鈍痛に使うことが出来る。私が経験したのは、脉も腹も著しく弱く、貧血症、冷え症の人で大小便は普通、腹部の深部には著しい変化を認めなかった人であった」と書かれている。

5．この薬は四物湯の持つ卵巣―子宮機能の調整に加えて、止血作用

のある薬が加わっているのであるから、もし婦人科的病気を離れて
止血作用を重視するのであれば、この薬に入っている阿膠や艾葉を
もっと増やす必要がある。

6．一般にはこの薬から阿膠・艾葉・甘草を抜いて、後に四物湯が作
られたと云われている。しかし著者は、四物湯の項でその逆の可能
性にも触れることとする。

〔実際の症例〕

50歳女性で閉経期を迎え、月経期が不定となるのみならず、月経
量が過多となった。実はその母親も過多月経で、精査によって子宮腺
筋症と診断され、単純子宮全摘術を受けたのだった。著者は黄連解毒
湯（40頁）に四物湯を合わせる温清飲（27頁）の形ではなく、黄連解
毒湯に芎帰膠艾湯を合わせて処方して、3日間で出血は止まった。そ
の後は安定して閉経へと推移して行った。

芎帰調血飲

〔主な効き目〕

産後一切の諸病、特に強い瘀血（正常な血流が妨げられる諸々の病
気とこれによって引き起こされた様々な症状をいい、古血ともいう）
の認められない状態で、諸々の機能を強くするために特に弱くなった
機能を補う薬である。また一方で、産後に拘ることはなく使えるが、
産前は不可である。この薬は血の栄養作用を中心に、諸機能を回復し、
余分な水を捌く薬でもある。当帰・川芎・地黄・益母草・牡丹皮は
産後子宮のみならず、広く全身の血による異常を様々な効能で改善

73

し、陳皮・香附子・烏薬は気の異常を改善して痛みを止め、白朮・茯苓は滞った水を捌く。その他の乾姜・甘草・生姜・大棗は補助的である。

〔主な病気〕

　産後調理、産褥熱、産後神経痛、産後血脚気、乳汁欠乏症、産後諸症状の改善、血の道症、月経痛、月経困難症、ヒステリー、子宮内膜症、低血圧症、起立性調節障害、虚弱体質、外傷性後遺症など。

〔病気の説明〕

　産後調理とは、産褥期になるべく早期に機能復旧を果たすための諸々の対処をいう。

　産褥熱とは、分娩時に生じた子宮内をはじめとする性器の損傷による感染とそれに続く感染症をいう。産褥感染症と同じである。

　産後神経症とは、産後のホルモンの激変によって自律神経系にも影響し、情緒不安定になりやすく、環境や家族の理解が必要となる。俗に産後ブルーという。

　産後血脚気とは、産後の明らかな脚気症状のことで、普段から脚気気味だったが、産後に一層痺れ感・動悸・浮腫・運動障害を来たすようになった状態をいう。最近は珍しい。

〔色々な解説〕

1. 中国の明の時代の本には、「芎帰調血飲は、産後一切の病気で、気力・体力共に衰え、胃腸機能も低下し、時に悪露が充分に下らず、時に出血量が過剰となり、時に飲食に節制を欠き、時に怒りの感情が湧いて来て、発熱・悪寒し、自然に汗が流れて来て口が乾き、胸が気持ち悪く、またゼーゼーと喘ぎ、胸も腹も痛み、脇の下も張るようになり、目まいして眼前が暗く、耳鳴りがして口を閉じて何も話さなくなり、周囲のことも分からなくなる状態を治す薬である」

と書かれている。

2．さて、現在我が国ではこの薬は一貫堂でよく使う薬として、益々有名である。一貫堂の本には、「芎帰調血飲が対象とするお腹の状態は、やわらかな腹で腹内に瘀血の存在はほとんど認められない。しかし、産後に悪露の排出が不充分で瘀血がはっきり認められると、芎帰調血飲第一加減となるので、お腹の診察ではやや著しい瘀血の存在となる。即ち、腹内が一般にブワブワとして瘀血で膨満し、それでいて腹筋には緊張がないのを特徴とする。下腹部に特に瘀血の存在を認める」、「芎帰調血飲は産後の婦人に投与して気を順らし、血を補い、胃腸の機能を益し、軽く悪露を排出する薬である」とあり、重く悪露を排出するのが芎帰調血飲第一加減である。

3．芎帰調血飲第一加減は、先の明の時代の本とはまた別の本に載っている。もともとの芎帰調血飲の加減方（一部の薬を抜いたり、加えたりした薬）であるが、医療用にはなく、一般用としてのみ販売されている。

4．戦後の専門誌には、「一貫堂の創始者・森道伯師は、産婦にはほとんど習慣的に十数日間、芎帰調血飲を服用させていた」、「必ずしも産後ばかりでなく、相当の年月を過ぎたものでも、この薬の特徴を具えたものには応用して差し支えないものである」と書かれている。

〔実際の症例〕

33歳女性で、1ヶ月前に出産したばかりで授乳中である。患者さんはもともと自ら神経質だったという。出産後は里から戻って来て、自宅では今までの生活に加えて新たに赤ちゃんの育児も加わり、何かに付けて過敏となり、いわゆる産後ブルーだと自ら言う。芎帰調血飲を投与し、1週間後には気分がいいので続けたいと。結局、半年間続

75

けることになった。

九味檳榔湯

〔主な効き目〕

　初期の脚気で体力がまだ充分あるときに、強制的に水瀉性下痢を起こさせることによって、身体内の余分な過剰な水分を除く薬であるが、過剰な水分がないときは、胃腸の機能を調える薬が多く含まれていることによって、健胃整腸薬ともなる薬である。檳榔子・大黄が逐水（〔実際の症例〕で例示）・瀉下作用を発揮し、厚朴・桂皮・橘皮・木香・蘇葉・生姜・甘草は檳榔子・大黄による消化管が強く収縮することによる痛み・むかつき・嘔吐などの副作用を軽減し、呉茱萸・茯苓は過剰水分を利尿するが、実際は逐水・瀉下作用の方が強く現われる。

〔主な病気〕

　脚気、脚気様症候群、鬱血性心不全、心臓性喘息、特発性浮腫、変形性膝関節水腫、関節リウマチ、坐骨神経痛、腹水、胸水、腓腹筋強直性痙攣、結合組織炎症候群、下肢静脈瘤症候群、リンパ浮腫、心臓神経症、急性胃炎、慢性胃炎、感冒性胃腸炎、慢性腎炎、象皮病、フィラリア症、回虫症、条虫症など。

〔病気の説明〕

　脚気様症候群とは、脚気がビタミンB₁欠乏症で、芎帰調血飲（73頁）の産後血脚気の症状と同じであるが、ここでは症状が脚気とよく似た症状を来たす病気をいう。

心臓性喘息とは、心不全が原因で、夜間に発作的に肺に水様性の雑音を聴き、ピンク色のサラサラした痰を喀き出す病気をいう。

特発性浮腫とは、一種の慢性浮腫で心臓・腎臓・肝臓などにその原因を見出せないものをいう。

腓腹筋強直性痙攣はこむら返りという。

結合組織炎症候群とは、筋肉などに過敏な領域があり、ここでの刺激が引き金となって、他の離れた部位に痛み、緊張、硬直などをもたらす病気で、ストレスや肉体疲労が関係する。筋—筋膜痛症候群ともいう。

下肢静脈瘤症候群とは、中年以後の男女の下腿に静脈瘤と下肢の鬱血によって、浮腫、湿疹、色素沈着、血栓性静脈炎、難治性潰瘍などを来たす病気である。

リンパ浮腫とは、リンパ管が詰まるとリンパの流れは阻止され、そのため組織液が細胞間に溜まった浮腫をいう。最終的には象皮病にまで進展する。

象皮病とは、慢性のリンパの鬱滞によって身体の一部が硬くなり、更に皮膚も異常に厚く硬くなる病気である。

フィラリア症とは、リンパ系に寄生するフィラリアという寄生虫によってリンパ管炎やリンパ節炎を起こし、慢性期にはリンパ浮腫や象皮病を来たすようになる病気である。

〔色々な解説〕

1．もともとは中国の唐の時代の王燾撰『外台秘要方』に、「心臓部が冷えて硬くなり、更に強くなって痛み、その痛みの原因を大便とともに下し去る檳榔湯」と載っているのが最初であった。

2．そして、我が国の江戸時代の名医・山脇東洋が檳榔湯に桂枝と紫蘇を加え、9味と工夫したのが九味檳榔湯の第一歩である。

3．その後に、同じく江戸時代の名医・原南陽が何種類かの九味檳榔湯を工夫するうちに、今日の九味檳榔湯を創製した。しかし、原南陽が刊行した本には今日の九味檳榔湯そのものは載っていないが、当時の友人や弟子によって創製の事実は広く知られている。原南陽の本には、「脚気を説き、初めてその治療に卓れた効果を得たのは東洋先生である」、「微しく寒熱があって、神経も血管の働きも滞ってしまって腫れて来たときは九味檳榔湯が良い」と載っているが、これらの薬は今日の九味檳榔湯の加減方である。

4．九味檳榔湯は医療用のみ販売されているが、エキス製剤には呉茱萸と茯苓が加えられている。これはもともと明治時代の泰斗・浅田宗伯の工夫になるものである。ただし、この工夫自体は江戸時代の名医・和田東郭がもともと柴胡桂枝乾姜湯（146頁）に、「左の脇の下から刺し込んでとかく緊張が取れない症状に呉茱萸・茯苓を加える」から採用されたものである。

5．山本巌先生は、檳榔には瀉下作用、駆虫作用、利尿作用、逐水作用があると解説される。次の症例は正に檳榔の逐水作用である。

〔実際の症例〕

　45歳男性で、肝硬変があって胃癌のため、胃を4/5切除する手術を実施した。術後は小胃状態で食欲もないので高カロリー輸液を施したところ、今度は腹水が溜まるようになった。その圧迫のため益々食欲が低下した。この治療で五苓散（130頁）30グラム、九味檳榔湯16グラムを12日間に亘って投与した。多い目に利尿剤を投与していたにも拘らず、頻回の水瀉性下痢を起こさせることによって腹水を激減させること（逐水作用）に成功し、20日後に退院となった。

　大量の利尿剤のみを投与するだけでは甚だしい口渇を来たし、内緒で飲水することが多くなり、尿量は増えてもその分飲水するので腹水

減少には役立たなかった。即ち、著者が大量の九味檳榔湯を使ったのは、口渇を来たさず、腹水を減少させるために水瀉性下痢を起こさせる目的であったが、この間は全く口渇を訴えなかった。

荊芥連翹湯

〔主な効き目〕

一貫堂の四物黄連解毒湯を基本にした薬である。四物黄連解毒湯は黄連解毒湯（40頁）に四物湯（174頁）を合わせた温清飲（27頁）に柴胡・連翹・甘草を加えた薬である。荊芥連翹湯はこの薬に皮膚に近い部分の病気を治す薬（治風薬）を加えたもので、主に頭・顔面・咽喉・肺などの慢性炎症の薬である。柴胡・薄荷は気を行らし、荊芥・薄荷・防風は痒みを止め、防風・白芷・川芎は片頭痛にも効を奏し、荊芥・防風・黄芩・連翹・枳実は結膜炎にも奏効するほか、多くの薬が咽喉頭炎や扁桃炎の要薬となりうる。要するに、荊芥連翹湯は四物黄連解毒湯＋治風薬である。

〔主な病気〕

青年期解毒証体質改善、蓄膿症、慢性鼻炎、肥厚性鼻炎、アレルギー性鼻炎、中耳炎、乳様突起炎、扁桃炎、結膜炎、眼瞼炎、急性涙嚢炎、尋常性痤瘡、思春期ノイローゼ、禿髪症、慢性呼吸器感染症、結核予防など。

〔病気の説明〕

解毒証体質については温清飲の項でその概略を解説した。

肥厚性鼻炎とは、慢性鼻炎のうちで、鼻粘膜が腫れて脹れ、鼻の通

気が悪くなる病気である。

乳様突起炎とは、多くは中耳炎に続いて乳様突起部（耳の後ろ下の骨の突出部）の痛み、難聴、耳鳴や鼓膜に穴が開いて耳だれが流れ出たりもする。

尋常性痤瘡はにきびのこと。

思春期ノイローゼについて、思春期は心身症をはじめ、心因性の病気が増えて行く時期であり、解毒証体質者は思春期に憂鬱な印象を与えることが多く、青年期解毒証体質者に多い症状である。

禿髪症は脱毛症のことで、青年期解毒証体質者には若年性脱毛症が見られる。

結核予防について、解毒証体質は一名結核性体質ともいう。大正時代前後に森道伯師は夫婦の一方が肺結核であっても、相手には伝染せずに健康な者が沢山いることから、解毒証体質を発見したのであった。

〔色々な解説〕

1．中国の明の時代の本の耳病と鼻病とに載っているそれぞれの荊芥連翹湯を基として、森道伯師はこれらの二つの薬を合わせ、更に黄連と黄柏とを加えて、一貫堂の荊芥連翹湯を作ったのであった。

2．我が国の江戸時代の本には、先の明の時代の本の耳病を「両方の耳が腫れ痛むのは、多くは始めから熱を主症状とする風邪である」、また鼻病を「蓄膿症は鼻から混濁した鼻汁を出して止まらない」と解説し、それぞれの荊芥連翹湯が指示される。

3．戦前の一貫堂の本には、荊芥連翹湯の適応者について、「柴胡清肝散（148頁）の適応者に比べると、皮膚色は更にその色を深めてドス黒くなっていて、青年時代に憂鬱な印象を与える者は解毒証体質者であり、荊芥連翹湯の適応者である。一般に長身で、筋肉型、

削痩型で、俗に云う骨っぽい体格所有者である。また皮膚に微かに銀色の光沢を認める者もあり、これは解毒症の強い者に見られる」と書かれている。

4．著者は更に解毒証体質者の特徴を追加したい。小児期より虚弱で、常に風邪気味であり、側頸部にリンパ節を触れることが多く、首が細く、胸が狭い。医師がお腹を診察するとき、腹筋の緊張を強く感じ、またはくすぐったがりやすい。口の周囲を絶えず舐め回し、歯石が出来やすく、消しゴムが汗でべとつきやすい人。夜寝るときは横向きが多く、お腹が冷えているとよく俯せになる。総じて若い頃に病気がちである。

〔実際の症例〕

29歳男性で、青年期解毒証体質者である。小児喘息、アトピー性皮膚炎、気胸に罹ったことがある。顔色黒く、肌が荒れ、常に眠くて吹き出物が出来やすい。背中に独特の斑模様があり、お腹の診察ではくすぐったいと言う。この患者さんの舌は剥苔といって舌苔が剥げ落ちていて、何か身体の中の重大な変化を意味する。そこで荊芥連翹湯を投与して2週間後、舌苔は完全に正常化していたので、以後同薬を続けている。

桂枝湯

〔主な効き目〕

急性熱性感染症初期の軽症で、少し寒がる状態を軽く発汗させて治療するが、また自然に発汗しているときには、皮膚の抵抗力を強くし

て汗があまり出ないようにも働く。一方では、感染症でないときには汗腺の機能を調整して、皮膚の抵抗力を高めるなど身体機能を調える。即ち、この薬は風邪薬として使われるとき、急性熱性感染症の軽症には対応しえるが、決して重症には対応し得ない。それ故に、皮膚の抵抗力を少しだけ強くして軽症の急性熱性感染症に対応する薬である。

この薬は方名は桂枝湯でも、ほとんどのメーカーは日本薬局方の桂皮を処方している。他の薬でも同様である。概ね桂皮と生姜で発汗を盛んにするように働き、芍薬が体に必要な水分を保護して汗が出すぎないようにし、甘草で調和を図っている。

〔主な病気〕

感冒、インフルエンザなどの感染症初期、慢性胃腸炎、急性胃炎、物理アレルギー、寒冷蕁麻疹、皮膚瘙痒症、神経痛、片頭痛、胃下垂症、インポテンツ、遺精、妊娠悪阻など。

〔病気の説明〕

妊娠悪阻とは、妊娠初期のつわりは正常な生理的な現象であるが、症状が強く、嘔吐のため食事が採れず、栄養障害を来たした状態をいう。

〔色々な解説〕

1．中国の後漢時代の本には、「急性熱性感染症初期の軽症で、陽気は浮いて身体の外へ向かい、陰気は弱く内に籠ったままである。それ故、熱が自然に出るとともに、汗も自然に出るのである。ゾクゾクと悪寒し、スースーと寒がり、ポカポカと発熱し、鼻が詰まって通気が悪く、空えずきをするのには桂枝湯が良い」とあり、更には「薬を服用して暫くして熱い粥を茶碗一杯啜って、薬の力を助ける。また温かく身体を覆うことを暫くした後、全身ジトーッと微し汗を掻くのが良い。決して流れるように汗を掻いてはいけない。そうな

れば病は治らない。もし一服で汗が出て治れば後服は不要である」
と、丁寧に服用後の注意も添えられている。

2．我が国の江戸時代末期の本には、「桂枝湯は思うに、当時の薬の
始まりである」とあり、明治時代の本にも、「この薬は諸々の薬の
始祖にして、古方でこれを基とする薬は百余方もある。その変化や
運用については愚かな解説は不要である」とも書かれている。

3．戦後の専門誌には、「患者に薬をやって、その患者の一つ一つの
症状が良くなって行っているのに、全体的に気分がよくないという
のがあるが、そういうのは薬が合っていない。反対に一つ一つの症
状は良くなっていないのに、全体的に気分が良いというのがある。
これは薬が合っているのである。また、最初にその薬の臭いを嗅い
だだけで嫌だということがあるが、そういうのは薬は効かない。反
対にこれは飲みにくいからと言って注意して与えた薬を平気で飲む
のはこれは薬が効く」と、熟練した臨床医の弁である。

4．現代の専門書には、「発汗剤を使って発汗させた後に、なお悪寒
や悪風（悪寒の軽症）が残って、熱もまださっぱりしない時に桂枝
湯を用いる場合がある」と書かれている。

5．桂枝湯は急性熱性感染症初期の軽症に使うが、実は病初期には悪
寒のないタイプ（これを温病という）と判別困難なことがある。そ
のとき、桂枝湯を1、2回服用させるとタイプがはっきりする。

〔実際の症例〕
　79歳女性で、高血圧症、脂質異常症、狭心症、不安障害、自律神
経失調症、不眠症で、他医からの転医で初診となる。独居し、夜間不
安発作で救急受診したこともある。しばらくは安定していたが、今朝
方から体調不良とのことで受診。いつもの薬に加えて桂枝湯を処方し
た。1週間後、桂枝湯がよく効いて体調も良いとのことで続けること

83

とした。

　実地臨床では諸検査でも特変はないが、何となくスッキリしないと訴える患者さんは沢山いる。このようなとき、桂枝湯を一定期間服用してもらい、うまく行かないときに初めて諸検査を開始するという共通認識があれば、医療経済的にも有用である。

桂枝加黄耆湯

〔主な効き目〕

　桂枝湯（81頁）に黄耆が入った薬である。桂枝湯は皮膚の抵抗力を少しだけ強くして軽症の急性熱性感染症に対応する薬である。しかし、桂枝湯は感染症ではないときにも汗腺の機能を調えて、皮膚の抵抗力を高めるなど身体機能を調和するので、黄耆が加わった桂枝加黄耆湯は一層自然に流れる汗を止め、全身に浮腫を来たした腎不全に対しても、浮腫を無くすとともに蛋白尿を減らすべく働く薬である。

〔主な病気〕

　習慣性感冒、物理アレルギー、寒冷蕁麻疹、皮膚瘙痒症、伝染性膿痂疹、固定蕁麻疹、難治性湿疹、慢性皮膚潰瘍、難治性痔瘻、褥瘡、盗汗、神経痛、筋肉痛、末梢神経麻痺、慢性中耳炎、脊椎カリエス、蓄膿症、急性腎炎、慢性腎炎、ネフローゼ症候群、慢性腎不全など。

〔病気の説明〕

　伝染性膿痂疹は俗にとびひのこと。乳幼児から小学校低学年に多く発生し、水疱・糜爛・痂皮を伴う病変が水疱内容の接触により次々に伝染する病気である。なお、糜爛とはただれること。

固定蕁麻疹とは、多くは昆虫の刺傷によって、限局性の浮腫と発作性の激しい痒みを伴う蕁麻疹様の病気で、四肢に好発し、慢性の経過を辿る。

〔色々な解説〕

1．中国の後漢時代の本には、「黄色い汗の病では両方の脛（すね）が自然に冷える。若し全身が重く、汗が出終わると身体が軽く感じられるのは、長らく経てば全身の筋肉が瘈る。瘈れば胸中（ひきつ）が痛くなる。また、腰より上にだけ汗が出てそれより下には汗が無く、骨盤に力が入らずに痛み、何か皮下に有るような違和感がするが、劇しい症状の者は食事も出来ず、全身が疼いて重く、何とも不快な感じがして小便も出ない。これを黄色い汗の病という。これには桂枝加黄耆湯が良い」と書かれている。

2．ここでは黄汗以外の別の病気は省いたが、黄色い汗の病（黄汗）がどのような病気かが問題である。

3．先の本の別の箇所には、「黄汗という病気は身体が腫れ、発熱し、汗が出て咽が渇く。その病状は皮下に浮腫があるようで、汗が衣服に沁み込むと色は正に黄色となり、黄柏（おうばく）の煎汁のようだ。脈は当然ながら沈んでいる」とも書かれている。

4．中国の唐の時代の本には、「諸々の病による黄疸はその尿量を増やすのが宜しい。もし脈が浮いていれば発汗して治療すべきである。桂枝加黄耆湯が宜しい」とあって、黄汗を黄疸と解釈している。

5．黄汗は黄疸と一般には理解されているが、色汗症であると考える説もある。そもそも黄疸であれば、衣服が黄色に染まるよりも、眼球や身体の黄色をまず指摘しているはずである。そのような理解に対して、著者は慢性腎不全と考える。慢性腎不全では尿量減少や無尿、全身浮腫は自然経過で、そのとき汗に尿素を含むようになれば、

衣服に尿の色が付着しうる。実際に黄耆には抗腎炎作用、利尿作用、尿蛋白軽減作用があるから、治療上からも慢性腎不全であることを支持する。また、更に慢性腎不全で免疫力が低下すれば、感染しやすく熱も出るので、慢性腎不全で発熱も説明しうると考える。

〔実際の症例〕

　62歳男性で、他医から慢性腎不全で血液透析導入寸前と告げられている。透析に対する不安感と尿毒症毒素貯留のためか、全身倦怠感・食欲不振・尿量減少・浮腫・貧血等々を来たし、漢方薬で何とかならないかと受診した。そこで、桂枝加黄耆湯を煎じ薬で処方したところ、１週間後には自覚症状は明らかな改善を示した。いずれ透析は止むを得ないとしても、それまでは今の薬を続けたいとのことである。

桂枝加葛根湯

〔主な効き目〕

　桂枝湯（81頁）に葛根が入った薬であり、また葛根湯（45頁）から麻黄を抜いた薬でもある。桂枝湯は皮膚の抵抗力を少しだけ強くして軽症の急性熱性感染症に対応する薬である。葛根湯は急性熱性感染症に罹り、悪寒・発熱して項から背中にかけて筋肉が緊張して筋肉痛を来たすときに、発汗することによって病気を早期の内に治す薬である。実際、麻黄の力は強く、薬の性格を決定付ける位の力を持っているので、桂枝加葛根湯は風邪などで桂枝湯の症状と思われる人で、更に項から背中にかけて筋肉が緊張して筋肉痛を来たすときに服用する

薬である。

〔主な病気〕

　感冒・インフルエンザなどの初期で肩凝りや頭痛のある場合、自汗のある桂枝湯証、項背部筋肉痛、腰背部筋肉痛、慢性胃腸炎、胃下垂症、急性大腸炎、蕁麻疹、神経痛、片頭痛、二日酔い、急性灰白髄炎初期、小児発疹性感染症など。

〔病気の説明〕

　急性灰白髄炎はポリオ、ハイネ・メジン病、（脊髄性）小児麻痺ともいう。大多数はポリオウイルスに感染しても無症状であるが、典型的には脊髄に達して弛緩性麻痺を起こすのであるが、麻痺発症率は１％未満と言われる。現在は定期接種として不活化ワクチンに切り替えられている。

〔色々な解説〕

１．中国の後漢時代の本には、「太陽病で項から背中にかけて強ばるのに、一方では汗が出て、風に当たってゾクゾクするのには桂枝加葛根湯が良い」と書かれている。葛根湯では、汗が出てではなく、汗無くであるが、この違いが取りも直さず麻黄の有無を物語っている。なお、太陽病については黄芩湯（35頁）で解説した。

２．実際に桂枝湯に加えられた葛根には強い解熱作用がある。特に葛根汁の性質は大いに寒であるから、葛根そのものの性質は少し寒と理解しておいた方が良い。即ち、この薬は桂枝湯よりも温めるという効果では劣っていることになる。

３．従って、この薬を服用するときは、桂枝湯の項で書いた熱い粥を啜ったり、身体を覆ったりする操作は、実際上桂枝湯以上に必要となることは容易に理解されよう。

　　実は先の本には、「身体を覆って少し汗を取るのは良いが、粥を

87

啜ってはいけない」と書かれている。後世の医家や専門家の間でも誰もこの矛盾を指摘していないのである。この事情は先の本の桂枝加葛根湯には、誤って麻黄を書き入れてあることに由来する。麻黄が入っていれば、葛根湯そのものだからである。そのため、葛根湯を前提とした「粥を啜ってはいけない」という誤った文がそのまま今日まで伝わっているのである。

4．我が国の江戸時代の本には、「この薬は項より背中にかけてだるく支え、肩重くひっぱり、首の回らないのに良い。この症状は感冒に多い」と書かれていて、感冒の初期症状としては項背部の筋肉痛だけでなく、もっと広範囲の不快症状に対応可となる。

5．また、別の同時代の本には、「そもそも発疹性の感染症は腎に根源があって肺で発症する。それ故に葛根をもって主薬とする」と書かれ、腎や肺の話は漢方独自の考え方であるが、実際問題として発疹を症状とするウイルス性感染症では、葛根は透疹といって、本来発疹すべき病気を早く発疹させ、病気が順当な経過を辿るようにする。なお、この点では升麻葛根湯（217頁）は更に一層速やかに透疹させる薬である。

〔実際の症例〕

　45歳男性で初冬のある日、今朝方から風邪気味とのことで夕方受診した。脈はあまりはっきりとは浮いていない。身体に触れるとジトーッと汗ばんでいる。熱は37.3度だが、年齢の割にはしんどそうで、風に当たるとゾクッとすると言う。桂枝湯を考えたが、盛んに首筋を何回も曲げる仕草をするので、聞けば張った感がするという。桂枝加葛根湯を煎じ薬で2日分処方した。後日談ではそれで治ったとのことであった。

桂枝加厚朴杏仁湯

〔主な効き目〕

　桂枝湯（81頁）に厚朴と杏仁が入った薬である。桂枝湯は皮膚の抵抗力を少しだけ強くして軽症の急性熱性感染症に対応する薬である。一般的には厚朴と杏仁は協同して痰を出しやすくして咳を鎮め、ゼーゼーする呼吸を和らげる作用があるので、桂枝湯の適応症状の人で呼吸器症状の強い人が対象となる。ただし、著者はこの薬は同じく桂枝湯の適応症状の人で、お腹の一寸した不快感を伴う消化器症状に対しても適応になると考えている。

〔主な病気〕

　慢性閉塞性肺疾患の人の感冒・インフルエンザなどの感染症初期、桂枝湯証の喘咳症状、桂枝湯証の急性胃腸炎症状など。

〔病気の説明〕

　慢性閉塞性肺疾患とは、独立した１つの病気ではない。肺気腫や慢性気管支炎は臨床的に極めてよく似た病気で、自覚的には咳・痰・呼吸困難・ゼーゼーとした呼吸音などが共通する。禁煙は是非とも必要である。

〔色々な解説〕

1．中国の後漢時代の本には、「喘家（風邪を引いたときにすぐ呼吸がゼーゼーとする人）が、桂枝湯の適応症状になったときには厚朴と杏仁を加えると佳い」、「太陽病で下剤を投与して下した後に、微しゼーゼーと呼吸するようになれば、これは急性熱性感染症の初期症状がいまだ残っているからである。このようなときは桂枝加厚朴杏仁湯が良い」と書かれている。なお、太陽病は急性熱性感染症の

89

初期をいう。

2．実地臨床上は、もともと慢性閉塞性肺疾患や気管支喘息などに罹っている人が軽症の風邪を引いて、全身症状としてはさほど重症でなくとも、ゼーゼーとした呼吸音を聴くようなことはよく経験する。正にこのような、もともと気道に弱点を持っていて、一寸した刺激によっても症状を起こしやすい人が桂枝湯の適応症状になったときの薬である。それ故に、実地臨床上は最初の文の方が理解しやすい。

3．中国の清の時代の本には、「太陽病で喘して咳する者があるとき、汗無く喘すれば麻杏甘石湯（362頁）、汗有って喘すれば桂枝加厚朴杏仁湯、汗無く咳すれば小青竜湯（209頁）が宜しい」と書かれている。

4．我が国の江戸時代の本には、先の後漢時代の本の後の文を解説して、「これはその始めに、太陽病の勢いが既に腹中を犯して、1、2の消化管症状を発する者である」とあって、そのために強い下剤を投与して下したので、太陽病の症状が残ってしまったのであると説明する。著者はこのとき、腹部消化管に対する薬が強過ぎたのではないかと考える。従って、もっとお腹に穏やかな薬を最初から投与していれば、胸部症状も腹部症状も同時にうまく行ったのではないかと考える。それが桂枝加厚朴杏仁湯である。

5．明治時代の本には、「この薬は風邪を引いてゼーゼーと喘して咳をする者に使う。老人など常に風邪になって喘する者には常備薬として効果がある」と書かれている。

6．一方、現代の本には、「体の虚弱な乳幼児で、風邪を引くとすぐに喘鳴や咳を訴える者がいる。このような患者にこの薬を使う機会がある。麻黄の入った薬を使うと食欲がなくなったり、体がだるく

なったりする者に良い」とも書かれている。

〔実際の症例〕

　著者自身の服用例である。一寸風邪を引いたかとゾクッとして、ほ
ぼ同じ頃にお腹が明確な強い症状ではないが、何となく不快感という
症状を来たしたことがある。急ぎ煎じ薬で桂枝加厚朴杏仁湯を作って
１日分を一気に服用し、そのまま就眠したところ、翌朝はもう全て
スッキリと治っていた体験がある。したがって、この薬の腹部症状に
対する効果も理解されるべきである。

桂枝加芍薬湯

〔主な効き目〕

　桂枝湯（81頁）と同じ５味の薬で出来ているが、芍薬の分量が倍増
されている。桂枝加芍薬湯は主にお腹の痛みや膨満感に対して、温め
てお腹の緊張を和らげ、胃腸の動きを正常化する。更には桂枝湯の適
応症状である急性熱性感染症初期の軽症で、自然に汗がよく流れる状
態に対して、汗を止めて風邪などを治す薬である。

〔主な病気〕

　慢性胃腸炎、過敏性腸症候群、痙攣性便秘、慢性腹膜炎、慢性虫垂
炎、小児反復性臍疝痛、自律神経失調症、夜尿症、夜啼症、頻尿症、
小児反復性鼻出血、盗汗、自汗、月経痛、月経困難症、尿管結石、自
汗の強い桂枝湯証など。

〔病気の説明〕

　小児反復性鼻出血について、小学校で鼻出血の常習者が約10％位

いる。しかもそのほとんどが、血液異常も耳鼻科の病変も認めていないという。

　自汗の強い桂枝湯証について、桂枝加芍薬湯では芍薬が主薬である。実は桂枝湯は急性熱性感染症初期の軽症に用いるのであるが、このとき実地臨床的には必ず汗が出ているばかりでなく、汗が出ていないときも実際にはある。したがって、桂枝湯は先の軽症では汗の有無に拘らずに用いることができるが、桂枝加芍薬湯はそのような軽症で自然に汗が多く出ているときには、芍薬が倍増されているので確実に汗を止める。それ故、芍薬は実際上この目的で用いるならば、必ずしも倍増しなくとも用量依存的に可である。後の症例はこの１例である。

〔色々な解説〕

１．中国の後漢時代の本には、「もともと太陽病であるのに、医師が誤って下剤を与えて下してしまったので、お腹に膨満感を覚え、時にお腹が痛むのは太陰に属する。これには桂枝加芍薬湯が良い」と書かれている。

２．太陰は太陰病のことで陰病に属する。黄芩湯（35頁）では陽病を解説した。一言でいえば、陽病は熱を主とする病状で、陰病は寒を主とする病状である。そして陰病では陽病ほど明確に区分されず、程度の差といっても良い位である。

　さて、太陰病とは先の本では、「腹満して吐き、食べた物が下に降りず、自然に下痢するが、それが一層甚だしくて時にお腹も自然に痛む。この状態で更に下せば必ずみぞおちが詰まって硬くなって来る」とも書かれている。基本的に裏（腹部内臓）が冷えている。

３．中国の明の時代の本には、太陰病の治法の１つとして汗法が挙げられ、桂枝湯と桂枝加芍薬湯とが載っていることは、桂枝加芍薬湯を単に太陰病だけではなく、太陽病にも用いうることを表わしてい

る。

4．この薬は今日では過敏性腸症候群の下痢型によく処方される。加
味 逍 遙 散（55頁）との差は、加味逍遙散の方が呈する症状が多岐
に亘り、独り消化管症状のみに留まらないのに対して、桂枝加芍薬
湯は消化管症状に限定的である。また加味逍遙散は過敏性腸症候群
の便秘型によく用いられる。

5．この薬は、管腔臓器（管状になっている臓器）の収縮する痛みを
止める芍薬甘草湯（187頁）がやや寒性なので、これを温性にする
薬と理解しても良い。

〔実際の症例〕

　40歳女性で、一見したところ如何にも虚弱という感じである。昨
日昼頃から風邪気味とのことで、特に強い症状はないが、風に当たる
とゾクゾクすると言う。熱は微熱で、身体は全体にジケッとしている。
昨晩風呂に入ったので一層悪化したようだと話す。お腹はもともと冷
えやすいが、今は特に不快症状はないとも言う。桂枝湯に桂枝加芍薬
湯を合わせて４日分処方すると同時に、身体を積極的に温めるように
指示して、風邪は治った。ここでは芍薬の量を調整する目的で処方し
た。

桂枝加芍薬大黄湯

〔主な効き目〕

　桂枝加 芍 薬湯（91頁）に大黄が入った薬である。桂枝加芍薬湯は
お腹の痛みや膨満感に対して、温めてお腹の緊張を和らげ、胃腸の動

93

きを正常化する薬であるが、桂枝加芍薬大黄湯は更に腸管内の炎症を抑えて解熱し、膨満している炎症による諸々の産物を速やかに体外に排出して、消化管の機能を回復する薬である。

〔主な病気〕

急性腸炎、急性大腸炎、急性虫垂炎、慢性虫垂炎、移動盲腸、憩室炎、クローン病、潰瘍性大腸炎、腸ベーチェット病、腸管癒着症、慢性腹膜炎、消化管無力症、しぶり腹、便秘症など。

〔病気の説明〕

移動盲腸とは、盲腸は生理的にも多少移動性を持っているが、生理的限界を越えて移動しうるものをいう。便秘・不快感・鈍痛を呈することがあり、発作時には激痛を来たすこともある。なお、ここで云う盲腸は一般的によく言われる虫垂のことではない。大腸の入口部分のことである。

憩室炎について、管腔臓器の外側への部分的な半球状の膨らみを憩室といい、回腸（小腸の後半部）にみられるメッケルの憩室は有名であり、時に急性炎症を起こして虫垂炎と間違いやすい。

クローン病は黄芩湯（35頁）で、潰瘍性大腸炎は温経湯（25頁）で既に述べた。

腸ベーチェット病について、ベーチェット病は温清飲（27頁）で述べたが、その他に消化管にも難治性潰瘍を生じる病気をいう。小腸末端から盲腸にかけての深い潰瘍が典型的である。

〔色々な解説〕

1．中国の後漢時代の本で、先の桂枝加芍薬湯の文に続いて、「大いに実して痛めば桂枝加大黄湯が良い」と書かれていて、ここでいう桂枝加大黄湯は桂枝加芍薬大黄湯のことである。

2．中国の清の時代の本には、桂枝湯（81頁）が後漢時代の本の通り

の分量で指示された後で、桂枝加大黄湯として、「前の桂枝湯に大黄を加える」として、文字通り桂枝湯にそのまま大黄を加えて桂枝加大黄湯と表現している例もあるので一寸注意を要する。即ち、桂枝湯がベースなのか、桂枝加芍薬湯がベースなのかの違いである。一般的には桂枝加大黄湯と云えば、桂枝加芍薬大黄湯のことを指す。

3．さて、先の文で云う「実」について、現代の本には、「実とは邪気の充実であり、虚とは正気の虚耗である。邪気が実するとは手で押せば痛み、正気が虚するとは手で押せば止む」とあり、実際にお腹が痛いと訴えるときにも手で押さえると一層痛いときと、却って痛みが止まるときとがあるのは事実である。

　　また続いて、「桂枝加芍薬湯の『時に痛む』とは、痛む時もあり、痛まない時もあって、従って実の邪気は存在せず、虚の痛みであり、押さえるのを喜び、痛みの位置が固定していない。一方で、桂枝加芍薬大黄湯の『大いに実して痛む』とは、実の邪気の痛みであり、痛みの位置が固定していて、押さえるのを拒むという意味である。しかも『大いに』の意味は範囲のことではなく、明確さの程度を表わすのである」と解説される。

4．実際に、我が国の江戸時代の本にも、実痛について「痛み甚だしく、あるいはお腹が痙って強く痛み、あるいは硬く膨満し、あるいは便秘するなどの症状をいう」とある。

5．桂枝加芍薬湯の症状では膨満感であるが、桂枝加芍薬大黄湯の症状は膨満である。前者は自覚的に張った感じがするのに対し、後者は他覚的に張っていて、そこには炎症性産物にしろ、便塊にしろ、膨満を来たす実際の物が存在しているのである。したがって、大黄を加えて炎症を抑えるとともに便塊を排出するのである。

95

〔実際の症例〕

　51歳男性で、普段は便通は正常であるが、ここ2、3日来、便秘気味であり、時々左下腹部がキューッと痛むとのことである。お腹を診察すると、確かに左下腹部に便塊を触れるが、同時にお腹が冷たいのも触知した。そこで、温めてしぶり腹を緩めつつ、便通を改善する目的のために、桂枝加芍薬大黄湯のつもりで桂枝加芍薬湯と半分量の大黄甘草湯（245頁）とを熱服して3日分処方したところ、これで問題は解決した。その後、しばらくの間は夕食後にだけ1回服用するように指示した。

桂枝加朮附湯

〔主な効き目〕

　桂枝湯（81頁）に蒼朮と附子が入った薬である。桂枝湯は感染症がないときにも汗腺の機能を調えて、皮膚の抵抗力を高めるなど身体機能を調和する。一方、蒼朮と附子の配合によって、手足や軀幹に滞った水分による関節痛・神経痛・筋肉痛を来たしたときに、排尿を推し進めることによって、余分な水分を取り除いて痛みを止める薬である。

〔主な病気〕

　変形性関節症及び同水腫、慢性関節炎、関節リウマチ、肩関節周囲炎、頸椎骨軟骨症、頸肩腕症候群、末梢神経麻痺、坐骨神経痛、大腿神経痛、末梢神経炎、筋・筋膜性腰痛症、肩凝り、筋緊張性頭痛、レイノー症候群、低血圧症候群、脳卒中後遺症、四肢外傷後遺症、頭部

外傷後遺症、外傷性頸部症候群後遺症など。

〔病気の説明〕

　頸椎骨軟骨症とは、要は変形性頸椎症のことで、頸椎の辺縁が棘状に変形したり、椎間板が狭くなったりする。即ち、頸椎が加齢による退行変性することによって、痛み、痺れや運動障害を来たす病気である。

　レイノー症候群とは、手足の先端の小動脈が発作的に収縮して色調変化を来たす病気で、膠原病など原因が明らかなものをいい、原因が不明のものをレイノー病という。

　外傷性頸部症候群とは、交通事故などの外傷（むち打ち損傷）が原因で、頸部の痛み、凝り感や圧痛のほか、頭痛・むかつき・不安感・不眠などの様々な症状を来たすが、軟部組織には僅かな損傷や出血を認めうる。その後遺症の解決には、加害者や保険会社との折衝も関係するので困難なことが多い。

〔色々な解説〕

1．中国の後漢時代の本には、「太陽病で発汗療法を用いて治療しようとしたが、汗が止まらなくなった。そのため、風に当たるとゾクゾクし、排尿することが困難となって、手足は微かに瘈るようになり、屈伸することが困難となれば桂枝加附子湯が良い」とあり、ここでは桂枝加附子湯が発汗過多によって脱水を起こす状況が解説されている。

2．我が国の江戸時代の名医・吉益東洞はまず先の文を異なる状況に適応し、「桂枝加附子湯は悪寒し、あるいは四肢や関節が少し痛む状態を治す」と、太陽病を離れた適応に当てはめた。

3．その上で東洞は『方機』で、「身体に水分の多い人（湿家）で、骨や関節が痛み、あるいは半身不随で口や眼が歪んでいる者、あるい

97

は頭が重く痛い者、あるいは身体が痺れている者、あるいは頭痛が劇しい者には桂枝加朮附湯が良い」とあり、正にこの薬はこの本で初めて記されたのである。

4．ただし、東洞が治療していたのは主に梅毒患者であり、それ故に湿家とは梅毒患者のことである。一方、もともとの桂枝加附子湯の附子は救急時の応用であるが、東洞は附子を平時に使用するための工夫をした。しかも、前者は身体に水分が少ない状況で、後者は水分が多い状況の違いがある。

5．戦後の本には、「運動麻痺、知覚障害。運動麻痺だけ、あるいは知覚障害だけ、あるいは両者を兼ねたもの、そのいずれにも用いられる」とも書かれている。

〔実際の症例〕

82歳男性で、脳出血後遺症（左片麻痺）、高血圧症、脂質異常症、前立腺肥大症で訪問診療として初診となる。ディケアに行くことを嫌い、ベッド上と居間と食堂を往復する毎日である。左下肢の廃用性のため、浮腫を来たし、知覚障害はなかったが、浮腫とともに左下肢に痺れ感を来たすようになったと言う。今までの薬に加えて桂枝加朮附湯を処方する。2週間後、左下肢の痺れ感は軽くなったと言うが、左下肢の浮腫はいまだそれ程に変化はない。このまま継続することとする。しかし、基本的にはリハビリテーションが必要なことは言うまでもない。

桂枝加苓朮附湯
けい し か りょうじゅつ ぶ とう

〔主な効き目〕

桂枝加朮附湯（96頁）に茯苓が入った薬である。桂枝加朮附湯は
けい し か じゅつ ぶ とう　　　　　　　　　　　　　　　ぶくりょう
身体に余分な水が溜まり、それによって更に身体も冷え、四肢や軀幹
の関節痛・神経痛・筋肉痛を来したとき、排尿を推し進めることに
より余分な水を取り除いて痛みを止める薬である。桂枝加苓朮附湯は
四肢や軀幹の余分な水を一層排尿して除去するだけでなく、消化管内
の過剰な水分を捌き、低下した胃腸の機能を改善する効果も認められ
る。　　　　　さば

〔主な病気〕

桂枝加朮附湯の適応より水が滞った症状が強い場合、桂枝加朮附湯
の適応に消化管機能低下の加わる場合など。

〔病気の説明〕

一般的には桂枝加朮附湯が適応とする病気に、前記の消化管症状
か、あるいは動悸・目まいや筋肉がピクピクする症状がある場合には
桂枝加苓朮附湯の適応である。

〔色々な解説〕

1．我が国の江戸時代の『方機』には、先の桂枝加朮附湯の文に続い
　て、「湿家で目がはっきり見えない者、あるいは耳が聞こえない者、
　あるいは筋肉がピクピクする者は桂枝加苓朮附湯が良い」と書かれ
　ている。先に湿家を解説したように、この文も梅毒治療の一環とし
　て理解せねばならない。
2．吉益東洞は『薬徴』で茯苓について、「主に動悸及び筋肉がピク
　よしますとうどう　　　やくちょう
　ピク動くのを治療する。また小便が出なく、目まいがして手足をバ

99

タバタさせて悶え苦しむのも治療する」と解説しているので、東洞は桂枝加朮附湯にこれらの症状が加わった状態に、桂枝加苓朮附湯を処方していることが分かる。

3．一方、江戸時代の別の本には、桂枝加苓朮附湯は治験としてよく処方されていても、桂枝加朮附湯は全くその本に載っていないことが実際にある。この理由として、両薬の適応症状にその差が見出されず、桂枝加苓朮附湯のみで対応しえると考えられていたからに他ならない。また、この本には桂枝加苓朮附湯の附子の代りに烏頭（うず）を使っている処方も載っている。

4．烏頭はトリカブトの主根であり、附子は側根である。毒性は烏頭の方が強い。烏頭は鎮静作用は附子より強く、強心作用や冷えを温める作用は附子の方が強い。したがって、烏頭の方が附子より慎重に、少しずつ増やすようにして使わねばならないが、東洞は烏頭も附子も区別せずに処方した。なお、エキス製剤では烏頭は使用されていない。

5．『方機』の文のように、梅毒患者の治療の一環として処方することは今日ありえない。したがって、構成する薬からその適応症状を判断すれば、桂枝湯（けいしとう）（81頁）の適応症状＋冷えと水が滞ること（水滞、水毒（すいたい）の一局面）による麻痺ということになる。

6．脳血管障害後遺症による片麻痺側の手足は、多くは筋肉萎縮を来たし、健全な側と比べて細くなっており、触れてみても冷たく、指で押せば浮腫状が明白である。このようなときにも桂枝加苓朮附湯は適応となる。

〔実際の症例〕

62歳女性で、高血圧症、変形性頸椎症、便秘症、不安障害、完全右脚ブロックのために他医を受診中である。患者さんはもう大分前か

ら右手～肘にかけての痺れを訴えていて、ビタミン剤も服用していると言う。また、若い頃から胃腸があまり丈夫でなく、風邪薬や痛み止めの薬を服用すると、すぐにみぞおちの辺りが気持悪くなるとも言う。患者さんは一見したところ、如何にもあまり丈夫ではなさそうである。そこで、桂枝加苓朮附湯を熱服するように指示して2週間分を処方したところ、まず自覚的には右手の冷えが取れたと言う。更には時に痺れが軽くなっていることがあるとも話してくれるので、このまま薬を続けるように指示した。

桂枝加竜骨牡蠣湯

〔主な効き目〕

桂枝湯（81頁）に竜骨と牡蠣が入った薬である。桂枝湯はここでは急性熱性感染症の治療薬としてではなく、汗腺の機能を調えて、皮膚の抵抗力を高めるなど身体機能を調和する。竜骨と牡蠣はいずれも動悸・不眠・頭のふらつき・目のくらみ・胸が悶え苦しいなどの自律神経系の興奮状態を鎮め、遺精・夢精・精力減退・帯下などの泌尿生殖器系の衰退を改善し、盗汗・自汗などを止める。したがって、桂枝加竜骨牡蠣湯は精神不安を鎮め、元気が消耗したことによる自律神経系の失調を回復し、物質代謝が高まったことによる熱状を抑える薬である。

〔主な病気〕

遺精、夢精、精力減退、インポテンツ、性的ノイローゼ、自律神経失調症、不眠症、ノイローゼ、健忘症、交感神経緊張症、神経性心悸

亢進症、高血圧症、動脈硬化症、慢性脳循環不全症、ヒステリー、血の道症、更年期障害、頭部粃糠疹、禿髪症、バセドウ病、小児夜啼症、夜尿症、夜驚症、熱中症、熱傷後、灸あたりなど。

〔病気の説明〕

　遺精とは、性交によらずに不随意に精液の漏泄する現象をいう。夢精も遺精の１型であるが、これは多くは正常である。

　性的ノイローゼとは、性交不能または性欲減退を中心とする神経症で、性対象に原因があるためや性交に対する無意識的拒否があるために起こるものもある。

　健忘症について、健忘とはよく物忘れをするとか忘れっぽいという意味で、物忘れから記憶喪失まで含んだ広い意味を持っている。したがって、健忘症には心因性、外傷性、薬剤性、症候性、認知症性など多くの原因が含まれる。

　交感神経緊張症とは、交感神経の緊張が高まっている状態で、瞳孔が広がっている、目を見張る、心拍数が増える、血圧上昇、汗の分泌が増える、胃腸運動の低下など、いずれも正常人でも感情が高ぶった時に見られる。

　頭部粃糠疹について、粃はしいな（実の熟していない穀物のこと）、糠はぬかのこと。頭部に境目がはっきりせず、皮脂が乾燥して糠状に付着している頭部の皮疹をいう。長く続けば禿髪症（脱毛症）を来たす。

　バセドウ病は甲状腺機能亢進症の大部分を占める。前頸部の甲状腺部が腫れ、甲状腺ホルモンが増え、眼球突出を伴う病気をいう。動悸・頻脈・発汗過多・手指が震える・体重減少・下痢・いらいらする・落ち着きがなくなるなどの症状を発する。

　灸あたりとは、お灸をした後で、身体がだるくなる・熱が出る・上

逆・むかむかするなどの症状が一時的に出現することをいう。

〔色々な解説〕

1．中国の後漢時代の本には、「遺精をする人は、左右下腹部が張って痛み、陰茎の先端が冷え、目がくらみ、髪の毛が脱落する。脉が非常に弱く、押さえるとすぐ消え、遅いのは不消化便を意味する。また貧血で遺精を表わす脉は押さえるとすぐ消え、転ばすように動くのが分かり、または脉は微かにして細いが、底が硬く触れるならば、男性は遺精をし、女性は夢の中で交わる。このようなときは桂枝加竜骨牡蠣湯が良い」と書かれている。なお、脉の性状はなかなかうまく一般の方が理解できるように表現できないことをお断りしておく。また、ここの原漢文は昔から解読する上で、なかなか困難であるとされている。

2．中国の唐の時代の本には、「桂心湯（けいしんとう）は身体が衰弱して、しばしば夢を見、あらぬ女性を思い描いて交わり、精液が自然に漏泄するのを治療する薬である」とあって、桂心湯は正に桂枝加竜骨牡蠣湯である。ここで云う精液の自然漏泄は、健康な男子による夢精ではなく、身体機能が衰弱して来た上での現象である。

3．我が国の江戸時代の本には、「この薬は全ての臓腑が虚弱で衰えたなどということを目標にするのではない。もし実際に虚弱で衰えたのであれば、どうして治療が出来ようか」と、あくまでも加齢によったとしても、一時的な性的衰弱を意味しているのである。

4．戦後の専門誌には、「桂枝加竜骨牡蠣湯は柴胡加竜骨牡蠣湯（さいこかりゅうこつぼれいとう）（140頁）に似ているが、胸の下に苦満感を呈する証がなく、患者はおおむね疲れ易い、虚弱気味の体質の人の神経症に用いてよいようである。江戸時代の本にも健忘症で不眠や動悸が亢（たか）ぶるものによいといい、また別の江戸時代の本には、桂枝加竜骨牡蠣湯は小建中湯（しょうけんちゅうとう）

103

（200頁）の証で動悸の亢ぶるものに用い、この動悸は胸から腹にあるもので、癇症（神経症）に用いるときは動悸を目標にするがよいといっている」と解説されている。

〔実際の症例〕

64歳男性で、高血圧症、脂質異常症、腎機能障害のため、前2者で薬物治療中である。一般的な意味では元気な人で、食欲も旺盛である。最近、射精時に先立って精液が少量だけ早期漏出することがあるが、快感を伴う射精は充分果たしうるとのことで受診した。もちろん、もっと若い頃は早期漏出はなかったとも言う。そこで、色々と問診の結果、少量だけの早期漏出が加齢によるものと診断し、桂枝加竜骨牡蠣湯と八味丸（324頁）を処方し、当分の間続けるように指示したところ、定期的にきちんと服用していると調子が良いとのことである。結局は加齢によるので、患者さんが服用意志のある間は服用してもらうこととした。

桂 枝 人 参 湯

〔主な効き目〕

人参湯（314頁）に桂枝が入った薬である。人参湯は急性期には乾姜が主薬で、胃腸を温めて冷えを除くのを第一義とし、それに伴って冷えにより衰えた胃腸の機能を回復し、更には全身の機能をも改善するときは人参が主薬で、これを第二義とする薬である。桂枝は全身の血管を拡張し、血液循環を促進させ、また皮膚温を上昇させて身体表面の寒けの邪を追い払う。更には四肢の筋肉痛・関節痛や頭痛に対

して痛みを止め、冷えた内臓を温める効果もある。桂枝人参湯は身体表面及び内臓の冷えを同時に除き、胃腸の機能を回復する薬である。

〔主な病気〕

　人参湯証で消化器症状の強い場合、人参湯証に身体表面の冷え症状を伴う場合、人参湯証に頭痛・動悸・息切れ・神経性心悸亢進などを伴う場合など。

〔病気の説明〕

　ここでいう人参湯証とは、先に述べた急性期の胃腸の冷えと慢性期の胃腸の機能低下のいずれの場合も含んでいる。即ち、どういう身体状況かによって薬の効き方が異なるのである。

〔主な解説〕

1．中国の後漢時代の本には、「太陽病で、その太陽病としての症状がまだ残っているにも拘らず、しばしば下剤をかけて下し、遂に熱に挟まれて下痢し、今度は下痢が止まらず、みぞおちが硬く痞（つか）え、邪気が表（ひょう）にも裏（り）にも残っているならば桂枝人参湯が良い」と書かれている。

2．先の後漢時代の本には、太陽病、即ち急性熱性感染症初期に、医師が誤って下剤を投与することがよく描かれている。恐らく当時の医療界の一般常識としては、感染症で発熱すれば、初期であってもすぐに下剤を投与することだったのであろう。それ故に張仲景（ちょうちゅうけい）がその常識が誤っていると指摘し、初期には下剤を投与してはいけないのだ、と認識を新たにしたのである。この貢献は偉大である。

3．我が国の江戸時代の本には、先の後漢時代の本の文を引き継いで、「この状況は太陽の表の症状がいまだ除かれていないのにも拘らず、しばしば下剤を投与して下せば、胃腸が衰弱してしまい、身体の表の邪気が裏に侵入して、今の熱症状ともともとその人が持ってい

た冷えとその冷えによる余分な水とが競い合って下痢することになる。そうすれば、裏に侵入した邪気が毒となり、みぞおちに迫って身体の上下に移動すべき気の動きが妨げられてしまう」と説明されている。

4．また、江戸時代末期の本には、「頭痛で発熱し、汗が出て風に当たるとゾクゾクして手足も軀幹（くかん）もだるくなり、みぞおちが突っ張って、水瀉性下痢に罹る者は夏から秋にかけての間に多い。桂枝人参湯が宜しい。思うに、人参湯は吐き下しをするのを主とし、桂枝人参湯は下痢して身体の表の症状がある者に良い」と解説される。

5．今日、この薬は頭痛によく用いられる。ただし、もともと冷え症であること、更に風邪を引いたときに頭痛を起こせば、一層よく効く。

〔**実際の症例**〕

68歳男性で、8年来不整脈（不完全右脚ブロックと心房細動）のため、循環器専門医の治療（タンボコール®、シベノール®、バイアスピリン®）を受けているが、一進一退であるとのこと。心房細動発作時は胸部不快感が何とも言えないとのことで受診した。この人は基本的に冷え症であると診断したので、人参湯に桂皮末を加えて、桂枝人参湯の形として処方した。8日後、漢方薬を服用して調子がいいと言う。更に2週間後、段々不整脈が出現しなくなって行くのが分かるとも言う。この症例では局所的な病変よりも全身の冷え症に対処する必要性こそ大事である、と認識を新たにしたのであった。

桂枝茯苓丸

〔主な効き目〕

　古方（後漢時代の本に載っている薬）の内では、桃核承気湯（287頁）とともに、代表的な駆瘀血薬（瘀血を駆逐する薬）である。骨盤腔内の種々の瘀血の症状・症候に対して、少々の瘀血による塊状物を触れる場合でも、更には全身の瘀血の症状・症候に対しても、これらを駆逐して痛みを抑え、障害された機能を回復する薬である。恐らくもともとは桃核承気湯が下剤として瀉下することによって駆瘀血を図るのに対して、桂枝茯苓丸は利尿によって駆瘀血を図るべく意図されたものであろう。本来、桂枝茯苓丸に処方される芍薬は赤芍薬が望ましい。赤芍薬は駆瘀血作用を持っているからである。しかし、エキス製剤では日本薬局方の芍薬が処方されている。

〔主な病気〕

　月経痛、無月経、月経不順、月経困難症、不正性器出血、血の道症、冷え症、更年期障害、卵巣欠落症候群、自律神経失調症、慢性骨盤鬱血症候群、子宮筋腫、卵巣嚢腫、子宮内膜症、子宮附属器炎、流産後、不妊症、流産癖、子宮復古不全、胎盤残留、死胎、ヒステリー、ノイローゼ、慢性腹膜炎、虫垂炎、骨盤腹膜炎、腰痛症、坐骨神経痛、肩凝り症、打撲後、捻挫後、頸部挫傷後、手術後、高血圧症、動脈硬化症、健忘症、ネフローゼ症候群、胃・十二指腸潰瘍、気管支喘息、夜尿症、甲状腺腫、乳腺症、凍瘡、内痔核、紫斑病、下肢静脈瘤症候群、睾丸炎、肥厚性鼻炎、扁桃炎、眼瞼炎、角結膜炎、湿疹・皮膚炎群、進行性指掌角皮症、肝斑など。

〔病気の説明〕

　慢性骨盤鬱血症候群はテーラー症候群ともいう。腰痛・下腹部痛・月経困難症などを主訴とし、頭痛・肩凝り・疲労・冷え症・不眠・便秘などの全身症状を伴い、骨盤腔の臓器の充血や子宮周囲に圧痛を認める一連の症候群をいう。

　骨盤腹膜炎とは、多くは淋菌や各種化膿菌が子宮附属器炎または子宮内膜炎を経て骨盤腹膜に広がるが、範囲は骨盤腔内に限局される。

　乳腺症とは、30 〜 40歳代女性に好発する乳房の良性変化で、乳腺の良性腫瘍というよりも硬結のことが多く、乳房痛、塊状物、乳汁分泌（血液の混じることもある）などの症状・症候を示し、月経前〜月経期には硬結が増すことが多い。乳癌への変化はないとされる。

　凍瘡は俗にしもやけのこと。異常な寒冷下で誰でも罹る凍傷と異なり、気温４〜５度位の冬の日に乳幼児や小児が罹るが、全く罹らない児もいるので、個人的素因に左右される。

〔色々な解説〕

１．中国の後漢時代の本に桂枝茯苓丸は載っているが、その示された文は不完全なままで今日まで伝わっているので、著者が補足して書き下すこととする。「もともとお腹に塊状物を持っている婦人が妊娠して月経が停止し、いまだ３ヶ月にならないのに不正性器出血をして止まらない。そのとき胎が動いて臍上にあるというのは、塊状物が害を為しているのである。また、妊娠６ヶ月に胎が動く場合には、停経する前の３ヶ月間が正常月経だったときは正常妊娠である。一方、停経する前の３ヶ月間が不正出血を伴う異常月経だったときには、妊娠３ヶ月までは出血はなくとも、それ以後に新たに出血して来たのであり、その塊状物が除去されずに胎と塊状物とが共に生育して来たため、その塊状物を下し去る必要がある。桂枝茯苓

108

丸が良い」とあって、正常妊娠以外で、塊状物を認める妊娠3ヶ月と6ヶ月のいずれの場合にも桂枝茯苓丸を処方することになる。

2．この薬は別名として奪命円とも催生湯とも称され、妊娠子宮の状態によっては安胎にも排胎にも働くので、実際問題として要注意である。

3．我が国の江戸時代の本には、「産後一通りは桂枝茯苓丸で良い」、「産後悪露が尽きないときは桂枝茯苓丸、甚だしいときは大黄を加える」、「妊娠中に、妊娠に紛れやすい瘀血を逐いたいときは桂枝茯苓丸料が良い」、「瘀血によって凝り固まってあるのは桂枝茯苓丸で良い」、「桂枝茯苓丸を丸剤で使うのは効果が薄い。常に大黄を加えると良い。妊娠中は不可で、産後7日間に多く用いる」と、産前後での用法が説かれている。なお、料とは丸剤や散剤を煎じて使う用法である。

4．戦後の専門誌には、「自覚症状として訴えるものは、瘀血による特有の自律神経症状で、上衝、頭痛、肩凝り、めまい、動悸、耳鳴り、下腹部の緊満感、腰痛、下腹部の痛み、足冷等である。婦人は肥満赤ら顔の女丈夫型のものに多く、痩せ型色白細腰の美人型は多く当帰芍薬散（300頁）の証であり、両者の移行型、中間型にはその合方が用いられる」とあって、桂枝茯苓丸合当帰芍薬散が示されている。

〔実際の症例〕

38歳男性で、著者が当直をしているとき、夜間に右下腹部痛を主訴として受診した。急性虫垂炎の圧痛点はいずれも陽性で、体温38度。緊急採血では白血球数15,400／$\mu\ell$、ＣＲＰ（±）で、まだ初期の急性虫垂炎と診断した。緊急手術を説明するが、手術は受けたくない、散らして欲しいと言う。充分説明した後、抗菌剤と桂枝茯苓丸と大黄

109

甘草湯（245頁）を多い目に処方して、2日間の自宅安静を指示した。なお、便通の回数によっては大黄甘草湯を減量しても良いとも話した。2日後、晴々とした顔で受診したので、抗菌剤と桂枝茯苓丸のみを更に4日分投薬して治癒した。

桂枝茯苓丸加薏苡仁

〔主な効き目〕

桂枝茯苓丸（107頁）に薏苡仁が入った薬である。桂枝茯苓丸は骨盤腔内のみならず、全身の瘀血の症状・症候に対して、利尿を推し進めることによって駆瘀血を図る薬である。薏苡仁は四肢・関節・筋肉に貯留した過剰水分を利尿するのみでなく、炎症を鎮め、痺れ痛みを軽減し、化膿部位に対して排膿を促し、更には疣や肌荒れ、肝斑などの皮膚病変に対しても美肌効果をもたらす作用がある。従って、桂枝茯苓丸加薏苡仁は瘀血の症状・症候の上に立って、先の皮膚病変に対する美肌作用を目的とした薬である。

〔主な病気〕

桂枝茯苓丸証に利水・排膿して痺れ痛みを除くかあるいは美肌作用の必要な状態、疣贅、肌荒れ、肝斑、尋常性痤瘡、進行性指掌角皮症、アトピー性皮膚炎、強皮症、蛇皮症、尋常性白斑、虫垂炎など。

〔病気の説明〕

疣贅とはいぼのこと。疣も贅もいぼである。

強皮症は全身性硬化症ともいい、皮膚や内臓に結合線維が増えて皮膚が硬くなり、またレイノー現象といって、寒冷や緊張によって手足

の先端の小動脈が収縮して色調が蒼白となり、異常知覚をもたらす自
己免疫疾患である。なお、自己免疫疾患は芎帰膠艾湯（71頁）の項
で解説した。

　蛇皮症は尋常性魚鱗癬の１つの型である。尋常性魚鱗癬とは、生
後間もなくから皮脂や汗の分泌が少なく、皮膚が乾燥してやがてひび
割れ状となり、皮膚面が魚の鱗のような模様となる病気である。その
形が蛇の皮のような場合に蛇皮症という。

　尋常性白斑とは、形も数も様々な白斑が慢性的に徐々にその大きさ
と数を増して行き、境界は周囲と明確に区分される病気である。

〔主な解説〕

１．桂枝茯苓丸は煎じ薬として用いられるとき、単に料（丸剤や散剤
　　を煎じて服用する指示）としてそのまま煎じるのではなく、甘草と
　　生姜とを加えて甲字湯としてよく処方されるが、実質上は同じ薬
　　としてよい。実際、この方が飲みやすい。

２．甲字湯は我が国の江戸時代の名医・原南陽の『叢桂亭医事小言』
　　に載っている。先の乙字湯（42頁）の１つ前が甲字湯であり、「瘀血
　　を処理する薬」として、「婦人の病で瘀血に属するのは十の内、八、
　　九である。月経が停止し、腰や背中が痙って痛んで足に引いたり、
　　新旧の腹痛やあるいは天気が悪くなって、頭痛や項部が強ばったり
　　する発作が時々あるのは、寄生虫によらない病気ならば、全て瘀血
　　に属するのである。治療として、皮膚に先の鋭い鍼を刺したり、毛
　　細血管を刺して血を出すのが良い。また、産後に排尿困難となって、
　　浮腫がある病は瘀血として治療すれば効果がある。そのとき、附子
　　を加えてもよい。手足が引っ張られるような痛みの症状は、瘀血で
　　血が滞っているためである。中風・片麻痺・各処関節痛・塊状物・
　　激しい発作的な腹痛・膨満感・痺れ・冷え痛み・重くだるい感に

111

は、男女共にこの薬がよく、時に附子または烏頭を加える。塊があれば鼈甲を加え、大腸の化膿症には薏苡仁を加え、膿が既に出来上がったときは更に大黄を加える」とあって、大腸の化膿症には甲字湯に薏苡仁を加える用法が載っている。

3．戦後の専門書には、この薬の効果として「指掌角皮症や手掌、手甲の荒れるものにも用いられる」と書かれている。

4．戦後の専門誌には、「51歳の更年期障害で婦人科通院中に膀胱炎に罹り、尿中無菌にも拘らず残尿感を訴える症例」、「49歳女性の両側膝関節痛の症例」、「34歳男性で臍の右方に小児手拳大の腫瘤を触れ、圧痛著明の症例」、「36歳女性の中肉中丈の体型で、一見顔の色が黒く、顔中がシミ（肝斑）でうすぐろいお面を被ったような症例」に、桂枝茯苓丸加薏苡仁が投薬され、いずれも著効を認めたと報告されている。

〔実際の症例〕

41歳女性で、更年前期症候群、子宮腺筋症のために婦人科受診中である。以前から肩凝りが強く、鍼治療をずっと受けている。他に、易疲労感・頭痛・頭重感・目まい・生理前の腰の重量感がある。子供は2人いるが、いずれも出産時難産だったと言う。舌は淡暗紅色で舌下静脈は少し怒張している。桂枝茯苓丸と薏苡仁を合わせて処方して、3日後に目まい・頭痛は取れ、肩凝りも明らかに軽くなっている。このまま続けて服用したいと言う。

桂芍知母湯
（けいしゃくちもとう）

〔主な効き目〕

　この薬は桂枝加朮附湯（96頁）から大棗を去って、麻黄・知母・防風を加えた薬である。桂枝加朮附湯は水が滞ることによって冷え症状が一層強くなり、四肢・軀幹の関節痛・神経痛・筋肉痛を来たしたときの薬である。桂芍知母湯は慢性期で、身体が痩せ衰えた時期に良く、桂枝加朮附湯の適応証よりも関節は腫れ、また局所に熱感が認められる状態によく適応し、滞っている水分を除去し、消炎解熱して鎮痛するのみならず、四肢・軀幹の関節痛・神経痛・筋肉痛に対しても改善するとともに、運動麻痺・知覚異常をも改善する薬である。桂芍知母湯は桂皮・麻黄・防風・附子・生姜で冷えた身体を温めて、芍薬・知母で局所熱感を消炎する。いわば、疎経活血湯（243頁）と同様に、寒中熱の症状を適応としている。なお、エキス製剤では防風ではなく浜防風が処方されている。

〔主な病気〕

　関節リウマチ、膝内障、変形性膝関節症、多発性関節炎、非発作時の痛風・偽痛風、脚気様症候群、神経痛、筋肉痛、脳血管障害後遺症など。

〔病気の説明〕

　膝内障とは、膝関節を構成する靭帯や軟骨などの損傷や障害を総称していい、関節痛・関節の不安定性・異常音などの症状を来たすが、本来はそれぞれの病気に応じて対応されるべきである。

〔色々な解説〕

１．中国の後漢時代の本には、「諸々の手足の関節が痛み、身体が甚

113

だ痩せてしまい、下肢は腫れて筋肉が萎縮し、目まいがして息切れもし、むかむかとして吐きそうになるには桂芍知母湯が良い」と書かれている。

2．我が国の江戸時代の本には、「足が腫れて抜けるようで、目まいや息切れをし、手足が痛んで身体が弱って来て痩せる者に桂芍知母湯が良い」と書かれている。

3．ただし、同じく江戸時代の本でも、「下肢が腫れて脱するように」を「足首が腫れて靴が脱げるように、歩行することが出来ないのを云う。即ち、脱臼のことである」というのは少々解釈が誤っている。

4．また、同時代の別の本には、「身体を少し動かしても、関節の揺れ動く所に痛みを感じ、苦痛であるときは桂芍知母湯を用いるとよい」、「これは痛風である。先ず桂枝加苓朮附湯（99頁）を処方して10日ばかりすると益々食事量が減った。脉は細くて頻数である。不快な喉の渇きがあったので、桂芍知母湯の附子を烏頭に代えて処方すると、少し効果があった。その後、数十日間服用して治った」という例も載っている。ただし、当時の痛風は今日の痛風ではなく、甚だしい関節痛を意味しているだけの語である。

5．山本巌先生は、先ず桂芍知母湯を炎症症状や腫れも痛みも強くない時期の関節リウマチの大関節に適応すると解説され、更に「水分の少ないタイプが慢性化すると桂芍知母湯になる。関節に炎症があり、熱を持って熱い。関節膜は肥厚しているが、関節の内部に水は少ない。また、消耗性発熱で午後に決まって熱が出るのによい」、「皮下に浮腫が少ないときは筋肉の痩せが目立ち、体は痩せ、筋肉は萎縮し、肘・膝・手の関節は大きく、鶴の脚のような外観を呈する。このようなときは鎮痛の主役には附子を用いる」とも詳しく、分かりやすく解説される。

〔実際の症例〕

　82歳女性で、グループホームに入居中の人である。自宅では夫に暴力を振るったりするので入居となった。両手足の関節は熱感を呈し、変形も強いが、幸い痛みはさほど強くない関節リウマチである。もっと若い頃には副腎皮質ホルモン剤をよく処方されたと言う。身体全体は痩せて水気の少ない人である。桂芍知母湯を処方して約１ヶ月後、関節の熱感は触れてもさほど感じなくなり、痛みも全くなくなった。以後、時に熱感が再発することがあるが、その間だけ白虎加人参湯（335頁）を併用し、熱感が消失すると再び桂芍知母湯だけを処方して継続中である。

桂麻各半湯

〔主な効き目〕

　桂枝湯（81頁）と麻黄湯（357頁）とを半分ずつ合わせた薬である。桂枝湯は急性熱性感染症初期の軽症で、少し寒がる状態を軽く発汗させて治療する薬である。麻黄湯は同症初期の重症で、大いに寒がる状態を充分に発汗させて治療する薬である。即ち、桂枝湯の適応状態を表虚といい、麻黄湯の適応状態を表実という。したがって、桂麻各半湯は表の虚でもなく、実でもない状態を適応とする。いわば桂枝湯は病邪が表のまだ浅い部分にあり、麻黄湯は病邪が表の深い部分にあり、桂麻各半湯は病邪がその中間の部分にあるとする。要は桂枝湯では軽過ぎ、麻黄湯では重過ぎる場合に使う薬である。

115

〔主な病気〕

感冒、インフルエンザ、軽症喘息発作、蕁麻疹、物理アレルギー、皮膚瘙痒症、風疹ほかの発疹性感染症など。

〔色々な解説〕

1．中国の後漢時代の本には、「太陽病を発して既に8、9日間過ぎ、発熱と悪寒が交互に1日2、3回出現するが、桂枝湯証よりも発熱が多く、麻黄湯証よりも悪寒は少ない。その人は嘔することもなく、大便も通常通りである。即ち、病邪が少陽病にも陽明病にも入らず、今なお太陽病に留まっているのである。ここで脉が微かではあっても脉拍が正常の者はもう治る手前である。脉が微かで悪寒する者は、本来治療を要するにも拘らず、太陽病が長く続いたため身体全体が衰弱しているので、汗を発したり、下したり、更に吐いたりする治療法は不可である。一方、顔面紅潮の者はまだ治っていないので、この場合には汗を発するという程度ではなく、小汗程度に発する必要がある。もし小汗を発することがなければ、必ず身体は痒くなる。桂麻各半湯が宜しい」とあって、原文は古来解釈困難ともされて来たので、著者の解釈も交えて解説した。

2．発熱と悪寒が交互に出現するのを寒熱往来といい、原文には「瘧のように」と形容している。瘧とはマラリアのことで、おこりとも云う。本来瘧は少陽病の代表的な症状である。なお、少陽病と陽明病については、黄芩湯（35頁）の項で解説した。

3．中国の元の時代の本には、「桂枝湯に麻黄・杏仁を加えて寒熱往来を治し、桂麻各半湯と名づける」とあって、丸々全量の桂枝湯に減量した麻黄湯を合わせている例もあり、要は小発汗させるだけの用量が足りればいいのである。決して発汗という程度に至ってはいけない。

なお、元の後漢時代の本には桂枝二麻黄一湯（桂枝湯２：麻黄湯
１の合剤）という薬も載っているので、ここで云う薬はそれに近い
のに桂麻各半湯と命名しているのは面白い。

４．葛根湯（45頁）と比べると、この薬は葛根湯の葛根を去り、杏仁
を加えた薬である。即ち、葛根の筋肉の緊張を緩め、身体に水分を
保持し、発疹を早く出させ（透疹）、二日酔いを治す作用の代りに、
風邪などでの咳や痰を鎮めたり、硬便を軟らかくする作用の杏仁が
加わったと考えると、なかなか有用である。

〔実際の症例〕

　66歳男性で、１年半前に左側腹部に帯状疱疹が発症した。発症後
５、６日目からゾビラックス®の点滴を開始したとのことで、皮疹
は間もなく完治したが、局所が痛い、ピクピクする、局所が痒いなど
の症状が続いていた。以前にペインクリニックを受診したが、効果は
なかったと言う。著者は桂枝湯、麻黄湯を合わせて桂麻各半湯の形と
し、それに柴胡加竜骨牡蠣湯（140頁）をも併せて処方した。11日後、
痛みの進行が止まったようだ、ピリピリ感が消えたと言う。３週間後、
局所表面がまだピリピリするが、最初は局所に触れると激痛だったと
言う。更に２週間後、やっと完治したと言う。今回の薬はよく効いた
とのことだった。

啓脾湯
けい ひ とう

〔主な効き目〕

　四君子湯（172頁）に山薬・蓮肉・山楂子・陳皮・沢瀉が入った薬
しくんしとう　　　　　　さんやく　れんにく　さんざし　ちんぴ　たくしゃ
である。四君子湯は衰弱した胃腸の消化吸収やその動きの低下を回復
し、胃腸の働きを助けて精神的にも安定させ、全身の物質代謝を活発
にする薬である。啓脾湯に配合された薬は全て四君子湯の作用を様々
な効能で強くする方向に働き、下痢を止め、胃を健やかにして消化吸
収・滋養強壮作用を発揮する薬である。

〔主な病気〕

　小児消化不良症、慢性胃腸炎、消化管無力症、水瀉性下痢症、腸結
核、慢性大腸炎、過敏性腸症候群、胃下垂症、低酸症、手術後及び病
後の食欲不振など。

〔病気の説明〕

　低酸症とは、胃液減少症のことで慢性胃炎の一部である。胃液総酸
度や塩酸量が低下し、胃内pHは上昇する。胃分泌腺が広範囲に亘って
障害されると低酸症、更にもっと程度が進めば無酸症である。最近は
胃酸分泌抑制剤を処方することが多く、注意しないと医原性の低酸症
を招き兼ねない。症状として、食欲不振、みぞおちの膨満感・もたれ
感、更には胃性下痢も起こしうる。

〔色々な解説〕

1．中国の南宋時代末期の本には、「啓脾丸の啓脾とは胃腸の機能障
　　害を回復することである。身体衰弱すれば、お腹を温めるためには
　　身体機能を回復することが第一である」と書かれている。

2．また、中国の明の時代の本には、「啓脾丸は食べた物を消化し、

下痢を止め、嘔吐も制し、小児の神経過敏を抑え、黄疸を療し、腹満感を治め、腹痛を止める。常に服用すれば、胃腸を健やかにして痞えを無くし、皮膚を生々とさせる」と、更に詳しく解説され、重湯で服用するようにとの指示もある。

3. もともとは必ずしも小児を対象とした薬ではなかったが、明の時代になると、多くの本が小児門に載せていて、あたかも小児の薬であるかと思われる程であった。

4. その後の明の時代の本には、「老人・小児の胃腸機能の低下状態が長く続き、ベトベトの便を排泄するのを治す」と、老人にも適応が拡大され、更には再び大人にも適応されるようになった。

5. 山本巖先生は、「漢方治療を希望して来院する小児の下痢症は、結論から言えば、大別して次の2つである。①よく下痢をする（参苓白朮散、啓脾湯）。②下痢が治らない（人参湯）。即ち、①は「お腹が弱い」「腸が弱い」と言って来る。度々下痢し、食事も気をつけているにも拘らず、一寸したことで下痢をする場合で、消化器の虚弱によるものである。代表薬は参苓白朮散か啓脾湯を用いる。これは四君子湯の（下痢に対する加法をした）変方と言える。②は慢性下痢で、頑固で、どうしても止まらない場合である。これは主にお腹の冷えで、漢方では胃腸が弱くて冷えていると言われる者に多く、大抵は人参湯（314頁）である。手足が冷えるときは附子を加える（附子人参湯（343頁））」と、それぞれの適応症状に応じた薬を念頭に置いた解説である。

〔実際の症例〕

　33歳男性で、過敏性腸症候群である。いつも下痢便で、既に他医でありとあらゆる西洋薬の治療を受けても治らないとのことで、漢方薬での治療を希望して受診した。腹直筋がやや緊張していて、お腹の

119

腸雑音はゴロゴロとよく聴こえる。必ずしもお腹が極端に冷えている訳ではない。先ず桂枝加芍薬湯（91頁）を処方したが、2週間後に効かないと言う。以後、小建中湯（200頁）→人参湯→附子人参湯→真武湯（227頁）→真武湯に附子を増量した処方→桂枝加竜骨牡蠣湯（101頁）→啓脾湯と進んで、さしもの難治性の下痢便もようやく止まった。ただし、いずれの薬も飲める限りの熱い湯で服用するように指示したものであった。

香蘇散

〔主な効き目〕

効き目は3通りある。まず全ての薬が胃腸の順方向性に動きを進める作用を発揮し、次に外感病（身体の外からやって来る病邪に対抗しての病）に対して、軽度の発汗作用によって表の病邪を駆除し、更には気の巡りが悪くて晴々としないときにも鬱気を発散する薬である。香蘇散は陳皮・香附子・蘇葉の主薬の3味共、消化管機能を高めつつ、鬱した気分を発散する芳しい香りの薬で構成される。

〔主な病気〕

感冒、インフルエンザ、感冒性胃腸炎、急性胃炎、慢性胃炎、神経性胃炎、月経痛、月経不順、帯下、血の道症、ノイローゼ、ヒステリー、鬱状態、魚介類中毒、急性蕁麻疹など。

〔病気の説明〕

神経性胃炎について、従来いう神経性胃炎は現在機能性ディスペプシアと改名されているが、ここでいう神経性胃炎はより一層本来の意

味での神経性胃炎であり、敢えて表現すれば、機能性ディスペプシア（心身症）とでも表現すべきか。

〔色々な解説〕

1．中国の南宋時代の本には、「四季の熱や寒に傷られた病を治す」と簡単に書かれている。その後に「かつて白髪の老人が居た。香蘇散を1人の大金持ちの家に授けて、その家では共にこの薬を服用した。そのとき、大きな疫病が流行していたが、都中の病人はこの薬で治った。そこで、疫病の鬼がその大金持ちに尋ねた。その大金持ちは本当のことを話すと、鬼が曰うに、かつての老人は3人に教えただけだが、その内の1人が貴方なのだと。それを聞いた鬼は拝礼して退出した」という伝説が語られている。

2．また、中国の明の時代の本には、「四季の寒や熱に傷られた病での頭痛や寒くなったり熱くなったりが交互に襲い、身の表（ひょう）も裏（り）も共に侵襲された病を治す。春の時期に病に罹ればこの薬を使うのが宜しい」とあって、ここでは生姜（しょうきょう）と葱の白身を共に煎じる用法が載っている。一般的に春の風邪薬と言われる所以である。

3．我が国の江戸時代の本には、「この薬は感冒の軽症に用いる」とあって、先の明の時代の本にも、元の薬を少し変えて工夫した薬が沢山載っているのは、この薬自体の力が弱いからであると説明される。また、「よく食毒を消し去る」とあって、「食毒とは、腐った魚の毒、残り物の食毒、その他に一口食べて忽ち悶乱し、みぞおちが大いに痛むなどは食毒である。この薬はこの状態を治す」とも書かれている。

4．別の江戸時代の本には、凍傷に香蘇散を細かく末として局部に付ける用法も載っている。

5．明治時代の本には、昔の用法の1つとして文禄・慶長の役に、加藤清正軍の医師が戦地にある兵卒の郷愁と恐怖から来る鬱症状をこ

121

の薬で治したとの記録を引用している。

6．森道伯師は、大正7年全世界に流行したスペイン風邪（インフルエンザ）の治療に当たり、病型を3つに区分し、その内で胃腸型には香蘇散に茯苓・白朮・半夏を加えて対応した。因みに、肺炎型には小青竜湯（209頁）に杏仁・石膏で、脳症には升麻葛根湯（217頁）に白芷・川芎・細辛を加減して対応したのであった。

7．戦後の専門書には、「この薬は表の邪気を発散する薬で、感冒の軽症に用いる。即ち葛根湯（45頁）では激し過ぎ、桂枝湯（81頁）は胸に痞えて気分がすっきりしないというものによい」、「感冒に気の鬱滞を兼ねたものに最もよい」と解説される。

〔実際の症例〕

　42歳女性で、昨晩急に冷えたので風邪を引いたと言って、午前中に受診した。この人は他医に普段罹っている人で、気鬱症というか、細かなことでも気にする性格で、職員も当たらず触らずの対応をしている。薬にも色々と注文が多く、カルテには多くの薬が使用禁と書かれている。幸い、さほど熱もなく、症状も強いものではないので、香蘇散を処方した。3日分処方したが、後日会ったとき、風邪だけでなく、気分も良かったとのことだった。

五虎湯

〔主な効き目〕

　麻杏甘石湯（362頁）に桑白皮が入った薬である。麻杏甘石湯は肺や気道の炎症を鎮めて鎮咳去痰し、喘鳴を治療するとともに、上半身

や身体表面の炎症などによる浮腫を消退する薬である。桑白皮は麻杏甘石湯の効能とよく一致するが、特に炎症を鎮め、浮腫を消退する作用が強いので、五虎湯でも肺熱症状と浮腫症状に対する効能が強く発揮される。ただし、著者の経験では桑柏皮の入っている五虎湯よりも、病状によっては麻杏甘石湯だけの方がよく効く場合もある。〔色々な解説〕4.で例示する。

〔主な病気〕

小児喘息、気管支喘息、心臓性喘息、感冒、インフルエンザ、気管支炎、肺炎、喘息様気管支炎、百日咳、痔核発作、睾丸炎、遺尿症など。

〔病気の説明〕

痔核発作は麻杏甘石湯の項で触れる。

〔色々な解説〕

1. まず麻杏甘石湯は中国の後漢時代の本に、「発汗して後は、更にその上に桂枝湯（81頁）を与えてはいけない。汗が出ていて喘し、身体表面が熱くないならば、麻杏甘石湯を与えるがよい」と書かれている。

2. 中国の明の時代の本には、「五虎湯は喘息発作や痰を発する病気を治す」とあって、ここでいう五虎湯は麻杏甘石湯に細茶（上等なお茶）が入った薬である。

3. 更にもう少し下った明の時代の本で、「五虎湯は急性熱性感染症での喘息発作を治す」として、今日の五虎湯が載っていて、生姜と葱の白身とともに煎じることになっている。更には、「痰症状があれば二陳湯（308頁）を加えて合わせて処方する」とも書かれている。この処方は今日、五虎二陳湯と称する。二陳湯は一言でいえば、全身の痰症状を治す薬である。ただし、ここでいう痰は、単に気道分泌物のみを指すのではなく、広く全身の粘稠度の高い水様物を痰

と云っている。

4．真に喘息発作の場合、著者の印象としては五虎湯より麻杏甘石湯の方が一層シャープに奏効するようである。効力も桑白皮が入っていればマイルドに作用する。同様に痔核発作に処方する場合も麻杏甘石湯の方がよく効くようである。これらのことから、桑白皮は肺熱による咳を鎮める作用が主で、直接的には喘息に作用していないのではないかと考える。

5．我が国の江戸時代の本に、五虎湯の命名の由来が載っている。「呉氏の娘に6人姉妹がいた。皆、嫉妬心が強く、気が荒々しかった。それ故、六虎と称されていた。その内でも五虎（5番目の娘）が最も甚だしかったと云う。そのため、この薬の力の強い勢いを表わすため、命名されたのである」という話を引用している。

6．明治時代の本には、「五虎湯は急性熱性感染症の喘息発作を治す。また、邪気の強くない、元気のない人の喘息発作を治すには、まずこの薬を用いて表の症状が発散した後に小青竜湯（209頁）に杏仁を加えて用いる」と書かれている。なお、小青竜湯に杏仁を加える処方は結局のところ、小青竜湯に麻黄湯（357頁）を合わせるのと同じである。

7．また、別の明治時代の本には、「この薬は麻杏甘石湯の変方で喘息発作を治す。小児に最も効果がある」とあって、この指針は今日でもよく用いられる。

8．戦前の専門誌には、「喘息の処方はと云うと極めて簡単ではあるが、一番多く用いるのは小青竜湯に五虎湯を合わせた薬である。これを先ず定石としている」と載っている。

〔実際の症例〕

12歳男子で、1週間来の風邪から喘息様気管支炎を思わせる症状

で来院した。黄色い粘稠な痰の絡んだ咳を主としている。熱は微熱である。母親が言うに、この子は風邪をこじらせるといつもこうなるとのこと。既に他医で抗菌剤が処方されているので、五虎湯を多い目に処方した。そして、必ずなるべく上等な熱い目のお茶で服用するように指示して３日分処方したが、それっきり治ってしまった。

五積散

〔主な効き目〕

　五積とは、気・血・痰・飲・食の５つの積聚を除く薬との意味である。気とは生きて行くための諸々のエネルギーで、血とは血液とその栄養作用である。痰は全身の粘稠度の高い水様物で、飲は全身の粘稠度の低い水様物で、飲用した水分も含む。食は摂取した食物のことである。積聚とは腹腔内の硬結をいい、積は移動せず形の明確な物で、聚は移動して形の不明確な物をいう。この薬には多くの薬を含んでいて、桂枝湯（81頁）、二陳湯（308頁）、平胃散（345頁）、苓姜朮甘湯（391頁）、苓桂朮甘湯（394頁）などである。この薬は血流を推し進め、痰や飲の病的状態を改善し、全身の冷えを温める作用を持っているため、主として冷えて滞った全身の水分を捌き、身体を温め、余分な水を排出する作用を主とする。総じて、枳殻・芍薬以外は全て身体を温めるか、少なくとも冷やす薬ではない。元来、五積散は歴史的には蒼朮が最多配合量で最小は芍薬・甘草である。

〔主な病気〕

　急性胃炎、慢性胃炎、胃腸炎、胃・十二指腸潰瘍、機能性ディスペ

プシア、冷蔵庫病、腰痛症、坐骨神経痛、大腿神経痛、肋間神経痛、筋・筋膜性腰痛症、筋肉痛、変形性関節症、関節リウマチ、外傷性頸部症候群、変形性脊椎症、各種打撲及び捻挫後、冷え症、冷房病、月経痛、月経困難症、帯下、更年期障害、過期産、神経性心悸亢進症、自律神経失調症、起立性低血圧症、頭痛、感冒、慢性気管支炎、睾丸炎、副睾丸炎など。

〔病気の説明〕

過期産とは妊娠満42週以後の分娩をいう。実際、この薬は歴史的に予定日を過ぎて生まれず、難産する者にも用いられた。

〔色々な解説〕

1．中国の唐の時代の本には、「五積散は五労七傷を治す。概して頭痛に罹ったり、風邪を引いてゾクゾクするのを治す」と書かれている。

2．五労七傷であるが、五労は五臓の病で、全身の難治性の精神的・肉体的疲労損傷のことをいう。即ち、意志と連想力の損耗、抑鬱的感情、意識障害、極度の羸痩を意味する。また、七傷はいずれも生殖器及び泌尿器の障害を伴う虚労損傷をいう。総じて、各種の疲労損傷のことである。

3．また、中国の北宋時代の本には、「一切の気を治す」と、簡単な一文が書かれているのみである。

4．更には同じく北宋時代の本には、「身体内を調え、気を順らし、風冷を除いて痰飲を正常化する。胃腸の元からの冷え、腹や脇の張った痛み、胸の奥に溜まった痰や、吐いたりむかむかしたり、あるいは身体の外では風寒を感じ、内では生の冷たい食物に傷られ、胸も腹も痞えて悶えたり、頭が痛く、目の前が昏くなり、肩から背中が引っぱられるように痛み、手足も体も力が入らず、寒と熱が交

代して出現し、飲食が進まないなどを治す。及び婦人の体調も気分も調わず、心腹も一寸痛み、月経不順で、あるいは月経が停止して通じないなどの症状の全てにこの薬が宜しい」と書かれている。

5．我が国の江戸時代の本には、「寒気と湿気にあたる者によい」との概説の後、「思うに、寒気と湿気にあたるとは、あるいは水に入り、あるいは湿地に坐り、あるいは風雨の中を遠くまで出掛けるの類である。その症状としては、頭疼き身体は痛み、頸強ばって引きつり、悪寒したり、嘔吐したり、あるいは腹痛があったりするなどである。今の医者は身体の中が冷えるのにこの薬を用いる。しかし、これには四逆湯や理中湯（314頁）が宜しい。寒風に当たり、冷湿に居て、身体に感じる者こそこの薬が宜しい」と、要点を解説している。ここでは、身体の外の寒と湿による弊害を対象にすると云う。

6．また、別の江戸時代の本には、「この薬を用いる目標は、腰が冷えて痛み、腰より股にかけて筋が張り、足が冷えて上半身が熱いか、あるいは熱くなくてもよく、下腹部が痛むの4つの症状である」とも書かれている。

7．戦前の専門誌には、「吾々の実際経験上、五積散と防風通聖散（350頁）とを合わせた薬が頻りに用いられているが、即ち2者の移行型とも云うべきものが、中年初老時の中風性体質者にかなり多い」とあるが、実際に一貫堂では五積散は防風通聖散の対象者より身体虚弱で治癒力の乏しい場合に使うことが多い。

〔実際の症例〕

88歳女性で、昼間独居の人を訪問診療として担当した。一言でいえば、非常に寒がりの慢性腰痛で、普段はベッド上で安静臥床している。介護サービスとしては訪問介護ヘルパーを受け入れるだけであ

る。先ず八味丸（324頁）を与えると、みぞおちの辺りが気持悪いとのことで、五積散にした。熱服は困難で、温服程度である。それでもこのまま冬になって、「この薬を服用していると寒さがましだ」と言って、続けてくれている。

五淋散

〔主な効き目〕

　この薬は、同じ五淋散という方名であっても、構成上は竜胆瀉肝湯（385頁）とともに、エキス製剤メーカー間で最も大きな差のある薬である。あるメーカーの薬は茯苓・芍薬・山梔子・当帰・甘草・黄芩で、少味剤の五淋散である。また、別のメーカーの薬は、先の6味に加えて地黄・沢瀉・木通・滑石・車前子が入っていて、多味剤の五淋散である。しかし、いずれにしても消炎作用のある薬、利尿作用のある薬と多くは両作用のある薬、更には止血作用のある薬から構成されている。総じて、泌尿・生殖器科系の炎症に対して、利尿を促進しつつ消炎する薬である。

〔主な病気〕

　尿道炎、膀胱炎、淋病、前立腺炎、腎盂腎炎、前立腺肥大症、腟炎、子宮内膜炎、卵管炎、子宮頸管炎、骨盤腹膜炎、虫垂炎など。

〔色々な解説〕

1．中国の南宋時代の本には、「五淋散は諸淋を治す」とのことで、先の6味だけの少味剤の五淋散が載っている。

2．そもそも淋とは、淋病だけを意味するのではなく、淋病に罹った

ときのように、排尿がシャーと行けば激痛を来たすので、少しずつ滴々と排尿するように、痛みがなくても滴々と排尿する様を表現する。淋は淋しいとは無関係で、したたる、しずくとなって垂れ落ちるの意味である。その他、排尿痛、残尿感、頻尿、混濁尿、血尿、結石なども含めた総称である。そして、五淋は気淋・石淋・膏淋・労淋・血淋をいうが、石淋を砂淋に代えたり、膏淋を熱淋に代えたり、血淋を熱淋に代えたりと、色々な五淋が唱えられている。

　気淋は膀胱機能の異常によってすっきり排尿しない状態で、石淋は結石で、膏淋は混濁尿に、労淋は一言でいえば、心身共に疲労蓄積したことを原因とする異状で、血淋は血尿、砂淋は尿に砂状物の混在しているもの、熱淋は発熱を伴う尿路炎症などを表わす。いずれにしても症状としての淋と病因としての淋とが混在しているが、当時の認識としては止むを得ない。

3. 中国の明の時代の本には、「そもそも淋は小便が滴々と排泄して渋り痛み、痛みが繰り返してやって来ることを曰う」との後、「五淋散は肺の機能が低下して、膀胱に炎症を起こし、排尿困難で滴々とし、シャーと快通せず、あるいは尿が豆汁のようで、あるいは砂や石のようで、あるいはブルブル震えながら混濁尿を排泄し、あるいは熱淋や血尿を治す」とあって、少味剤の五淋散と多味剤の五淋散とが指示されている。

4. 山本巌先生は「私は今まで五淋散を使用して、一度も苦情を聞いたことがない。しかもあまり身体の色々な状態の差に捉われずに、排尿痛、頻尿、残尿感、時に血尿のある場合、主として膀胱炎、尿道炎に気軽に使用する。淋症にはまず五淋散を使ってみて、それでうまく行かないときは他の薬を考えるようにすればよいと思う」、「五淋散は当帰芍薬散（300頁）タイプの冷え症と水が滞っている

者に用いるための薬である」、「五淋散は粘膜の炎症など、化膿傾向
も少なく、炎症も弱い場合の慢性または再発性の抗菌剤も効かなく
なった場合によい」と解説される。

〔実際の症例〕

　81歳女性の中国残留孤児として帰国した人で、訪問診療患者さん
である。脳梗塞後遺症（右片麻痺）、右大腿骨頸部骨折術後、廃用症
候群で寝たきりである。ただし、言語機能は問題なく、通常会話は可
である。冬のある日に排尿痛を伴う膀胱炎を発症し、近医より抗菌剤
を処方され、一旦は治ったが、やがて再発した。そこで多味剤の五淋
散を投与したが、２週間後にまだ治らないと言う。この人が冷え症で
水肥りタイプの人であることを考え、山本巌先生の御説を思いだし、
五淋散に当帰芍薬散を合わせて投与したところ、排尿痛も治った。

五苓散

〔主な効き目〕

　構成上は四苓湯（177頁）に桂枝が入った薬であるが、歴史的には
五苓散の方が古い。四苓湯は４味共に利尿作用を発揮するが、白朮・
茯苓は胃腸の機能低下を補うが、水分代謝という点では、全身の組
織に過剰に偏って滞っている水分を血管内に引き入れるように働く。
また、猪苓・沢瀉は胃腸や尿路系の炎症を抑えるが、水分代謝という
点では、腎臓においての尿の生成に働く。一方、桂枝は血管を拡張し、
血液循環を促進させ、狭心症にも資し、身体表面の体温を上昇させて
発汗させ、四肢の筋肉痛・関節痛にあっては止痛を図るとともに、胃

腸機能も血流を推し進めることによって改善すべく働きかける。総じて、全身の過剰に偏って滞っている水分を血管内に引き入れて多くは利尿させるが、場合によっては発汗させることもある薬である。

〔主な病気〕

急性胃腸炎、水瀉性下痢症、消化管無力症、留飲症、水逆の嘔吐、自家中毒症、メニエル症候群、眩暈症、船暈症（せんうんしょう）、二日酔い、肝性腹水、急性腎炎、慢性腎炎、ネフローゼ症候群、膀胱炎、クインケ浮腫、寒冷蕁麻疹、夜尿症、癲癇（てんかん）、頭痛、片頭痛、三叉神経痛、脳水腫、陰嚢水腫、濾胞性結膜炎、春季カタル、水泡形成性皮膚炎、禿髪症など。

〔病気の説明〕

留飲症とは、胃腸の機能低下により水分がみぞおちに留まるため、身体に変調を来たし、手足の関節痛や背部の冷えを来たす病気をいう。

水逆の嘔吐とは、飲水した水分量以上の水分を吐出するが、特に胆汁は混在せず、また苦悶状でない嘔吐をいう。一過性に胃の出口が痙攣したものか。〔実際の症例〕で具体的に例示する。

船暈症は船酔いのこと。

脳水腫は水頭症ともいい、頭蓋骨内の脳脊髄液が溜まる場所に多量の脳脊髄液が溜まり、このためその場所が異常に拡大した状態をいう。

春季カタルとは、アトピー性角結膜炎の１種で、まぶたの内側や白目などに結合組織が増えたり、充血を起こしたりする病気で、自覚的にまぶしさ・瘙痒感・異物感などを訴える病気である。

〔色々な解説〕

1. 中国の後漢時代の本には、「太陽病で発汗させた後、大いに汗が出たので胃の中が乾く位に咽も渇き、もだえ苦しんで眠ることがで

きない。もし飲水したいと思うなら、少しずつ与えて飲ませるとよい。飲水して胃も和らいだら治る。もし飲水しても、脉が浮いていて小便が出ず、微しく熱して咽が渇き、更に水を飲んでも癒されず、小便の出ないときは五苓散が良い」と書かれている。

2．通常の脱水では、飲水してそのまま咽の渇きも治り、小便が出れば事無きを得たことになるが、一定期間脱水が続いた後ならば、飲水しても咽の渇きが癒されず、小便も出ないことが実際にある。いわば飲水が有効に利用されていないのである。このとき五苓散が都合よく作用することを伝えているのが先の文である。

3．また、同じ本には、「急性熱性感染症の軽症で発熱して、6、7日経っても治らず、気分がすっきりせず、表と裏と両方の症状が出ている。咽が渇いたので水を飲もうとしても、飲水すれば直後に吐くことがあるが、これを水逆と曰う。五苓散が良い」と、〔実際の症例〕ではこの例を挙げている。

4．中国の唐の時代の本には、「五苓散は黄疸に効き、小便を出させる薬である」ともあって、ここでは通常の五苓散よりも多い目の分量で服用すれば、茵蔯五苓散（22頁）の効能を果たしうると表現している。

5．我が国の江戸時代の本には、「我が流派の法に、五苓散の桂枝を去って唐蒼朮（中国産蒼朮の意で上等の品）を加えて雀目を治す。古書には白髪及び脱毛するのを治すのに五苓散を末として服用して黒髪となると云う」とも解説している。

6．山本巌先生は先の文で、「白髪やはげ頭に用いてよいとあるが、私は白髪にはよいと考えている」とのことである。

〔実際の症例〕

　1歳男子で、著者が病院勤務で当直をしていたときに、病院の看護

職員が夜間にその子を抱いて受診した。経口的に水分を摂取させても
それを上回る量を噴出し、しかも胆汁は混在せず、嘔吐した後は苦し
そうな様子も全くなく、ケロッとしているとのこと。著者は即座に水
逆の嘔吐と診断した。そこで、五苓散エキス製剤は特別な味もしない
ので、１包2.5グラムを直接重湯に振りかけて、少量ずつ経口摂取さ
せるように指示した。翌朝詰所で会ったその看護職員は、指示通り
にしたところ、１回分だけでスッカリ治ってしまったとのことであっ
た。

牛車腎気丸

〔主な効き目〕
　八味地黄丸（324頁）に牛膝と車前子が入った薬である。八味地黄
丸は体内に欠乏した水分を潤わせて滋養強壮し、衰弱した生理機能を
鼓舞しつつ、下痢に対する予防とともに利尿作用の加味された薬で、
症状としてはある場合には小便不利となって表われ、ある場合には小
便自利となって表われる。が、症状が反対となって表われても、要は
腎虚を温補する薬である。腎虚は多義的なので、ここでは人が生きて
行くためのエネルギーとその物質的基盤とがいずれも欠落して行くこ
ととと理解してよく、温補とは冷えを温めて不足分を補うことをいう。
牛膝と車前子は八味地黄丸証で、いずれも下半身に一層奏効するよう
に配合された薬である。
〔主な病気〕
　慢性鬱血性心不全、慢性腎炎、萎縮腎、慢性尿路感染症、膀胱括約

筋麻痺、前立腺肥大症、動脈硬化症、高血圧症、肺気腫、糖尿病、尿崩症、脚気様症候群、慢性腰痛症、骨粗鬆症、坐骨神経痛、大腿神経痛、変形性脊椎症、下肢運動麻痺、下肢知覚障害、自律神経失調症、ノイローゼ、認知症、老人性健忘症、インポテンツ、遺精、精力減退、無力性便秘症、小児夜尿症、不妊症、白色帯下、難聴、耳鳴、老人性白内障、眼の調節障害、老人性瘙痒症、慢性湿疹などで尿量減少している場合など。

〔病気の説明〕

　萎縮腎とは、全ての慢性の腎臓の病気が最終的に陥る状態で、小さく、軽く、硬くなる。

　尿崩症とは、抗利尿ホルモン（利尿を抑える作用を持つホルモンのこと）が色々な原因で、合成・分泌・作用が障害されて、多尿・口渇・多飲を主症状とする病気である。

　眼の調節障害とは、水晶体が厚みを増したり、減らしたりして、屈折力を維持し、正常な視力を確保しうるが、その機能が色々な原因によって障害を受ける病気である。

〔色々な解説〕

1．八味地黄丸については、中国の後漢時代の本に載っている。牛車腎気丸については、中国の南宋時代の本に、「腎虚して腰が重く、脚が腫れ、利尿しえないのを治す」と、簡明率直に書かれている。ここの３つの症状は全て身体に水滞（水分が滞る状態）をもたらすものである。

2．中国の明の時代の本には、「脾腎虚し、腰が重く、脚が腫れ、利尿しえず、あるいは腹全体が脹って四肢に浮腫を来たし、あるいは喘鳴が強くて痰の量も多く、既にお腹の虫の病となったのを治す。その効果は神力のようだ」とあって、脾腎虚とは腎虚に胃腸の機能

低下が加わった状態をいう。

3. 我が国の江戸時代の本にも、腎虚とする解釈と脾腎虚とする解釈と、どちらも主張されるが、一方では「小児が腫れて脹っているものにもよい」と、小児への適応も書かれている。

4. また、別の江戸時代の本には、「虚弱な婦人が産前より浮腫があって、産後に多日を経ても、とかく腰以下に浮腫が残り、日を経て年を越えても治らない者、甚だしい者では腫れてお腹も膨満している者にも用いる薬である」と、産後に処方することにも触れている。

5. 戦後の専門書には、「白髪が少々黒くなる位のことは、老人に牛車腎気丸を服用させても起こる」とも書かれている。

〔実際の症例〕

62歳女性で、不安定膀胱である。頻尿、残尿感が強く、大学病院で内臓下垂による膀胱圧迫と診断され、単純子宮全摘出術、S状結腸切除術、膀胱を釣り上げて固定する手術も受け、残尿感は消失した。しかし、頻尿がいまだ気になるので受診した。著者は牛車腎気丸をまず処方し、以後は少量の麻黄附子細辛湯（360頁）を常に加えて3回処方を変更した。約10ヶ月後、再び牛車腎気丸のみを処方し、1日15～18回の頻尿が1日6～7回に減少した。

呉茱萸湯

〔主な効き目〕

全ての薬が温～熱性で、呉茱萸が主薬である。呉茱萸はむかつきを止めて吐くのを制する半夏、お腹の中を温める乾姜、利尿作用のあ

る茯苓、胃腸の内容物をスムーズに下へ送る働きのある枳実などの諸作用を合わせ持つ薬である。総じて、お腹が冷えていることが第一で、全ての薬が温めるように働き、その上で嘔吐を制し、胃液の分泌を低下させ、胃の出口を開いて内容物がスムーズに順方向性に送られるように働く。ここでは人参は大いに元気を補うという効能よりも、直接的には心下部の痞えや膨満感に対処する。一方、冷えによって両肩から首が詰まって頭に上って来る頭痛に対しても効果を発揮する薬である。今日ではこの用法の方が多い。

〔主な病気〕

　急性胃炎、慢性胃炎、急性胃腸炎、機能性ディスペプシア、胃・十二指腸潰瘍、吃逆症、消化管無力症、二日酔い、冷蔵庫病、回虫症、肩凝り症、習慣性頭痛、片頭痛、脳血管障害後遺症、外傷性頸部症候群後遺症、メニエル症候群など。

〔色々な解説〕

1. 中国の後漢時代の本には、「少陰病で吐いたり下したりして、手足が先端から冷え上がり、悶え苦しんで死ぬかもしれないと思う位ならば呉茱萸湯が良い」、「空えずきして唾を吐き、頭痛すれば呉茱萸湯が良い」と書かれている。後の文は、同じく後漢時代の別の本にも載っている。なお、少陰病については甘草湯（58頁）の項で解説した。

2. また、中国の南北朝時代以前の本には、「人が食事の終わった後で胃酸をげっぷし、逆流した胃酸で胸焼けするのを治す薬」として、呉茱萸湯が指示されている。

3. 中国の北宋時代の本には、「急性熱性感染症で手足が先端から冷え上がり、唾を吐いて頭痛するのを治すにはこの薬が宜しい」とも書かれている。

4．我が国の江戸時代の本には、「霍乱（嘔吐・下痢の激しい病）・傷
　食（飲食の不摂生）・暑傷（気温・湿度に傷れた病）の類で、吐いた
　り下したりして手足が冷え、脉も分からない位になり、色々な薬も
　効かず、附子でさえも咽を通らずに吐いてしまう位であっても、呉
　茱萸湯はよく収まるものである。また速やかに効果を発揮するもの
　である。先の後漢時代の本の少陰病の文の呉茱萸湯の症状は、即ち
　今の霍乱である」と書かれている。結局、この文の最初の状態は、
　暑い時期の食中毒による症状のため、手足が冷えきってしまった状
　態にも適応となるとの主張である。

5．また、別の江戸時代の本には、「呉茱萸湯は思うに、小半夏加茯
　苓湯（212頁）の症状で、一等甚だしく唾を吐く者に最もよく奏効
　する」とも書かれている。

6．現代ではむしろ、頭痛の薬としてよく処方される。嘔気があって
　もなかっても、両肩から詰まって項部に達し、更に頭部にまで達す
　る痛みに対してよく奏効する。必ずしも頭痛に対処するだけでな
　く、両肩から項部にかけて詰まるという不快感に処方してもよい。
　また、人によっては呉茱萸湯を服用した後に、両肩から項部にかけ
　ての詰まり感のみ消失するという。また逆に、肩項部症状の出現に
　続いて嘔気が生じることもある。性格的には神経質な女性によく適
　応するようである。

〔実際の症例〕

　75歳女性で、糖尿病、脂質異常症、高血圧症、老人性鬱病に罹っ
ているが、若い頃からの慢性頭痛を持っている。他医から頭痛を目標
に桂枝茯苓丸（107頁）が処方されているが、無効だった。著者が訪
問診療で担当することになったので、まず釣藤散（274頁）を1週間
処方したが、多少ましとの程度のままで、更に2週間続けたが不変で

ある。頭痛発来時は肩凝り→項部→頭頂部と上衝して来ると言う。そこで、呉茱萸湯に変更して3週間後、頭痛は更にましと言う。そして、その2週間後より頭痛は全く消失してしまった。以後、全く頭痛を訴えず、先の病院の薬も当方で管理するようになった。

柴陥湯
さい かん とう

〔主な効き目〕

小柴胡湯（203頁）に小陥胸湯（黄連・栝楼仁・半夏）を合わせた薬である。小柴胡湯は急性熱性感染症の軽症または重症にあって、少陽病の時期に使う薬であり、熱を下げ、胃を健やかにし、気分を安定させ、咳を鎮め、また肝臓を保護する作用のある薬である。少陽病については黄芩湯（35頁）の項で触れた。また、小陥胸湯は栝楼仁の作用を強くした薬でもあり、胸痛を伴う咳や痰の薬である。それ故に、柴陥湯は少陽病期にあって、呼吸器症状を消炎解熱して、咳・痰・胸痛を鎮めるとともに、急性胃炎などの粘膜の炎症をも鎮める作用を発揮する。

〔主な病気〕

感冒、インフルエンザ、気管支炎、肺炎、胸膜炎、肺結核、肺化膿症、肋間神経痛、急性胃炎、急性胃腸炎、急性胃粘膜病変、逆流性食道炎など。

〔色々な解説〕

1. 小柴胡湯は中国の後漢時代の本に載っているが、それについては小柴胡湯の項で書いた。小陥胸湯も同じ本に載っているが、「小結

胸病では、正にみぞおちが硬くなり、これを押さえると痛み、脉が浮いて玉を転がすように触れれば小陥胸湯が良い」と書かれている。ここで云う小結胸病は、胸部〜上腹部にかけての炎症で痛み、みぞおちが硬くなる病のうちで、軽症のものをいう。

2．実際、先の後漢時代の本の小柴胡湯が書かれている文では、元の小柴胡湯から一部の薬を抜いたり、一部の薬を加えたりする方法が沢山載っているが、栝楼実（栝楼仁も同じ）を加える用法にも言及している。その用法は小陥胸湯を合わせるのと同様の意義を持っている。

3．実は中国の北宋時代の本には、「結胸はいまだ表の症状がある時期に、誤って瀉下することによって発症するのである。それ故、脉が浮いているのは表の症状が残っているためであり、従って下すことは出来ず、小陥胸湯を用いるがよい。また、残っている表の症状に対して小柴胡湯を用いるのである」としている。ここでは、いまだ表の症状が残っていても、発汗することは出来ないのである。実はここで初めて、小陥胸湯と小柴胡湯とが同時に用いられるようになった。

4．また、中国の金の時代の本には、「結胸には３つ有る。手で押さえなくても痛めば大結胸病と名づけ、手で押さえると痛めば小結胸病と名づけ、みぞおちが激しく動悸して頭に汗を搔く症状は水結胸病と名づける」、「脉が浮いて下してはいけない者には、小陥胸湯に小柴胡湯を合わせる」と、ここで明確に事実上の柴陥湯として指示されている。

5．ただし、柴陥湯との命名は中国の明の時代の本に、「柴陥湯は即ち、小柴胡湯に小陥胸湯を合わす」と書かれている。

6．我が国の明治時代の本には、「柴陥湯は誤って下した後、邪気が

139

身体の虚した状況に応じてみぞおちに集まり、その集まりに応じて、胸の中の熱をもたらす邪気が遂にみぞおちの水気と結び付いた者を治すのである」とも書かれている。

7. 戦後の専門書には、「柴陥湯は小柴胡湯に小陥胸湯を合わしたもので、肋膜炎、気管支炎、肺炎などで胸痛を訴えるものに用いる。これらの病気の場合、小柴胡湯だけでも一応ことが足りるが、小陥胸湯を加えて、消炎鎮痛作用が更に強化される」とある。

〔実際の症例〕

42歳男性で、風邪をこじらせたと訴えて受診した。体温は37.5度。痰の絡む咳が激しいと言うが、痰の色調は淡黄色である。しかし、何よりも咳をするときに胸が痛いと言う。みぞおちは特に硬くないし、食欲もまずまず可である。著者は柴陥湯を少し多い目に処方して3日後、定期受診に来たときは、もうほとんど安定していると言っていた。

柴胡加竜骨牡蠣湯

〔主な効き目〕

小柴胡湯（203頁）から甘草を去って、竜骨・牡蠣・桂枝・茯苓・（大黄）が加わった薬である。大黄はメーカーによって、入っている薬と入っていない薬とがある。小柴胡湯の概略は柴陥湯（138頁）の項で触れた。竜骨・牡蠣の作用は桂枝加竜骨牡蠣湯（101頁）の項で触れた。結局、この薬は小柴胡湯の加減方であり、竜骨・牡蠣・茯苓・大黄の4味共に精神安定作用を持っている。したがって、概ね精神安定作用の強化された小柴胡湯とも表現しえよう。総じて、小柴胡

湯証でいらいら、不安感、不眠、動悸などの精神不穏症状があるとき、鎮静作用を発揮しながら、少陽病の治法を発揮する薬である。

〔主な病気〕

　ノイローゼ、不安障害、不眠症、自律神経失調症、心臓神経症、神経性心悸亢進症、交感神経緊張症、統合失調症、癲癇（てんかん）、耳鳴症、眩暈症、動脈硬化症、高血圧症、高血圧性脳症、脳血管障害後遺症、半身麻痺、発作性頻拍症、期外収縮、腎炎、ネフローゼ症候群、萎縮腎、尿毒性、インポテンツ、肝機能障害、肝硬変、更年期障害、ヒステリー、血の道症、月経不順、月経困難症、肩凝り症、禿髪症、蕁麻疹、小児夜啼症、不明熱、熱中症、火傷後の発熱、灸あたりなど。

〔病気の説明〕

　高血圧性脳症とは、高血圧により頭蓋内の圧力が高まることなどによって、頭痛、むかつき、嘔吐、痙攣、視覚異常、場合によっては意識障害をも来たす病気である。

　発作性頻拍症とは、発作性に心臓の拍動が毎分150〜250に増え、また突然旧に復するものをいう。

　期外収縮とは、心臓のどこかに異常に刺激（電気的興奮）が発生する箇所があって、正常の拍動が影響を受ける場合と受けない場合とがある。受ける場合に期外収縮が発症し、その自覚症状として、脈の欠代、胸部不快感、動悸を伴う。

　尿毒症とは、腎不全で広範囲に臓器症状を起こして来た状態をいい、腎機能が正常の10％以下に低下すると尿毒症になる。基本的には高窒素血症である。

〔色々な解説〕

1．中国の後漢時代の本には、「急性熱性感染症に罹って8、9日経ち、下剤をかけて下すと、胸が充満してビクビクして驚きやすく、

141

小便も出ず、うわごとを言い、全身がだるく重く、横に向くことも
できないならば柴胡加竜骨牡蠣湯が良い」と書かれている。もとも
との薬には鉛丹といって過酸化鉛が入っていて、精神安定作用を強
める働きをしていたが、現在は鉛中毒を恐れて入れない。

2．中国の清の時代の本には、「この文は寒の症状と熱の症状とが入
り混じったもので、この薬はまた攻める薬と補う薬とが入り混じっ
たものである。柴胡と桂枝はいまだ無くなっていない表の病状を
治し、大黄は既に侵襲された腹部内臓の病状を攻める。人参・生
姜・大棗は虚した部分を補って胃を和らげる。茯苓・半夏は利水
して身体の水気を治す。竜骨・牡蠣・鉛丹の重く滞らせる働きは驚
を鎮め、精神を安定させて魂を安心させる。このようにして、入り
混じった薬で入り混じった病を治そうとするのである」と書かれる
が、この本ではもともとの柴胡加竜骨牡蠣湯には黄芩が入っていな
いと理解しての説明である。

3．我が国の江戸時代の本には、「この薬は胸満煩驚が主な症状で、
その他は皆二義的なものである。」とあって、著者は先ほど胸満煩
驚を胸が充満してビクビクして驚きやすいと解釈した。

4．山本巌先生は「この薬は必ずしも傷寒の熱病ばかりではなく、一
般に傷寒以外の鎮驚・鎮静薬とし、不眠・煩驚と心悸亢進などの神
経症状に用いる。不安神経症、対人恐怖症、高所恐怖症、強迫神経
症。また、強い症状がなくても、不安、いらいら、不眠、心悸亢進
で心臓神経症といわれるもの、肩凝り、頭痛などの軽症の者に用い
ることが多い」と、傷寒以外の病気についても解説される。

〔実際の症例〕

24歳男性で、就職したばかりで緊張して毎日仕事をしている。も
ともと一寸したことが気になり、不安感も強く、人と妥協しにくく、

真面目過ぎる位の性格である。仕事がパソコンプログラム上のミスを発見する仕事なので、一途にミスを発見することに務め、それなりの成果はあったが、元の性格上から仕事が終わるとドッと疲労が出て、全身倦怠感も強くなり、不眠気味、日常的にもいらいらしやすくなっていた。著者は柴胡加竜骨牡蠣湯を処方した。服用していると、精神的にも比較的安定し、いらいらすることも落ち着いて来て、夜間も不眠が解消された。更には大黄の入っていない柴胡加竜骨牡蠣湯であるにも拘らず、便通も全く問題なくなったので、現在もずっと続けている。

柴胡桂枝湯

〔主な効き目〕

　小柴胡湯（203頁）に桂枝湯（81頁）を合わせた薬である。小柴胡湯の概略は柴陥湯（138頁）の項で触れた。また、桂枝湯は急性熱性感染症初期の軽症で、少し寒がる状態を軽く発汗させて治療する薬である。即ち、柴胡桂枝湯は傷寒の治療中、太陽病から少陽病に移りつつある状態（転属という）を治す薬である。太陽病、少陽病については黄芩湯（35頁）の項で触れた。

〔主な病気〕

　感冒、インフルエンザ、扁桃炎、咽喉炎、中耳炎、耳下腺炎、気管支炎、肺炎、胸膜炎、肺結核、急性胃炎、慢性胃炎、機能性ディスペプシア、胃・十二指腸潰瘍、急性胃粘膜病変、急性胃腸炎、急性大腸炎、過敏性腸症候群、肝炎、胆嚢炎、胆石症、胆道機能異常症、肝機

能障害、慢性膵炎、肋間神経痛、筋緊張性頭痛、ノイローゼ、自律神経失調症、ヒステリー、ストレス反応、神経性心悸亢進症、神経性食思不振、眩暈症、癲癇、肩凝り症、血の道症、更年期障害、月経痛、月経不順、円形脱毛症、皮膚搔痒症、小児夜尿症、自家中毒症、アレルギー体質改善薬など。

〔病気の説明〕

　ストレス反応とは、生体に外傷、中毒、寒冷、伝染病などの大きな刺激が加わると、刺激の種類に無関係に起こる一連の防衛反応をいう。

　神経性食思不振とは、若い女性に多く、徐脈、低血圧、低体温、無月経、甲状腺機能低下などを来たし、体重減少が35％を越えると突然死も起こしうる。精神面で母親や家族、対人関係に問題を認めることが多い。

　アレルギー体質改善薬について、気管支喘息、アレルギー性鼻炎、蕁麻疹などのアレルギー疾患を持っている人の体質改善に応用するため、長期に亘って服用させる。

〔色々な解説〕

1. 中国の後漢時代の本には、「急性熱性感染症に罹って6、7日経ち、発熱があってまだ少し悪寒もし、四肢の関節が甚だ疼き、僅かに嘔（実際に吐くのではない）し、みぞおちに突っ支え棒があるようで、太陽病の症状がまだ完全に無くなっていないならば柴胡桂枝湯が良い」、「治療のため盛んに発汗させたためにグタッとしてしまい、うわごとを言うようになれば下剤を与えて下してはいけない。柴胡桂枝湯を与えて身体のバランスを回復し、それによって発汗で失った必要な水分が戻れば、後は自然に治って行く」と書かれている。

２．先の文は正に太陽病から少陽病に転属する過程で、いまだ残っている太陽病の僅かな症状に対応するために桂枝湯を配し、これから主となる少陽病に対応するために小柴胡湯を配して、同時に処方したものである。

３．後の文は、今日であればまず輸液を開始すべきであろう。なお、ここで登場したうわごとに対する効果を拡大解釈して、今日の中枢神経系の諸症状に用いられるようになったのであろう。

４．中国の明の時代の本には、柴胡加桂枝湯と命名されている。「発熱して僅かに嘔に至る状態は太陽病の表の症状である。それ故にいまだ去らずと曰うのは僅かに残っているからである。それ故に桂枝湯を加えてこの状態を治療するのである。心下部が突っ支えるのは少陽病に属す。棒のように固くなるときは開きにくいためである。それ故に小柴胡湯を用いて主治とするのである」と書かれ、柴胡加桂枝湯との命名の理由もよく分かる。

５．我が国の江戸時代の本には、「また、婦人の瘀血・血の滞りによって種々の症状をなすものに必ず用いるとよい。甚だ効果がある。これには多くは便秘をするものである。あるいは耳鳴、手足の麻痺や痛みを来たすことがある。この薬が宜しい。もっともいずれも大黄を加える方がいい。全て大黄は婦人の聖薬である」とあって、ここでは柴胡桂枝湯が駆瘀血薬（瘀血を駆逐する薬）であり、大黄が婦人の聖薬であるとも言っている。

６．また、別の江戸時代の本にも、この薬が婦人の血の道症の薬であると書かれている。

〔実際の症例〕

42歳女性で、風邪で受診した。聞けば、風邪を引いて３日位になるが、頭痛、痰の絡む咳、微熱、咽頭痛、食欲が湧いて来ない等々の

145

症状を訴える。咽頭発赤も認めるので、柴胡桂枝湯を主薬として４日分、桔梗湯１回2.5グラムを１日６回、軽くうがいをした後、１回分をそのまま口に含んで少しずつ嚥下するようにして２日分指示した。４日後に来院したとき、咽の症状はすぐに取れたが、その後に引き続いて諸症状も軽快して来たとのこと。これから後の予備薬として希望するので柴胡桂枝湯を１週間分処方した。

柴胡桂枝乾姜湯

〔主な効き目〕

　この薬は小柴胡湯（203頁）などの柴胡剤の範疇に入るものの、他の柴胡剤とは共通薬味が少なく、むしろ柴胡加竜骨牡蠣湯（140頁）との共通薬味が多い。小柴胡湯が全体として燥性（身体から水分を減少させる性質）なのに対して、この薬は反対の潤性であり、もともとは本質的に虚弱であるのに対して発汗や瀉下を行ない、誤った治療によって壊病（本来あるべきでない病症）に陥った状態を回復する目的で処方されたもので、精神的に不穏症状も加わっているので、全身を潤しつつ、諸々の機能を活性化し、長期の炎症を鎮静させる薬である。なお、柴胡桂枝乾姜湯に入っている栝楼根はウリ科栝楼の塊根で、先の柴陥湯（138頁）の栝楼仁はその種子である。

〔主な病気〕

　遷延性感冒、感冒後症候群、扁桃炎、慢性耳下腺炎、慢性リンパ節炎、瘰癧、慢性副鼻腔炎、喘息様気管支炎、難治性肺炎、肺結核、胸膜炎、慢性閉塞性肺疾患、機能性ディスペプシア、胃炎、胃・十二指

腸潰瘍、過敏性腸症候群、慢性肝炎、胆嚢炎、胆石症、胆道機能異常症、肝機能障害、慢性膵炎、結核性腹膜炎、腎炎、ネフローゼ症候群、不明熱、蕁麻疹、頭部湿疹、血の道症、月経不順、更年期障害、ノイローゼ、不安障害、自律神経失調症、ヒステリー、不眠症、心臓神経症、神経性心悸亢進症、統合失調症、癲癇、耳鳴症、眩暈症、肩凝り症、起立性低血圧症、小児夜尿症、不登校など。

〔病気の説明〕

　瘰癧とは結核性頸部リンパ節炎のこと。頸部はリンパ節結核の好発部位である。

〔色々な解説〕

1．中国の後漢時代の本には、「急性熱性感染症に罹って5、6日が経ち、既に発汗させたり、瀉下させたりしたところ、胸脇満微結（胸や脇が充満して少し突っ支える感）をもたらし、小便は出ず、咽は渇くけれどもむかつきはしない。ただ頭部にだけ汗を掻いて寒と熱が交互に出現し、胸苦しくなるのは、まだ病気が治っていないのであるから柴胡桂枝乾姜湯を服用するのが良い」と書かれている。この文の後に、「初めて一服を服用して少し胸苦しく思っても、2回目に服用して全身から汗が出たら治る」とも書かれている。

2．中国の金の時代の本には、本来は汗下（発汗と瀉下）を経るともう治っているはずであるのに、「もともとの状態は、邪気がなお半表半裏の間（半分は表に、半分は裏にある状態で、少陽病期の邪気のある場所のこと）にあって、まだ治っていないのである」と解説される。

3．我が国の明治時代の本には、「傷寒以外の病では柴胡加竜骨牡蠣湯は柴胡桂枝乾姜湯と紛れやすい。いずれも動悸を主とするからである。前者は身体の壮健な人に、後者は身体の虚弱な人に対して投

与するがよい」と、両薬を比較して解説している。

4．戦後の専門書には、問診においての精神症状として、不眠、多夢、いらいら、自我の過剰、整理癖を、自律神経症状として、のぼせ、足が冷える、口か唇の乾燥感を挙げて、「むかつきや足がほてるなどの症状があるときは使ってはいけない」とも書かれている。

〔実際の症例〕

　83歳女性でグループホームに入居中で、認知症、症候性癲癇、不眠症のため精神科を受診しつつ、著者の訪問診療を受けることになった。精神科の薬を服用していても、自己主張が強く、他の入居者と和合することがなかなか困難で、施設職員の必要介護度も高い人である。著者が初診のとき、胸骨前面〜下端にかけての４箇所の圧痛点（つぼの名称で言えば、玉堂・膻中・中庭・鳩尾）を見出した。一寸触れると跳び上がる位に反応するほどであった。長期を覚悟して柴胡桂枝乾姜湯を処方した。１ヶ月半後、２箇所の圧痛点が軽快。更に１ヶ月後にはもう１箇所は完全に圧痛が消失。更に１ヶ月後には最後の１箇所も軽快し、この状態を続けながら、先の諸症状も軽快している。

柴胡清肝湯

〔主な効き目〕

　一貫堂の四物黄連解毒湯を基本にした薬である。四物黄連解毒湯は荊芥連翹湯（79頁）の項で解説した。柴胡清肝湯は四物黄連解毒湯に風邪などの熱症状を取る薬を加え、身体を潤す作用のある薬も加えて工夫された主に耳や側頸部および咽喉、肺などの慢性炎症の薬であ

る。柴胡・薄荷は気を行らし、桔梗・牛蒡子・薄荷・甘草は咽喉頭〜扁桃の炎症には欠かせない。また、連翹および黄連解毒湯（40頁）は同部の化膿性炎症に対しても消炎解毒および排膿する。なお、柴胡清肝湯から牛蒡子・栝楼根を去って、防風・枳実・白芷を入れると荊芥連翹湯になる。また、一貫堂では柴胡清肝散と称する。

〔主な病気〕

　小児期解毒証体質改善薬、中耳炎、乳様突起炎、扁桃炎、アデノイド、瘰癧、リンパ節炎、尋常性痤瘡、アトピー性皮膚炎、小児期ノイローゼ、慢性呼吸器感染症、結核予防など。

〔病気の説明〕

　アデノイドとは、咽頭部（鼻部下方から口部上方）にある扁桃が大きくなって、鼻閉塞など何らかの障害を来たした状態をいう。

　小児期ノイローゼは俗に疳が強いと言われている小児の神経質を意味する。疳とは原因の如何を問うことなく、小児が痩せて衰弱して神経過敏になったものを総称する症候名である。

〔色々な解説〕

１．中国の明の時代の本には、「柴胡清肝湯は額の傍らの腫物の初期で、いまだ膿が成熟していないのを治す。身体の病気の状態に拘らず、この薬を服用するが良い」と書かれている。

２．しかし、一貫堂の森道伯師はこの柴胡清肝湯から防風を抜いて、黄連・黄柏・桔梗・薄荷を入れ、今日の一貫堂・柴胡清肝散を工夫した。したがって、もともと云う所の肝・胆・三焦経（それぞれ漢方で云う気血の循行する経絡のことで、肝・胆・三焦経は身体の側面部を走る）の熱症状の強い風邪、胸脇部の膨満や目の充血や頭痛など、皮膚の化膿症なども併せて治療することになる。

３．一貫堂では柴胡清肝湯は小児期に、荊芥連翹湯は青年期に処方す

ることになっているが、薬理作用は「前者は主として肝・胆・三焦経の病気を治すのに反して、後者は陽明経（比較的身体の中心部に近い経絡）の病気を主治する点である」と解説される。更には前者は比較的潤性（潤す性質）であり、寒性が強いのに対し、後者は発散性が強く、寒性も前者ほどではない。その上、前者は顔面の側面部の炎症がよく対象となるのに対し、後者はそれに加えて眼や鼻などの炎症もよく抑制する。

4．山本巖先生は小建中湯（200頁）との比較で、柴胡清肝散の解毒証体質を解説される。「①皮膚の色が黒く汚い感じで、表面もザラザラしている。②筋肉は太くはないが硬い感じで、腹筋も厚い。③腹の形はむしろ陥凹ぎみで、中央部分が溝のように引っ込んでいる。④抑える腹筋が硬くて腹の内部は分かりにくい。⑤腹部診察のときくすぐったがり、身をよじったりする。⑥疳がすこぶる強く、動作も機敏でよく動く。⑦手足の裏によく発汗する」と解説されている。

5．更に山本先生は「柴胡清肝散を用いるべき証があっても、使用すると腹痛、下痢、食欲不振を起こす者がいる。小建中湯や補中益気湯（353頁）を服用し、ある程度元気になってから柴胡清肝散を使用するか、始めから合わせて使用するかする」とも解説される。

〔実際の症例〕

戦後の専門誌より引用する。柴胡清肝散は体質改善の薬であると同時に、個々の病気の治療剤でもある。去る大戦の終戦前後2、3年、広い地域の無医地区にいた。宅診の患者も往診の患者も常に溢れていて閉口した。そのとき、幼児を持った家庭に柴胡清肝散を与えておいて、子供の様子が少し変だと思ったら、何の病気か分からなくてもまずこれを飲ませるように指導した。こうすることにより、急激な症状

悪化に間に合わないで手遅れになることや、むやみに受診者の増える
ことを相当に避けえたと思うとのことであった。

柴朴湯

〔主な効き目〕
　小柴胡湯（203頁）に半夏厚朴湯（327頁）を合わせた薬である。小
柴胡湯の概略は柴陥湯（138頁）の項で解説した。また、半夏厚朴湯
は上部消化管や呼吸器に溜まった広い意味での痰を治療するととも
に、抑鬱的気分を発散する薬である。柴朴湯は我が国で創意工夫され
た薬であり、実際の適応としては半夏厚朴湯の適応を強化したり、拡
大したりする用法が多い。しかし一方では、もともと抑鬱的気分を
持っていたり、広い意味での痰症状を持っている人が急性熱性感染症
の少陽病期にある場合にも適応となる。少陽病については黄芩湯（35
頁）の項で触れた。

〔主な病気〕
　感冒、インフルエンザ、咽喉炎、気管支炎、気管支喘息、小児喘息、
慢性閉塞性肺疾患、肺結核、胸膜炎、遷延性咳嗽、胃炎、機能性ディ
スペプシア、感冒性胃腸炎、胃・十二指腸潰瘍、急性胃粘膜病変、胆
道機能異常症、肝機能障害、ノイローゼ、ヒステリー、自律神経失調
症、心臓神経症、不安障害、小児喘息の体質改善薬など。

〔色々な解説〕
１．小柴胡湯や半夏厚朴湯は中国の後漢時代の本に載っている。
２．我が国の昭和時代初期の本には、「にわかに耳鳴がして気が遠の

151

いて目の前が暗くなる者の多くは、内に溜まった怒りによるものである。小柴胡湯に香蘇散（120頁）を合わせて百発百中である、と古書に書かれている」という別の古書を引用した上で、「内に溜まった怒りによって気が遠のいて目の前が暗くなるのではない。今までに罹った病の毒気が、内に溜まった怒りによって偶々誘発されたものである。この症状には小柴胡湯に半夏厚朴湯を合わせて用いるのを佳しとする」と書かれている。

3．更には同書に、「もし感冒に罹り、桂枝湯（81頁）証にして、広い意味での痰症状がある者は半夏厚朴湯に桂枝湯を合わせて良い」という古書を引用した上で、「感冒に罹り、桂枝湯証にして広い意味での痰症状、即ち悪心や嘔吐、咳で激しい喘鳴、声が嗄れて出ないなどの症状に対して、半夏厚朴湯と桂枝湯とを合わせて佳いとは先哲の言である。しかし、半夏厚朴湯は単に桂枝湯だけでなく、葛根湯（45頁）でも、小柴胡湯でも証が合えばこれを合わせて処方して佳いのである。これは実際に過去に処方されている」とも書かれていて、柴朴湯が本朝経験方（我が国で創意工夫された薬の意）と言われる所以である。

4．戦前の専門誌には、「抑肝散（375頁）証で、それの効かないものに小柴胡湯と半夏厚朴湯を合わせて用いると、婦人の血の道の病に効くと云う」と書かれている。

5．戦後の専門誌には、「小児喘息の発作期には麻杏甘石湯（362頁）や五虎湯（122頁）、時には小青竜湯（209頁）をやり、発作の静まっている時期には柴朴湯をやると良い。なぜなら、子供にもノイローゼの症状があるからである。これは成績がよく、1、2ヶ月服んでいる間に体質的にも改善されて非常によくなるように思う」と書かれている。

6．山本巌先生も「柴朴湯は神経性の咳にもよく効く。気管支喘息で
　体質改善に15歳位までは柴朴湯がよい」と書かれている。

〔実際の症例〕

　36歳女性で大変神経質な人である。咽の奥の違和感で、耳鼻咽喉
科で精査しても異常がなく、漢方薬で何とかして欲しいと来院した。
半夏厚朴湯を処方していて調子は大変良く、性格的にも安定している
ように思うとのことで続服中である。ある時、風邪を引いて、それま
で安定していた咽の奥の違和感が再発しただけでなく、頻回に咳もし
ている。しかも、不快な臭いを嗅ぐと咳が止まらないとも言うので、
半夏厚朴湯に加え、小柴胡湯を合わせて処方した。1週間後にはすっ
かり安定したので、再び半夏厚朴湯だけを処方中である。

柴苓湯

〔主な効き目〕

　小柴胡湯（203頁）に五苓散（130頁）を合わせた薬である。小柴胡
湯の概略は柴陥湯（138頁）の項で解説した。五苓散は全身の過剰に
偏って滞っている水分を血管内に引き入れて、多くは利尿させるが、
時には発汗させることもある薬である。それ故、柴苓湯は急性熱性感
染症の少陽病期にあって、全身的な脱水ではなく、水分が偏って滞っ
ている状態を含めて水分バランスが障害されているとき、消炎解熱す
るとともに水分バランスをも治す薬である。

〔主な病気〕

　感冒、インフルエンザ、急性腎炎、腎盂腎炎、ネフローゼ症候群、

153

胃炎、機能性ディスペプシア、感冒性胃腸炎、急性消化不良症、急性大腸炎、水瀉性下痢症、過敏性腸症候群、肝性腹水、妊娠中毒症、急性蕁麻疹、クインケ浮腫、熱中症、疰夏病（しゅかびょう）など。

〔病気の説明〕

疰夏病は胃苓湯（いれいとう）（17頁）で解説した。

〔色々な解説〕

1. 小柴胡湯や五苓散は中国の後漢時代の本に載っている。

2. 中国の南宋時代の『太平恵民和剤局方指南総論（たいへいけいみんわざいきょくほうしなんそうろん）』には、「治療として和解法（治法として、発汗・瀉下・嘔吐ではなく、身体の中で無害化する方法）を取るための症状は、急性熱性感染症の重症や軽症で寒と熱が交互にやって来て、胸や脇の間が痛み、空えずきと便秘を来たす者には小柴胡湯1回分を与えるがよい。病が重い者は更に半分量を服用するとよい。あるいは咽が渇く者、あるいは小便が渋って出難いときには五苓散を兼用するとよい」と書かれている。この本での記載は従来全く指摘されなかった。

3. 中国の元の時代の本には、「小柴胡湯と五苓散を合わせて柴苓湯と名づける。風や暑さに傷られた病や瘧（ぎゃく）（寒と熱が交互に出現する病）を治すのに大いに効果がある」と書かれるが、この本では麦門冬（ばくもんどう）と地骨皮（じこっぴ）が加味されることになっている。この2味によって、衰弱した身体の渇きや発熱を一層治療することになる。

4. 一般には、先の2.のように便秘を来たすのではなく、中国の明の時代の本に云うように、「発熱して水瀉性下痢を来たし、咽が渇いて水を飲もうとして、いらいらして落ち着かないのを治す」という文の方が一般的である。

5. 我が国の江戸時代の本には、「柴苓湯は身体の本来の役割が入り混じっているのを正し、また瘧の主たる薬である。瘧の発作のない

日には平胃散（345頁）を合わせてよい」と書かれている。

6．明治時代の本には、「柴苓湯は小柴胡湯の症にして、甚だしい渇きに下痢が加わっている者を治す。また、夏季の流行性の病には殊更に効果がある」とも書かれている。

7．以上の諸文献では、やはりもともとは少陽病をベースにして、五苓散証が出現したときに五苓散を加える用法が主であるが、今日の我が国の用法には五苓散を主とする用法も見受けられる。なお、柴朴湯（151頁）が同じく小柴胡湯に他の薬を合わせた薬であっても、こちらは少陽病をベースにせず、半夏厚朴湯（327頁）を主とした用法の拡張であるのと対比的である。

〔実際の症例〕

51歳男性で、風邪を引いたが放置していて、こじらせてしまったとのことで来院した。症状は下痢、食欲が湧いて来ない、みぞおちが気持悪い、少しむかむかする、咽が渇くと。熱は朝方は平熱で、夕方になると37.6度まで上昇すると言う。小柴胡湯を主薬として胃苓湯を合わせて処方した。胃苓湯は五苓散に平胃散を合わせた薬だから、結局のところは柴苓湯に平胃散を合わせたものと同じである。漢方薬の他には、頓用の解熱剤も併せて処方しておいたが、結局は解熱剤を使うことなく、漢方薬だけで4日後に治ったとのことであった。

三黄瀉心湯
さん おう しゃ しん とう

〔**主な効き目**〕

　この薬は黄の付く３味（大黄・黄連・黄芩）から構成されている。
この薬はいずれも代表的な清熱・瀉下薬と代表的な清熱薬から成り
立っていて、実熱（感染症などの炎症による高熱状態）を解熱・瀉下
する薬である。また同様に、いらいらして落ち着かず、カーッとのぼ
せたり、頭痛、目の充血、顔面紅潮などの上気症状や諸々の出血にも
効果を発揮する薬である。

〔**主な病気**〕

　感冒、インフルエンザ、急性肺炎、赤痢、腸チフス、麻疹、ウイル
ス性発疹症、日本脳炎、流行性脳脊髄膜炎、角結膜炎、眼瞼炎、扁桃
炎、歯周炎、舌炎、口内炎、急性胃炎、急性肝炎、急性胃腸炎、細菌
性下痢症、急性胆嚢炎、齲歯痛、歯齦出血、吐血、喀血、鼻出血、
球結膜下出血、眼底出血、脳出血、子宮出血、痔出血、下血、血尿、
感染性出血、高血圧症、動脈硬化症、脳血管障害、脳圧亢進症、眩
暈症、耳鳴症、肩凝り症、ノイローゼ、自律神経失調症、更年期障害、
血の道症、不眠症、躁状態、統合失調症、癲癇、熱性痙攣、子癇、痛
風発作、打撲後、捻挫後、火傷後発熱、日光皮膚炎、皮膚化膿症、二
日酔い、酒皶、急性蕁麻疹、熱中症、不明熱など。

〔**病気の説明**〕

　腸チフスとは、腸チフス菌が経口感染して小腸のリンパ組織を侵し
た後、菌血症（菌が血液中に侵入した状態）を経て、全身に広がる感
染症である。

　日本脳炎とは、コガタアカイエカが媒介する日本脳炎ウイルスによ

る感染症であるが、ほとんどは無症状か軽度で、100人〜1000人に1人の割で重篤な脳炎を発症する。

流行性脳脊髄膜炎とは、多くは1〜2歳児が髄膜炎菌に罹って起こる急性細菌性化膿性髄膜炎であるが、人から人へ飛沫感染し、流行的に発生する。

躁状態とは、爽快高揚気分または怒りやすい気分による活動性の高まりが、日常生活や社会生活に影響する程度に発現する状態で、明らかな躁状態では多くの場合、精神科入院が必要となる。

齲歯痛は虫歯の痛みのこと。

歯齦出血は歯ぐきからの出血のこと。

球結膜下出血とは、白目の出血のことで、大抵は無症状である。

脳圧亢進症について、柴胡加竜骨牡蠣湯（140頁）の項で、高血圧性脳症による脳蓋内の圧力が高まる症状について触れた。

酒皶について、黄連解毒湯（40頁）の項で、酒皶の最終的段階に至った酒皶鼻について解説した。

〔色々な解説〕

1．中国の後漢時代の本には、「心気不足にして吐血や鼻出血をすれば三黄瀉心湯が良い」とあるが、唐の時代の本には、同じ箇所を「心気不定にして吐血や鼻出血をすれば三黄瀉心湯が良い」と書かれている。

2．そこで、昔から心気不足か不定かが問題となっているが、ここではいらいらして気分が落ち着かなくての意味だから、心気不定が妥当である。

3．また、先の唐の時代の本には、「黄疸にて身体・顔面が皆黄色になっているのを治す三黄散」とあって、もともと煎じ薬であるが、ここでは散剤として指示されている。

4．中国の北宋時代の本には、「みぞおちが痞え、ここを押さえても軟らかく、その脉の関上（手首の橈骨動脈部を3本の指で医師が押さえて脉診する中央箇処）が浮いていれば大黄黄連瀉心湯が宜しい」とあるものの、ここでは大黄・黄連・黄芩と指示され、焗服（振り出し、紅茶のティーバッグのようにする方法）することになっている。

5．我が国の江戸時代の本には、脳卒中発作後の病状そのものや二日酔いにも妙薬であると書かれている。

6．戦前の専門誌には、この薬の適応症状として、顔面の充血、気分がいらいらして落ち着きを失う、心胸に熱感を自覚、出血、みぞおちが痞える、不眠、頭が重い、目がくらむ、肩凝り、便秘が挙げられている。

〔**実際の症例**〕

　近所に住む29歳娘で、朝方目を覚ますと顔面が腫れ、特に口唇が腫れていわゆる鱈子唇状。昨晩は特に変わった物は食べていないと。著者の休日だったので、直ちに妻に車で迎えに行かせた。越婢加朮湯（30頁）が自宅に見付からなかったので、麻杏甘石湯（362頁）を1時間毎に3回服用させ、腫れは大分引いたが、当初は平熱だったのに、3回目を服用したときは37.6度。聞けば便通もないとのことなので、三黄瀉心湯を同じく1時間毎に服用させ、2回目を服用してしばらくして排便があり、同時に37.3度。もう1回服用して37度に下がり、全く腫れも引いたので、三黄瀉心湯を少し手持ちとさせ、翌日からの勤務を可として妻に車で娘宅まで送らせて、騒動も一段落した。

三物黄芩湯

〔主な効き目〕

　もともとは産褥熱で両手両足に煩わしい熱感を自覚するときの薬である。この薬は3味（黄芩・苦参・地黄）から構成されるが、まず3味共に寒性薬である。前二者は清熱作用が主であるが、後者は清熱作用とともに身体を滋潤する作用も持っている。したがって、血熱（感染症が遷延した状態）に至った実熱（感染症などの炎症による高熱状態）を解熱して、時に止血するのみならず、煩わしい熱症状、咽の渇き、盗汗などの虚熱（消耗性疾患による物質代謝亢進による熱状）症状に対してもこれらを消退する薬である。

〔主な病気〕

　産褥熱、更年期障害、血の道症、産褥精神障害、ノイローゼ、自律神経失調症、火傷後発熱、日光皮膚炎、尋常性乾癬、掌蹠膿疱症、汗疱状白癬、熱中症、疰夏病、慢性遷延性炎症、レストレスレッグス症候群など。

〔病気の説明〕

　産褥熱は芎帰調血飲（73頁）の項で解説した。

　産褥精神障害とは、産褥期の間に精神症状がみられる場合をいうが、産褥第1週に発症するのが最も多く、統合失調症、双極性障害、ヒステリー発作、子癇などがある。

　尋常性乾癬は温経湯（25頁）の項で解説した。

　掌蹠膿疱症とは、手の平と足底に無菌性膿疱を多発性に生じる病気で、しばしば反復し、慢性に経過する。

　レストレスレッグス症候群はむずむず脚症候群ともいい、就眠時、

就床後間もなく下肢のむずむずする不快感のため、慢性不眠に陥る病気である。

〔色々な解説〕

1．中国の後漢時代の本には、「婦人が産褥にあるとき、下半身を露出しているから、そこから風邪が入って来て、手足が甚だほてり、その上で頭痛をする者を治すには小柴胡湯（203頁）を与えるが、一方で頭痛せず、ただ手足がほてる者には三物黄芩湯が良い」とあり、最後には「多くは虫を吐いたり、下したりする」とも書かれている。

2．先の文で、頭痛があれば小柴胡湯を与えるのは、頭痛は本来太陽病の表の症状であり、本来ならば発汗療法が必要とされるはずであるが、お産によって体力が疲弊しているので発汗療法は出来ないので、和解する方法を採用したと考える。したがって、もし頭痛がなければ、もう表の症状はなくなったと考えるのである。

3．我が国の江戸時代の本には、「婦人で手の平がほてって赤い紋を発している人がいる。これは瘀血である。お腹に塊があるものは駆瘀血剤に宜しい。もしお腹に塊もなくて手の平がほてって赤い紋を発していて、他に特別な症状もないときは三物黄芩湯を用いるがよい。手の平に赤紋を発するのは瘀血によるのである。身体が痩せて皮膚が乾いて身体に潤いのない人に多くあるものである」、「三物黄芩湯は味が悪くて多くは飲みにくがるので甘草を加えると、少し飲みやすくなる」と書かれている。

4．戦後の専門書には、「この薬は手足がほてる感じの強い発疹、あるいはそれに痒みや痛みを伴うときに宜しい。ほてって仕方がないというのが狙いである」と書かれている。

160

〔実際の症例〕

　48歳女性で、夜間就床後の下肢のほてりで来院した。今まで各科で治療を受けたが、いずれも無効だったとのことである。夜、足がほてるので、足は蒲団の外へ出して寝ていることが多いと言う。三物黄芩湯を処方する。念のために、味が悪いがそれに耐えるようにとも注意しておいた。2週間後に来院してニコニコしながら、「あの薬で大分いい」と言うので続けることとしたが、特に味は悪いとは思わないとのことであった。

　薬の味については、桂枝湯（81頁）の項の〔色々な解説〕3.で、熟練した臨床医の弁として解説した。

酸棗仁湯

〔主な効き目〕

　この薬の多くの構成薬は、消耗性疾患（体力や気力を使い果たす病気）による物質代謝が高まったときの熱状と、神経過敏で落ち着きのない状態とを鎮静する作用がある。即ち、心身の疲弊した状態にあって、就床すると身の置き所がなく、じっと心静かに出来ずに不眠を来たしたときの薬である。この薬は決して実邪と抗争して不眠を来たしたものではない。また、一般的な睡眠薬と同一レベルで効力を云々するものでは決してないことも充分承知しておく必要があるだろう。

〔主な病気〕

　不眠症、嗜眠症、ノイローゼ、不安障害、パニック障害、過換気症候群、神経循環無力症、神経性心悸亢進症、自律神経失調症、高血

圧症、健忘症、眩暈症、多夢症、自汗、盗汗など。

〔病気の説明〕

　嗜眠症とは、不眠症の逆で、強い刺激を与えなければ覚醒も反応もせずに眠り続ける病気である。

　パニック障害とは、突然起こる動悸・過呼吸・発汗・目まい・窒息感・死への恐怖などの発作が十数分間続き、これが何回も繰り返し、外出や人混みを避けるようになる病気である。

　神経循環無力症は心臓神経症ともいい、自覚的に動悸が激しい、呼吸が早くなる、心臓部の痛み、疲労しやすいなどの症状を来たすが、他覚的には特別なことはない神経症の1つである。心臓神経症は狭心症様の自覚症状を主とするが、狭心症発作時に舌下投与するニトロペン®などが効かないことが鑑別となりうる。

〔色々な解説〕

1．中国の後漢時代の本には、「心身が疲労衰弱しているにも拘らず、心胸安からず、悶えて眠ることが出来ないならば酸棗仁湯が良い」と書かれている。

2．この薬は中国古典での評価からすれば、中国の清の時代の本には、「この薬は心身が疲労衰弱していて神経過敏となり、気持が安らかでない状態を治す神方である」と絶賛されていても、重要古典にはほとんど採用されず、したがってさほど必要な薬と見なされて来なかったようである。

3．我が国の江戸時代の本には、「酸棗仁湯はとんと不眠には効果がない薬だ。中国の唐の時代の石膏を入れた薬（酸棗仁湯から川芎を去って、人参・桂心・生姜・石膏を入れた薬で、酸棗湯と称される）は効果がある」とあって、酸棗仁湯は昔から、効いた、効かないの論議が喧しかったようである。

162

4．また、別の江戸時代の本には、「酸棗仁湯は大病後か、大量出血後、もしくは老人で動悸を自覚する人で、不眠の人を治療する薬である。必ず夜になると発熱し、あるいは盗汗などの症状もあるはずである。また、安眠できずに夢を見てびっくりすることが多く、あるいは夢の中でうなされる者は必ず動悸をする。狂人にせき立てられるようにして眠ることが出来ないのも同じである。一方、心腹に物苦しく動悸を覚える者は、半夏瀉心湯（330頁）が合うこともある。一説には、昼も夜も眠り続けて数日間、目が覚めない者にも酸棗仁湯が宜しいという者がいると云う」と、ここでは不眠と過眠とに適応するという。

5．更に別の江戸時代の本には、「元気のない人、長期間の病気の人、老人で心身共に疲弊して不眠の人に良い」とも書かれている。

〔**実際の症例**〕

78歳女性で、一見したところ如何にも元気のない人である。普段から不眠症で、アモバン®を、時にデパス®やリスミー®をも服用している。著者の外来を受診して、「今の薬では眠り方が不自然で、強引に眠らせている感じがする。もっと自然に眠れるようになりたい」と訴えた。色々な訴えがあるものだ。この人は決して眠れないのではなく、眠り方を問題にしているのである。そこで、酸棗仁湯を今の眠剤とともに服用するように指示したところ、1週間後に眠り方が良くなったから、これからも続けたいとのことであった。

滋陰降火湯
じ いん こう か とう

〔主な効き目〕

　この薬は身体全体の慢性の物質面や水分の不足（陰虚）に対して、更なる陰虚の悪化を防ぎつつ、消耗性疾患による物質代謝の亢進による熱状（虚熱）を下げる。特に慢性肺疾患による消耗性の虚熱を下げ、空咳や粘稠痰に対して、気道を潤すことによって鎮咳去痰するが、一方では下痢予防のための配慮も行き届いている。また、泌尿生殖器の慢性炎症による虚熱を制する作用も有用である。ただし、この薬はもともと肺結核の薬である。実際、肺結核では末期になると、陰虚、虚熱、空咳、粘稠痰、更には喀血をも来たしうる。そのため、四物湯（174頁）からわざわざ川芎を抜いているのであり、これは主に肺結核による喀血に対する配慮である。なお、人参養栄湯（316頁）でも同じ配慮の元で川芎が入っていない。

〔主な病気〕

　増殖型肺結核、乾性胸膜炎、慢性気管支炎、非定型抗酸菌症、肺気腫、気管支拡張症、慢性腎炎、慢性腎盂腎炎、慢性尿路感染症、慢性頸管炎、慢性子宮附属器炎、不明熱、自律神経失調症、糖尿病など。

〔病気の説明〕

　増殖型肺結核について、結核は形の上では滲出型、増殖型、またその混合した病変に分けられるが、増殖性変化は慢性結核の主な病変で、結核に特有な結核結節と非特異的な結合組織の増殖とから形成される。

　乾性胸膜炎について、胸膜のすき間に炎症が及んで胸膜炎を来たし、大抵は滲出液が溜まるが、この滲出液の中にフィブリン（血液が

固まる際の重要な蛋白質）を多量に含み、液体成分が少ないときに乾性胸膜炎という。

　非定型抗酸菌症について、結核菌は酸に対して抵抗力が強いので、抗酸菌と呼ばれるが、土や水などの環境中にいる結核菌以外の抗酸菌による感染症を非定型抗酸菌症という。結核のように人から人への飛沫感染はない。

〔色々な解説〕

1．この薬の元は、中国の元の時代の結核の専門書である葛可久撰『十薬神書』に、「戊字号（保真湯）は結核証を治す。骨が蒸される位に熱く感じて、身体も痩せ衰えて虚弱となれば、この薬を服用して補養すべきである」と書かれている。

2．次に、中国の明の時代の本には、「睡眠中に盗汗し、午後に発熱、ゴホゴホと咳をし、体がだるくて力無く、飲食は少しだけで、甚だしいときは痰に血を帯び、吐き出す唾でも血を出し、あるいは咳血、吐血、鼻出血し、一身ことごとく熱し、脉は沈んで頻数となり、身体全体が痩せ衰える。これを肺結核と名づける」と書かれ、補陰瀉火湯が指示される。この薬から川芎・乾姜を抜いて、麦門冬・大棗を入れると滋陰降火湯になる。

3．更に同じく明の時代の本で、「陰虚して虚熱を発し、発熱して咳をし、痰を喀いてゼーゼーと喘鳴し、盗汗して口が乾くのを治す。滋陰降火湯と六味地黄丸（396頁）の両薬を合わせて服用すれば、大いに肺結核を治療しうる。神のような効き目がある」と書かれている。

4．戦前の専門誌には、「いわゆる名医と称せられた先生方の著書に指示された使い方では、この薬の本来の効果を発揮することは出来ない」とあって、「この薬の適応証は、皮膚は浅黒いこと、大便は

便秘で硬く、服薬しても下痢しないこと、呼吸音は乾性ラ音（粘稠
痰の存在を意味する）であること」と、新たに提言して注意を喚起
している。

〔実際の症例〕

　81歳女性で、採血してＣＥＡ12.6ng／mℓと高値のために、大腸と
肺のチェックのため近医病院に紹介した。左肺に直径１cm大の腫瘍様
形成で、慢性気管支炎、非定型抗酸菌症の疑いで、その後の２年間は
経過観察し、肺ＣＴ上の変化は抗酸菌症のパターンとのこと。病院で
は特に治療はない。そこで、著者は滋陰降火湯に六味丸を合わせて処
方した。同上病院での更なる経過観察を続けながら、採血でＣＥＡ
5.9ng／mℓと低下し、特に画像上も喀痰検査も悪化することなく、病
状が進行していないことを良しとし、$SpO_2$97％を維持している。

滋陰至宝湯

〔主な効き目〕

　この薬は、加味逍遙散（55頁）の項で解説した逍遙散をベースに
した薬である。加味逍遙散は普段から体力・気力共に虚弱気味の婦人
が月経期や更年期になって、苛立ち・上逆・火照りなどの精神・神経
症状を来たすとき、これらの陽性症状を鎮める薬である。したがって
逍遙散は、加味逍遙散より虚熱症状が軽度な場合に適応となる。そこ
で、滋陰至宝湯は逍遙散に陳皮・貝母・香附子・地骨皮・知母・麦門
冬を入れて、慢性消耗性肺疾患に伴う乾咳・粘稠痰・微熱などの症状
を緩め、消化管機能を回復し、鬱的気分をも発散させるべく配慮され

た薬である。しかし、もともとはこの薬も肺結核の薬である。したがって、滋陰降火湯（164頁）と同様に川芎は入っていない。

〔主な病気〕

逍遙散の適応証（加味逍遙散の適応証のうち、虚熱症状の軽度な場合）に加えて、肺結核、乾性胸膜炎、慢性気管支炎、肺気腫、気管支拡張症など。

〔色々な解説〕

1．逍遙散の解説文については、加味逍遙散の項に書いている。

2．逍遙散が中国の北宋時代の本に載った後に、元の時代の本には、逍遙散に麦門冬・知母・地骨皮を加える薬が載っている。

3．そして、中国の明の時代の本には、「滋陰至宝湯は婦人の諸々の機能低下・障害、五臓の衰弱と泌尿生殖器の障害によって、気血の流れが調わず、四肢・軀幹が痩せ衰えるのを治す。この薬は専ら月経を調え、貧血を改善し、疲労困憊を治療し、元気を助け、胃腸を健やかにし、心肺の機能を助け、咽喉を潤し、頭目を清明にし、動悸を落ち着かせ、精神を安定させ、決まった時刻に発する熱状を下げ、骨から蒸されるような熱も除き、ゼーゼーする咳を鎮め、痰も出なくし、盗汗を治し、水様性下痢を止め、鬱屈した気分を開き、胸の働きを良くし、腹痛を治し、甚だしい渇を癒し、実熱を発散させ、身体の疼痛を去る。この薬は大いに秀れた薬である。ことごとくは解説し得ない」とあって、非常に多くの適応症状を載せている。

4．我が国の江戸時代の本には、「婦人の肺結核で寒熱症状があるときに、逍遙散で効果がないときは滋陰至宝湯を与えて、しばしばよく効くことがある。一方、男子の肺結核の症で、滋陰降火湯を投与しようとするときに、まず滋陰至宝湯を与えて安全第一とすることがある」と書かれている。

167

5. また別の江戸時代の本には、「久しく咳が止まずに自然に盗汗が出て、虚弱で痩せるのが甚だしく、毎日決まった時刻に熱を出す者は多くは肺結核の咳である。男女共に16〜17歳より30歳までは、咳をすれば早く止めるがよい。滋陰至宝湯、滋陰降火湯の類を見合わせて用いるがよい。多くは脉は細くて頻脉である」と書かれている。

6. 戦後の専門書には、「男女共、衰弱してやせている患者で、慢性の咳が出て、熱が出たり、盗汗が出たりするものによい。私は肺結核が長びき、熱はさほどなく、咳がいつまでも止まらず、息が苦しく、食がすすまず、貧血して血色のすぐれない者に用いる」と解説されている。

〔実際の症例〕

　79歳女性で、肺癌の末期状態で訪問診療を担当した。痩せ細っているが、幸い痛みは訴えず、咳とやや粘稠性の痰をよく喀出する。病気は告知済みで、若い頃から一寸したことを気にする性格のため、娘宅での同居で、家人は病気そのものより色々な訴えが次から次へと続くのに閉口している。また実際、夜間によく救急受診している。著者は滋陰至宝湯を処方した。3週間目頃までは変化はなかったが、それ以後、色々な訴えが減っているのに家人が気付き、患者さんも嫌がっていないので続薬することとした。以後も益々訴えは減っている。

四逆散

〔主な効き目〕

　この薬の甘草以外は全てやや冷やす性質を持ち、基本的には少陽病薬である。少陽病は黄芩湯（35頁）の項で触れた。この薬は急性熱性感染症の経過のうち、軽度の熱厥（体内の熱や炎症などが主で、同時に四逆がある状態）に処方される。四逆とは四肢厥逆のことで、手足の末端から冷え上がることをいう。一方で、この薬は柴胡を中心にしたいずれの薬の配合も精神的ストレスを緩めるべく作用する。日常的な用途としてはこの方面での用法の方が遥かに多い。この場合、芍薬甘草湯（187頁）として、平滑筋の異常緊張を緩める働きも重要である。したがって、この薬は傷寒の経過中に少陽病でありながら熱厥を来たすときや、精神的ストレスによって、苛立ち・精神不安感・みぞおちの痛み・お腹が脹った感じなどに対処する薬である。

〔主な病気〕

　感染性嘔吐・下痢症、急性胃炎、急性胃腸炎、急性大腸炎、肝炎、胆石症、胆嚢炎、胆管炎、熱中症、自律神経失調症、ノイローゼ、ヒステリー、不安障害、急性ストレス反応、パニック障害、動脈硬化症、高血圧症、半身麻痺、機能性ディスペプシア、胃・十二指腸潰瘍、胆道機能異常症、脾彎曲部症候群、痙攣性脱肛、過敏性腸症候群、神経因性膀胱、神経性頻尿、更年期障害、月経困難症、肩凝り症、筋緊張性頭痛、肋間神経痛、筋・筋膜性腰痛症、外傷性頸部症候群、筋挫傷、顎関節症など。

〔病気の説明〕

　急性ストレス反応について、ストレス反応として柴胡桂枝湯（143

頁）の項で解説した。

　脾彎曲部症候群とは、空気嚥下症の1種で、飲み込んだ空気が左上腹部の大腸が横行結腸から下行結腸に移行する脾彎曲部という部分に溜まる（立位では大腸で最も高い位置になる）ため、お腹が脹って左の胸や脇腹が痛む病気である。なお、空気嚥下症を呑気症ともいい、神経質の人が多く、精神的ストレスで多量の空気を飲み込むのである。

　痙攣性脱肛とは、肛門括約筋の緊張が強く、脱出した痔核や粘膜などの刺激によって反射的に一層収縮し、更に強く締め付けるために脱出部分は嵌頓状となり、鬱血して腫れは増し、痛みは強くなる。

　神経因性膀胱とは、膀胱の正常機能である蓄尿と排尿が障害される病気であるが、その神経支配が大脳から脊髄最下端までのいずれの間で障害されても起こりうる。

　顎関節症とは、顎関節の正常の開口閉口運動に対して、何らかの異常を訴える慢性疾患の総括的診断名であり、咬み合わせの不正、歯ぎしり、食いしばり（歯を固く咬み合わせること）などの習慣に対し、精神的・心理的ストレスの加担が強く示唆されている。

〔色々な解説〕

1．中国の後漢時代の本には、「少陰病で四逆し、その人は或いは咳をし、或いは動悸し、或いは小便が出ず、或いはお腹が痛み、或いは下痢が頻回となるならば四逆散が良い」と書かれている。

2．中国の金の時代の本には、「四逆とは四肢が温かくないことである。少陰に至るときは傷寒の邪熱が漸く深くなった故に、四肢が逆して温かくないのである。四逆散はそれ故に、陰（少陰病のこと）に伝わった熱を散じるのである」と、ここではあくまでも四逆散が少陰病の薬であるとの注解であるが、著者は先にこの薬は基本的に

少陽病の薬であると解説した。

3．我が国の江戸時代の本には、「みぞおちは常に痞え、両脇の下は火吹きの竹筒を立てたように張り、凝りは左脇の下に最も甚だしい。みぞおちに凝りが強い故に、胸の中までも痞えて充満感を覚え、何となく胸の中が不快で、物事に怒りが強くなる。あるいは肩が張ったり、あるいは背中の中頃辺りが張ったりするなどは皆、肝鬱（精神的ストレスのこと）の症状である」、「今の時分は肝鬱の症が多いので、薬の応ずる症は極めて多い。和田家にては傷寒以外の病気では、百人治療すればその内、50〜60人までこの薬を加減して用いると門人は言っている」と、江戸時代の名医・和田東郭の精神的ストレスへの応用を書いている。

4．また別の江戸時代の本には、「髪の毛が脱けるのは強い精神的ストレスのためで、瘀血によるものではない。大柴胡湯（252頁）に甘草を加えるか、または四逆散が良い」とも書かれている。

5．戦後の専門誌には、「みぞおちの部分の症状を主とし、これに神経症状、筋肉の緊張、胃症状の３つがある。神経症状はいわゆる肝積で、怒りっぽい、短気、精神不安、興奮、いらいら、不眠、気鬱、小児の疳など色々な形で表われる。筋肉の緊張はいわゆる痃癖で、みぞおちから腹直筋にかけて緊張あるいは痞えて脹り、それが胸や脇に引き付けるようで、また胸・背・肩、更に手足に及んで引き付ける感じを起こす。胃症状はいわゆる留飲で、重圧感、緊張感、牽引感、鈍痛や過酸症状を起こす」と、３つの症状を詳しく解説されている。

〔**実際の症例**〕

39歳女性で、会社勤務をしている。精力的な人で、少し前に仕事上で昇進と配置転換を命ぜられた。今まで馴染んでいた業種ではな

く、新しい業種で部下を先導しないといけないので、ストレスが過重であるとのこと。胃の鈍痛、重圧感と過酸症状でタケプロンOD®を処方されていて、胃の症状は少し軽快。また、以前に精神安定剤を処方され、眠くなったので困ったと。著者は四逆散を処方し、適応障害による精神的ストレスの旨を話し、ストレス要因の明確化に心掛けるようにとも話す。2週間後に来院したときは笑顔も見られたので、当分の間は今の薬を続けるようにと指示した。

四君子湯

〔主な効き目〕

　この薬は寒熱に偏することなく、全ての薬が補養作用を促進する方向に働く。また、人参・甘草は体内の水分を増やすように働き、茯苓・白朮は体内の水分を減らすように働き、全体としてバランスが保たれている。正に気虚（身体の機能低下のこと）、特に消化管の気虚に対する基本となる薬である。それ故、衰弱した胃腸の消化吸収や運動、緊張などの低下を回復し、活動性を高めることにより、精神的にも安定させ、全身の物質代謝を活発にする薬であり、気虚の基本薬である。

〔主な病気〕

　消化管無力症、慢性消化不良症、慢性胃腸炎、慢性下痢症、萎縮性胃炎、機能性ディスペプシア、胃・十二指腸潰瘍、大病後、全身衰弱、感冒後症候群、慢性呼吸器感染症、脱肛、痔疾、脳血管障害後遺症、半身不随、遺尿症、夜尿症など。

〔病気の説明〕

　萎縮性胃炎とは、主に従来いわゆる慢性胃炎と言われていた、ピロリ菌感染による胃炎のことである。

〔色々な解説〕

１．中国の北宋時代の徽宗 趙 佶編『聖済総録』には、「胃の中が調和せず、本来の機能が逆向きに働いて空えずきし、そのため飲食物が順行しないのを治す順気湯」とあって、四君子湯の４味に生 姜と大棗を加え、煎じて服用すべく書かれている。

２．更に同書には、「咽が渇いて水分不足と感じるも、腹や脇には逆に水分が一杯に溜まっているのを治す白 朮 湯」ともあって、ここでは四君子湯の４味だけが指示されている。

３．中国の南宋時代の本には、「四君子湯は気血の働きが虚弱となり、五臓六腑の機能も衰退し、心腹共に張って膨満し、全く食べたいとも思わず、腸はゴロゴロと鳴って水様便を排泄し、嘔吐したり、空えずきしたりするのを治す。大いにこの薬は宜しい」とあり、更には「常に服すれば胃腸を温めて調和し、食欲を増進する。ただし、自然界の寒さや熱さの元を避けるべきである」と書かれている。

４．また別の南宋時代の本には、「四君子湯は異功散の内より陳皮を抜いた残りの４味である」とあり、実際に四君子湯より異功散の方が早く世に出ていた。

５．我が国の江戸時代の本には、「私はこれまで虚弱の人の痔疾を治すのに、四君子湯を使って大いに効果を得たことは数知れずである。全て虚弱の人の痔には、補 中 益気湯（353頁）にて十に八、九まで効果はあるが、益気湯で治せない痔を四君子湯の大剤で治した例も甚だ多い」とも書かれている。

６．山本巌先生は「四君子湯はその名が示すように、胃腸（消化器）

173

が弱く、栄養の消化吸収が出来ないため元気がなく、体力がない。このような患者に用い、胃腸の働きをよくして食欲を進め、栄養の補給をよくし、全身の機能を高め、体力を回復させる薬である。したがって、老人、虚弱者、大病の回復期、産後、貧血、栄養失調等に広く用いる」、「この薬は潤さず、燥かさず、湿に偏らず、寒に偏せず、瀉することなくただ補うのみ、誠に君子の如き薬である」と結ばれている。

7．四君子湯は以上見て来たように、もともとは順気湯として登場したのであるが、その事実はすっかり忘れ去られているようだ。

〔実際の症例〕

84歳男性で、ここ数年一寸したことで下痢をしやすくなったと言う。加齢によるのが第一だが、八味地黄丸（324頁）では恐らくまず胃の症状を訴えるだろうと予測した。そこで、補中益気湯よりもストレートに消化管に働く薬として、四君子湯を処方した。2週間後、温服指示をあまり守っていなかったので、効果は上がっていない。そこで、改めて温服指示を厳重に守ってくれるよう指示して更に2週間後、全く下痢は止まったとのことである。

四物湯

〔主な効き目〕

四物湯の4味は全て血に対する作用を持っている。一般的にこの薬は血虚（血液とその栄養作用の低下状態）に対する基本薬であるが、芎帰膠艾湯（71頁）から阿膠・艾葉・甘草を抜いたものと説明され

るように、止血作用もあり、実際に猪苓湯合四物湯（281頁）として
処方される。また、四物湯はもともとの用途でも分かるように、瘀血
とそれによる疼痛に対して処方される。総じて、四物湯は血虚に対す
るのみでなく、出血に対しても、瘀血に対しても、また血の道症の薬
でもある。なお、血の道症は茵蔯蒿湯（20頁）で略述した。

〔主な病気〕

　月経異常（月経困難症、無月経、機能性子宮出血、遅発月経、稀発
月経、過少月経、頻発月経、過多月経）、産前産後諸病、更年期障害、
血の道症、冷え症、自律神経失調症、高血圧症、凍傷、ストレス潰瘍、
栄養障害、視力低下、肝斑、老人性乾皮症、皮脂欠乏性皮膚炎など。

〔病気の説明〕

　ストレス潰瘍とは、外傷、手術、ショック、火傷などの各種身体的
及び様々な精神・神経的刺激に対して、その刺激の種類とは無関係に
起こる胃・十二指腸潰瘍をいう。これは警告反応の１つである。

〔色々な解説〕

１．中国の唐の時代の整形外科の専門書には、「四物湯は傷が重く、
　　腸内に瘀血の有る全ての者に用いる薬である」と載っている。

２．中国の北宋時代の本には、「四物湯は身体内外を調えて益し、気
　　血を滋養する。産婦人科的疾患によって月経が不調となり、お腹が
　　キューッと痛く、不正性器出血を来たし、瘀血の塊も硬く、痛みが
　　出たり止んだり、また妊娠にも拘らず身体を冷やし、将に道理に外
　　れ、切迫流産で不正出血が止まず、及び産後に身体の衰弱に乗じて
　　風邪を引き、悪露が下らず（悪露滞留）、そのまま固まって身体内
　　に塊を作り、そのため左右の下腹部が堅く痛くなり、時に寒熱に襲
　　われるのを治す」と書かれている。

３．中国の南宋時代の本には、「四物湯は一体何時創製されたものだ

175

ろうか、よく分からない。ある人は魏の国の華佗によって創製され
たと言う」と書かれている。もし実際に、四物湯が華佗の創製であ
るならば、華佗と張仲景は同一時代の人だから、張仲景は華佗から
四物湯を教えてもらい、それを自ら工夫して芎帰膠艾湯を創製した
のではないかとも類推しうる。が、本当のことは分からない。

4．我が国の安土桃山時代の本には、「総じて女は血の道を煩うもの
なれば、四物湯は女の元締の薬である」、「四物湯は血の道に用い
る。脈を押して力の無いのに用いるとよい」とあって、血の道を強
調している。

5．山本巌先生は「気虚の基本薬が四君子湯（172頁）なら、四物湯は
血虚の基本薬である。なるほど、学問として受け取ると非常に理解
しやすくはっきりする。ところが、実際の病人を診察するときには
そううまく行かないのである。気虚と四君子湯類は比較的実際とよ
く符号する。しかし、四物湯と血虚の関係はどうもしっくりしない」
と告白される。

〔実際の症例〕

　23歳女性で、生後間もなく川崎病に罹り、以後定期的に心臓を
チェックしていたが、今日まで恙無く来ているものの疲れやすいと
言う。一見して、痩せて皮膚は乾燥し、色つやも良いとはいえず、顔
に雀卵斑が多い。また近視で、小〜中学校ではよく眼鏡を買い替えた
とも言う。向後の長期に亘っての、心臓を含む漢方治療を希望した。
著者は四物湯を処方して、何年にも亘って続服するように指示した。
途中での全体の印象としては、仕事がハードであっても乗り切れてい
るとのことで、雀卵斑も薄くなり、皮膚の色つやも良くなっている。

　しかしながら、この女性が31歳になって、生理が3ヶ月来止まっ
ているとのことで相談を受けた。聞けば、もう数年来四物湯を服用せ

ず、約半年前に失恋し、かつ最近仕事上のストレスが高まってきていたとのこと。著者が改めて四物湯を再び服用するようにと答えて約1ヶ月後、再び生理が発来したが、出血量が多かったので、服用量を半分にしてそのまま続け、一度婦人科を受診するようにと指示した。

四苓湯
しれいとう

〔主な効き目〕

　五苓散（130頁）から桂枝を抜いた薬である。繰り返しになるが、茯苓・白朮は胃腸の機能低下を補うが、水分代謝という点では、全身の組織、臓器や体腔などに過剰に偏って滞っている水分を血管内に引き入れるように働く。猪苓・沢瀉は胃腸や尿路系の炎症を抑えるが、水分代謝という点では、腎臓においての尿生成に働く。五苓散では桂枝が入っているので、過剰水分の排出経路としては多くは利尿するが、発汗することもあるのに対して、四苓湯では発汗することはない。

〔主な病気〕

　急性胃腸炎、水瀉性下痢症、消化管無力症、水逆の嘔吐、自家中毒症、肝性腹水、急性腎炎、慢性腎炎、ネフローゼ症候群、膀胱炎、陰嚢水腫など。

〔病気の説明〕

　水逆の嘔吐は五苓散の項で解説した。

〔色々な解説〕

１．四苓湯は歴史的にも五苓散から派生した薬で、五苓散が載ってい

177

る中国の後漢時代の本の内容については、五苓散の項で既に書いた。

2．中国の金の時代の本には、「冷たい水を飲んで具合が悪くなっても、悪寒しない者やお腹の中が冷えているとも感じず、ただ悶々として身体が重いと感じ、飲食物を消化しえない者、あるいは小便が出ないのを治すには、桂を去った五苓散を煎じ、前のようにうまく対応してこの薬を服用するがよい」とあって、ここでは五苓散から桂枝を抜いて処方されていることが明白である。また、この文から、五苓散証との違いは、悪寒したり、お腹の中が冷えていると感じたりするかどうかの差であると分かる。

3．一方、我が国では去桂五苓散＝四苓散がもともと中国の明の時代の本に載ったのが最初である、と間違って伝えられて来た。そこでは白朮の代りに陳皮が配合された４味の四苓散が載っている。「胃にはもともと外から入って来た病邪はないから、白朮を用いて胃の中を健やかにするのがよい。しかし今、流行病の邪が胃に入って来て、咽が渇いているのである。このような状況で白朮を用いると病邪を胃の中に留めてしまうので、水を飲んでも渇いているのである。陳皮を用いて胃の幽門通過障害を治して、胃の中の水分を順行性に先に送ることが先決となる」と説明している。

　実際、陳皮は幽門を開いて胃の中の食物や水分を先に送る働きがある。要はそれぞれの適応の問題である。ただし、水逆の嘔吐では白朮を用いても治しうるのであるが……。

4．我が国の江戸時代の本には、「四苓散に華蒼朮を加えて雀目を治す」とあって、本物の蒼朮を加えて夜盲症に処方された。

5．戦後の専門書には、「患者がひどく口渇を訴え、微熱があり、排尿量は減少し、水を飲むときは忽ち吐き出すという場合に用いる。

この薬は味が淡泊で飲みやすい。煎じ薬を嫌うものは散として与えるがよい」と書かれているが、正にここで書かれている文は水逆の嘔吐を意味している。即ち、五苓散で解説した水逆の嘔吐は、桂枝はなかっても、四苓湯の４味だけで対応できるというのである。

6. 実際、五苓散エキス製剤は製造工程で桂アルデヒドが大部分揮散してしまうので、エキス製剤五苓散は四苓湯にかなり近いと言えよう。

〔実際の症例〕

78歳男性で、慢性腎臓病でＢＵＮ30.2mg／dℓ、Crea1.4mg／dℓであり、他医でラシックス®を処方されている。利尿剤を処方されてから尿量は少し増えたが、両下肢の浮腫はあまり変化なく、その分、咽が乾くので飲水したいと言う。四苓湯を煎じ薬で処方して２週間後、咽の乾きは訴えなくなり、両下肢の浮腫も軽減している。年齢を考慮して今のまま続けることとした。

栀子柏皮湯

〔主な効き目〕

この薬の３味のうち、山栀子・黄柏は寒性であり、もともとは甘草は火で炙って用いることになっているが、生で用いる方がよい。そうすれば３味共に消炎解熱作用を発揮する。また更に、山栀子・黄柏は胆汁をよく排泄する作用と黄疸を消退する作用とを持ち、肝・胆道系の炎症に対して、消炎・利胆・退黄する薬である。

179

〔主な病気〕

　急性肝炎、胆嚢炎、胆管炎、胆石症、急性膵炎、蕁麻疹、湿疹・皮膚炎群、角結膜炎、虹彩炎、肛門瘙痒症など。

〔色々な解説〕

1．中国の後漢時代の本には、「急性熱性感染症にて黄疸を発症して発熱すれば、梔子柏皮湯が良い」と書かれている。

2．この薬は、先の本では茵蔯蒿湯（20頁）に続いて載っている。しかし、茵蔯蒿湯の3味（茵蔯蒿・山梔子・大黄）に比べると、黄疸に対する攻撃的作用という点では遥かに弱く、更に甘草という緩和する薬まで入っていることを考えると、この薬は茵蔯蒿湯よりも対象とする病状も軽度で、黄疸の程度も軽く、全身も深くは侵されていないことになる。

3．それで、中国の金の時代の本には、「傷寒で黄疸を発症するのは、胃に鬱積する熱があるからである。そのときは正に当然のことながら、この熱を瀉下し去る必要がある。一方、今の場合は発熱しているのであるが、鬱積する熱ではない。そのため梔子柏皮湯を与えてその熱を解消させればよい」と注解される。したがって、ここで云うのは鬱積する熱がないときにこの薬は適応となるのであり、例えば急性胆嚢炎で、腫大した胆嚢を腹壁から触れうるような状態は、とても治療対象ではないと云っているのである。

4．中国の清の時代の本には、「梔子柏皮湯は一身ことごとく熱して黄疸を発し、頻脉を呈している者を治す」とも書かれている。一方では「全て梔子湯を用いて病人が以前より微しく軟便になる者には与えてはならない。もともと胃が丈夫ではないので、山梔子でも副作用を起こしうるからである」ともあるが、この文は先の後漢時代の本の一文を引用して註釈したものである。したがって、ここで云

う梔子湯は、先の本に載っている○○梔子湯や梔子××湯を総称した表現と思われる。

5．我が国の江戸時代の本には、「梔子柏皮湯は黄疸で熱を発して胸部に苦悶感のあるものを治す」と書かれている。

6．また別の江戸時代の本では、梔子柏皮湯が鼻出血に用いられている。

7．更に別の江戸時代の本には、「この薬は眼球が黄赤色となり、熱感をもって痛むことが甚だしいのを洗うと効果がある。また、眼瞼がただれて痒く痛くなるのにもよい」とあって、外用点眼薬としての用法も書かれている。

8．戦後の専門書には、「この薬は体温の上昇はなかっても、熱感のあるものに用いてよい。この熱感は局所的のものでも全身的のものでもよい。山梔子の入った薬には、煩わしい熱や一身ことごとくの熱を治す効果がある」と、黄疸以外の用法が書かれている。

〔実際の症例〕

75歳男性で、脳梗塞後遺症、糖尿病、慢性気管支炎で寝たきりであったが、急性胆嚢炎で胆摘術を施された後、胆管炎を発症して、Ｔ－チューブによる総胆管ドレナージを施行されて帰宅し、訪問診療を開始した。寝たきりではあるが、言語機能は問題なく、間もなくして短期間の入院でチューブを抜去して帰宅して来た。全身状態は良好であったので、予防の意味も兼ねて、帰宅直後より梔子柏皮湯を投与開始した。2日後、37.4度まで上昇したが、そのままで梔子柏皮湯を続けるべく指示し、間もなく解熱した。以後は右上腹部の違和感も再発熱もなく、更にインスリンを内服薬に無事変更しえた。

七物降下湯
しち もつ こう か とう

〔主な効き目〕

　この薬は四物湯（174頁）をベースにして、釣藤鈎・黄耆・黄柏を
加えた昭和時代の名医・大塚敬節先生の創意工夫になる薬である。四
物湯はここでは血虚（血液とその栄養作用の低下状態）と止血目的で
処方される。釣藤鈎は血圧を下げるとともに、高血圧症に伴う目ま
い・フワフワ感・頭痛などを軽くする。黄耆は気虚（身体機能の低下
状態）に対して、血液循環を良くして四肢の運動・知覚麻痺を改善し、
消化管機能を回復し、尿量を増やして尿蛋白を減らし、抗腎炎作用を
発揮する。黄柏は代表的な清熱薬であるとともに、健胃作用もあり、
地黄が胃に泥む人に対して、黄耆とともにこれを予防・治療する。総
じて、釣藤鈎が主薬で、高血圧症及びその随伴症状を軽くする薬であ
る。

〔主な病気〕

　高血圧症及びその随伴症状、腎性高血圧症、動脈硬化症、慢性腎炎
症候群、肩凝り症、耳鳴症、更年期障害、自律神経失調症など。

〔病気の説明〕

　腎性高血圧症について、一般に身体を循環する動脈の内圧が慢性に
異常高値を示す状態を高血圧症と呼び、その内で腎炎などの腎臓その
ものの病気と腎動脈が狭くなった状態、即ち腎実質と腎動脈狭窄によ
る高血圧症を腎性高血圧症という。

　慢性腎炎症候群とは、蛋白尿と血尿とを認め、徐々に悪化して行く
進行例と、特に症状がなく、偶々健康診断などで発見された蛋白尿か
血尿か、または両方陽性の非進行例とを含む総称である。

〔色々な解説〕

1．以下は大塚先生の書かれた本と雑誌からの引用が主となる。『漢方診療三十年』には、「私は腎機能障害を伴う高血圧症の患者に、四物湯に釣藤鈎・黄耆・黄柏を加え、好んで用いる。これで自覚症状が軽快するばかりではなく、他覚的所見も好転するものがかなりある」と書かれている。ここではいまだ七物降下湯とは命名されていない。同書には他に、「高血圧症で尿に蛋白の出る患者」、「腎臓炎で血圧の高い患者」、「腎硬化症のある高血圧患者」、「脳出血後の半身不随」等々で、七物降下湯類似の薬が処方され、七物降下湯誕生に至るまでには種々の類似薬が試みられたことを物語っている。なお、腎硬化症とは萎縮腎のことで、牛車腎気丸（133頁）の項で解説した。

2．『日本東洋医学会誌』第5巻3号では、「高血圧症で、種々の治療を施しても効果のないもの、血圧は降っても、頭重感・不眠・目まい・耳鳴・不安感・肩凝り等の自覚症状の去らないもの、最小血圧の高いもの、腎障害を伴うもの等に、四物湯に釣藤鈎・黄耆・黄柏を加える薬、その他を用いて自覚症状が速やかに消失しているが、これによって血圧が長期間に亘って安定している者が多い」と書かれている。

3．『症候による漢方治療の実際』には、「私は自分の経験から、七物降下湯を用いるコツを覚えた。そして疲れやすくて、最低血圧の高いもの、尿中に蛋白を証明し、腎硬化症の疑いのあるもの、腎炎のための高血圧症などに用いてみた」とあり、更に『漢方医学』には、「色々の薬を用いて奏効しない者」にも適応がある旨が書かれている。

4．この薬の最初の処方は昭和27年である。当時の降圧剤としては

硝酸剤や安定剤しかなく、降圧利尿剤もまだ無い時代の、労を多とする薬であったと言い得よう。

〔実際の症例〕

大塚先生の自験例より引用する。先生は高血圧症で、最低血圧が高く、眼底出血が反復し、下肢の痺れ、疲労倦怠、頭痛、鼻出血、盗汗などに苦しめられたが、この薬を用いるようになって軽快した。なお、当初眼底出血に対し、黄連解毒湯（40頁）では却って悪化したと。

炙甘草湯

〔主な効き目〕

この薬には復脉湯の一名がある。特に、甘草・人参・地黄・麦門冬で循環血液量を保つか、あるいは増やすことが最も重要であり、同時に強心作用も発揮する。総じて、熱病の経過中に多量の発汗などによって脱水状態となり、循環血液量が減って、不整脈・動悸・息切れ・煩わしい熱感を来たすようになったときの薬である。なお、この薬に麻子仁が入っているが、緩下作用目的で配合されているのではない。ここでは方名にも注目したい。先に甘草湯（58頁）が登場したが、甘草が生で用いられるのは、中国の後漢時代の本ではむしろ例外的であり、多くは炙って用いられる。従って、普通は甘草といえば、炙甘草であり、本来はことさらに炙甘草湯という必要はないが、炙を冠しなければ甘草湯と混同してしまう。

〔主な病気〕

熱病による動悸・息切れ・不整脈、肺結核による燥咳・喀血、心臓

弁膜症、慢性心不全、期外収縮、房室ブロック、冠不全、神経性心悸亢進症、交感神経緊張症、甲状腺機能亢進症、高血圧症、産褥熱、貧血症、ノイローゼ、多夢症、不眠症、老人性便秘症、皮脂欠乏性皮膚炎など。

〔病気の説明〕

　房室ブロックとは、不整脈の１種で、心房・心室間で心臓の筋肉を働かせる刺激がうまく伝わらない病気である。高度になればペースメーカー治療を必要とする。

　冠不全とは、心臓の筋肉が必要とする酸素が充分に供給されないために起こる心筋の酸素欠乏状態を総称する病名であるが、最も多いのは冠状動脈硬化症によるものである。

〔色々な解説〕

１．中国の後漢時代の本には、「急性熱性感染症で不整脈が発症し、また動悸を覚えるときには炙甘草湯が良い」と書かれている。

２．また、後漢時代の別の本には、「一つには復脉湯と云う。心身共に疲労困憊し、気力・体力共に不足して汗が出て悶え、不整脈で動悸を覚え、日常生活はいつも通りだけれど、百日以内に危険な徴候となり、急なれば11日目に死ぬようになるのを治す」と書かれている。

３．これらの文は普段から明瞭な程度ではないが、循環機能に弱点があり、それが傷寒の経過中に疲労困憊し、更に発汗によって脱水状態となり、もともとからの循環機能の弱点が強く現われ、結代脉（結は期外収縮、代は心房細動が代表的な不整脈）や心悸亢進が出現するに至った状況を治療する薬である。循環血液量の回復に主眼を置きつつ、少なくとも傷寒に罹るまでの循環機能以上に善くする意図が働いている薬である。

185

4．我が国の江戸時代の本には、「甘草は気血を通利する。また、身体内外の摂取・排泄を良くして気血の通路を通りやすくする。甘草は生で用いると少し冷まし、炙れば温める。そのため、四逆湯の手足の先から冷え上がるのを治し、復脉湯の不整脈を回復する功用はもっぱら甘草にある」と書かれている。

5．山本巖先生は「バセドウ氏病の病状の強いときは、腸の動きが亢進しているためか、よく下痢を起こす。即ちバセドウ下痢である。これはやっかいな下痢で何をやっても止まらない。炙甘草湯をやると止まるのである」と、バセドウ下痢に対する解説である。確かにこの薬には下痢を助長する薬は入っていても、これを抑える薬は入っていない。

〔実際の症例〕

戦後の専門誌より引用する。42歳男性で、3ヶ月前に血圧が200に上昇し、呼吸が苦しくなり、全身倦怠、不整脈がひどくなった。その後は一旦落ち着いたが、またまた胸苦しくなり、呼吸困難を訴え、不整脈がひどくなって、どうにも耐えられなくなった。その他、肩こり、不眠、口渇があった。大病院にて診察を受けたところ、甲状腺機能亢進症といわれ、何とか入院せずに漢方薬をのんでみたいとのこと。炙甘草湯を服用後、不整脈や呼吸困難、その他の自覚症状が全て好転し、2週間後、病院で診察を受けたところ、色々の検査の結果、どうしてこのように好転したか、不思議であるといわれた。

芍薬甘草湯
しゃく やく かん ぞう とう

〔主な効き目〕

　この薬は文字通り、芍薬と甘草の2味から構成されるのであるが、今日では傷寒の経過中に処方するというよりも、傷寒以外の場合の方が圧倒的に多い。芍薬・甘草共に骨格筋・平滑筋の異常緊張を緩める。両味を共に使用することによって一層鎮痙・鎮痛効果を得るが、この薬自体は少し冷やす性質がある。頓服することが多い。

〔主な病気〕

　胃痙攣、胆石発作、尿管結石発作、腎石発作、急性大腸炎、しぶり腹、喘息発作、痙攣性咳嗽、血管痙攣、肛門括約筋痙攣、筋クランプ、顔面痙攣、腓腹筋痙攣、筋・筋膜性腰痛症、筋緊張性頭痛、肩凝り、痔手術後、寝違い、イレウス、小児夜啼症、月経困難症など。

〔病気の説明〕

　痙攣性咳嗽とは、容易に止められない痙攣性の咳で、小児では百日咳、成人では結核、時にはヒステリーが原因ともなる。

　血管痙攣とは、血管の部分的な1回だけの収縮で、素因として学童や青春期の子供に多く、学校貧血、起立性蛋白尿、片頭痛などとして現われる。

　筋クランプは、俗にこむら返りに代表される筋痙攣をいう。

　イレウスは腸閉塞症とも、吐糞症ともいう。

〔色々な解説〕

1．中国の後漢時代の本には、「急性熱性感染症に罹って、脉は浮いて自然に汗が出て頻尿、胸苦しくて微しく悪寒し、脚はこむら返りを起こす。その状態に反って桂枝湯（81頁）を投与して、まず表の

症状を善くしようとしたのは誤りである。そのため忽ち手足の先から冷え上がり、咽は乾き、悶え苦しんで嘔吐すれば、甘草乾姜湯（甘草・乾姜）を作って投与すると身体中に温かさが回復する。もし脚も温かくなった者に対しては、更に芍薬甘草湯を投与すればその脚はスッと伸ばすことが出来る」と書かれている。

2. ここで、桂枝湯の投与は、桂枝湯証の人に麻黄湯（357頁）を投与すれば、攻撃剤となって脱汗（発汗による脱水）し、壊病（間違った治療の結果）を来たすように、ここでは桂枝湯自身が攻撃剤となっているのである。甘草乾姜湯を投与するのは、まずとにかく温めるに尽きる。その後で下肢のこむら返りに対して芍薬甘草湯を投与するのであるが、この薬自体が少し冷やす性質があるため、まず温かくなっていることが必要なのである。

3. 我が国の江戸時代の本には、「腹の底にひっぱるものがある。また、かかわるものがある。指頭をもって軽く押してこれが分かる。かかわるものとは拘攣（引きつって痙攣すること）であり、ひっぱるものとは急迫（急に痙攣して痛むこと）である。芍薬は拘攣を治し、甘草は急迫を治す。あるいは腰や脚がひきつり、あるいは手足がひきつって痛むものにこの証が多い。また、あるいは世に云う積聚（腹腔内の硬結）なるものにもこの証が多い。何病を問わず、拘攣・急迫するものにはこの方を用いるとよい」と、ここでは芍薬と甘草のそれぞれの薬の効き方の差を説明している。

4. また別の江戸時代の本には、「心身共に疲労困憊して盗汗の出る者、あるいは自汗が出て諸々の薬で効果のないものを治す」、「小建中湯（200頁）を投与しても汗の止まらないものに宜しい」、「心身共に疲労困憊して咳を盛んにし、白い痰を喀いて自汗の止まらないものに宜しい」、「１ヶ月に２、３度喘息を発する者は中間にこの

薬を服用するがよい。数ヶ月にして癒る」、「お尻の化膿創で足が攣急（拘攣と急迫）して盗汗が止まらない者に宜しい」等々と、他には見ない用法が載っている。

5．山本巌先生は骨格筋の拘攣について、「熱病経過中の脱水症による腓腹筋の痙攣に用いた。発汗過多で脚の攣急する場合だけでなく、利尿剤による利尿過度、下痢・嘔吐の脱水による脚の痙攣でもよい。しかし、脚の筋肉が萎軟の者ではなく、痙攣性の麻痺によるものを治すのである」と説明される。

〔実際の症例〕

　著者は京都近郊の比叡山、愛宕山、比良山系、京都北山などの登山を、健康目的も兼ねて趣味としている。著者自身は単独行が多いが、登山グループにも属している。グループ内の会員は著者が医師であることを知っている人が多く、身体上のトラブルが発生したときは著者の出番である。捻挫や一寸した外傷を負う人も時々あるが、こむら返りの方が圧倒的に多い。そこで著者は山行時にはいつも会員用に芍薬甘草湯を何回分か携行し、時に処方している。もちろん無料で。最近はその既往歴のある人は、医療機関で自分用として処方してもらって持参していることが多い。ただし、必ず温服してもらっている。この薬の処方の1例である。

芍薬甘草附子湯

〔主な効き目〕

　鎮痙・鎮痛作用を持った芍薬甘草湯（187頁）に、強力に温める作用のある附子が入った薬である。ただし、もともとは少し冷やす性質のある芍薬甘草湯を投与する前に、甘草乾姜湯による加温操作をした後で処方している位なので、芍薬甘草附子湯とすることによって、こむら返りが冷えによって誘発されたものである場合にも、あるいは芍薬甘草湯を投与して冷えに傾く恐れがある場合にも、この薬ならば、代りに処方可能である。

〔主な病気〕

　芍薬甘草湯の適応証で冷えの加わった場合、芍薬甘草湯を投与して冷えを来たした場合など。

〔色々な解説〕

1．中国の後漢時代の本には、「急性熱性感染症で汗を発しても病が治らないで、反対に悪寒するのは身体の気力・体力が疲弊してしまったためである。そのときは芍薬甘草附子湯が良い」と書かれている。

2．一般に傷寒で発汗した後に悪寒しないのは、治った場合か、あるいは表実（表に病邪が充満）している場合である。それ故、発汗後の悪寒が芍薬甘草附子湯の適応なのであるが、この場合、もし太陽病の悪寒ならば桂枝加附子湯を投与すべきであり、陰病ならば四逆湯を投与するのが本筋である。

　　したがって、芍薬甘草附子湯の適応としては、芍薬甘草湯の項での〔色々な解説〕1．の「もし脚も温かくなった者に対しては、更に

芍薬甘草湯を投与すれば」に対して、「それにも拘らず脚は冷たい
ままの者に対しては、芍薬甘草附子湯を投与すれば」として理解し
た方がよい。

3．我が国の江戸時代の本には、「ある小男で鶴膝風（膝関節炎で腫
れた状態がまるで鶴の膝のような形をいう）に罹って２年、前医が
大防風湯（261頁）を用いて治したけれど効果はなかった。そこで、
転医した後に今度は芍薬甘草附子湯に牛膝を加えて、量を多い目に
して60回ばかり用いてサッパリと治った。我々が療治の上で鶴膝
風と云えば、必ず大防風湯がお定まりの療治である。この二薬は
足の攣急（拘攣と急迫）を治す塩梅は同じことである。この治療に
よってみれば、もし大防風湯を用いても駄目ならば、直ちに芍薬甘
草附子湯を用いよ」と書かれているが、薬の性格の上ではこの二薬
はかなり異なるはずなので、こういう所が漢方の面白い場面でもあ
る。

4．また別の江戸時代の本には、「下剤をかけて腹痛が甚だしく、冷
や汗が出て悪寒する者を治す」、「腰痛して悪寒し、攣急する者に佳
い」、「関節痛の毒によって攣急してせっぱ詰まった者を治す」、「お
尻の化膿創で足が攣急して歩けず、悪寒して膿が薄い者に与えると
よい」、「膝が腫れ痛み、その色は平常で大腿・下腿の肉が萎縮して
屈伸し難く、時々悪寒する者に佳い」と、多彩な用法が載っている。

5．山本巌先生は「芍薬甘草湯に附子を加えて坐骨神経痛によく用い
る。神経痛による筋の萎縮の場合は効果がある。しかし、弛緩性で
はない。寝違い、肩凝り、五十肩、腰背の筋肉痛にも用いられる。
芍薬甘草附子湯は芍薬甘草湯を用いる証の患者で悪寒のある場合
と、四肢が冷えて腹痛するときに用いる。私は坐骨神経痛や冷えて
腹痛する場合に用いることが最も多い」と簡単に説明される。

6．既往に腰椎変性すべり症のある著者自身の服薬例として、起床時に突然両下肢脱力発作に陥り、両腕で辛うじて転倒を免れたものの、知覚異常はなく、ストックと人的介助によりなんとか歩行可だったが、芍薬甘草湯と炮附子末の大量服用によってたった１日で通常歩行可に復した。したがって、一般には筋緊張状態に処方されるが、全く反対の弛緩状態にも適応となりうる。

〔実際の症例〕

悪性黒色腫の全身転移で末期状態の90歳女性を訪問診療として担当した。ベッド上でのほぼ臥床生活になったばかり。現在の主訴は右下肢の筋痙攣による疼痛で、伸展すると発症すると言う。芍薬甘草附子湯4.5グラム分３後を温服指示した。４日後には訴えも消失したが、原病進行が急速で、12日間服薬した後は経口的摂取も困難となった症例で、最後は輸液のみにより在宅での看取りとなった。

十全大補湯

〔主な効き目〕

十全大補湯は歴史上の成立過程を無視すれば、気虚（身体機能の低下状態）の薬である四君子湯（172頁）と血虚（血液とその栄養作用の低下状態）の薬である四物湯（174頁）を合わせた薬である八珍湯に、更に黄耆と肉桂が加わった薬である。一言でいえば、黄耆は四君子湯の作用を強化し、肉桂（エキス製剤では桂皮）は四物湯の作用を強化する。また、気虚が重症化した場合、治療上は単に気虚を補うだけでは効果は薄く、多くは血虚を補う薬を加えるのがよく、逆の場合も同

様である。これらの場合にも十全大補湯は有用である。更に、この薬は気血両虚の上に、冷えの加わった状態に対しても効果を発揮する薬である。

〔主な病気〕

遷延性感染症、病後・術後・産後の体力低下、放射線治療・抗癌剤投与による機能障害、全身倦怠感、食思不振、慢性胃炎、慢性胃腸炎、慢性大腸炎、慢性消化不良症、慢性下痢症、慢性肝炎、慢性膵炎、慢性腎炎、慢性尿路感染症、肺結核、慢性閉塞性肺疾患、脊椎カリエス、瘰癧、褥瘡、難治性瘻孔、慢性下腿潰瘍、夢精、滑精、インポテンツ、帯下、脱肛、直腸脱、子宮脱、貧血症、視力減退、健忘症、動脈硬化症、眩暈症、片頭痛、脳血管障害後遺症、四肢麻痺、ノイローゼ、自律神経失調症、更年期障害、盗汗、不明熱、日和見感染症など。

〔病気の説明〕

慢性下腿潰瘍について、越婢加朮湯（30頁）の項で下腿潰瘍を解説したが、それが一層慢性化したものである。

滑精とは、夢精が夜間に欲情的な夢とともに精液を漏らすことであるのに対し、夢を見ずに精液を漏らすことをいう。

日和見感染症とは、従来あまり問題とされていなかった病原性の低い微生物による感染症をいう。その原因として、生体の慢性疲弊状態などでの免疫力低下や抗菌剤使用による正常な細菌分布の乱れなどが挙げられる。

〔色々な解説〕

1. この薬が最終的に完成した中国の南宋時代の本には、「男女が心身共に疲労困憊し、気力・体力共不足して、五臓と泌尿生殖器の機能が発揮できず、飲食が進まず、長い間の機能低下を病み、時に一日の内の一定時に発熱し、背骨が急に引きつって痛くなり、夜間に

夢精し、顔色は貧血状で、脚や膝の力は無く、一切の病後にあって旧に復さず、憂い悩んで思いめぐらして気血を傷り、ゼーゼーと咳をして胃が脹った感じがし、胃腸も腎も機能が低下し、両手の平と両足底と胸中が悶え苦しむのを治す。ここの全ての症状を治療する。この薬の性質は温めるが熱くはしないし、穏やかに補って効果がある。気を養って精神を育て、胃腸を活発にして渇を止め、本来あるべき状態に戻し、邪を避けて胃腸を温かくする。その効用は細々と述べることは出来ない」と書かれている。

2．同じ本には、この薬が十全飲との方名でも載っている。その文は大同小異であるが、異なる点は「失血して婦人の不正性器出血、月経不順」という語句が入っている位の差である。

3．中国の明の時代の本には、「十全大補湯は皮膚に潰瘍が発症して、発熱し、あるいは悪寒し、あるいは痛みを作し、あるいは膿が多くあるいは清く、あるいは自汗・盗汗し、及び全身に流注して瘰癧・便毒をなし、諸々の瘡が長い間膿を作らず、膿と成っても潰えないか、潰えて治まらないのを治す」と書かれ、外科的適応についての解説である。

4．また別の明の時代の本には、「下半身の元気不足による冷えには十全大補湯に附子を加える」とも書かれている。

5．我が国の安土桃山時代の本には、「脉が浮かんで力無くは四君子湯、おして力無くは四物湯を用いるとよい。浮かんでもおしても力無くは十全大補湯を与えるがよい」と、脉からの判断である。

6．江戸時代の本には、「私が常にこの薬を用いる秘伝は4つある。まず、人の元気が生まれつき弱く、あるいは立ったり座ったりがうまく行かず、あるいは飲食や労働して疲れやすく、あるいは気遣いすることが過大となることである」と、秘伝が載っている。

〔実際の症例〕

　戦後の専門誌より引用する。十全大補湯は、いわゆる後世派的医学を代表する薬として、いわゆる古方家からは馬鹿にされてきたものであるが、わたしはこの薬で、余命いくばくもないと診断された子宮癌の患者、股関節結核で寒性膿瘍のあるもの、小児麻痺で歩行不能のもの、腎臓結核で副睾丸結核と寒性膿瘍のあるものなど、不治もしくは難治とされたものを普通の日常生活が出来るまでに全快せしめることに成功したので、ここに報告する。

十味敗毒湯
じゅう み はい どく とう

〔主な効き目〕

　十味敗毒湯は皮膚を病変の場とする諸々の病気に対して、まず炎症を鎮め、次に化膿に対しては化膿に至る前に消散させ、化膿すれば早く熟成させて膿を軟化させ、あるいは瘙痒感に対しては、止痒することによって皮疹を消退する。また、この薬の消炎作用は実際はそれ程強いものでなく、対象とする皮疹は乾燥性ではなく、多少湿潤傾向にあった方がいい。更には常に服用することによって体質改善的にも効果を発揮する。なお、エキス製剤では桜皮が入った薬と、樸樕が入った薬との2種類があるが、前者は排膿作用、後者は鎮痛作用が主である。

〔主な病気〕

　湿疹・皮膚炎群、接触性皮膚炎、自家感作性皮膚炎、アトピー性皮膚炎、痒疹、頑癬、蕁麻疹、尋常性痤瘡、毛嚢炎、癤、面疔、癰疽、

195

蜂窩織炎、麦粒腫、乳腺炎、リンパ節炎、リンパ管炎、フルンクローシスなど。

〔病気の説明〕

　自家感作性皮膚炎とは、虫刺症、接触性皮膚炎や貨幣状湿疹（コイン状の境界明瞭な湿疹）などが悪化し、全身に強い強い痒みを伴う丘疹、紅斑や小水疱などがパラパラと出現する病気で、アレルギー反応と考えられている。

　頑癬は俗にいんきんたむしのこと。

　癤とは、毛穴に一致して紅斑があり、点状に膿を持つ毛嚢炎に対して、毛嚢癤が破れて周囲に及んだ化膿創である。

　面疔は顔面に起った癤のこと。昔は脳膜炎や敗血症の原因として恐れられた。

　癰疽は癤の密生した重症のもので、癰は比較的表皮に近く、疽は比較的深い場所から発生するものをいう。

　蜂窩織炎とは、もともと創傷が原因となることが多く、皮下脂肪組織から場合によっては筋膜にまで達する化膿創である。

　麦粒腫は俗にものもらい、めいぼ、めばちこという。

　フルンクローシスは癤腫症または癤多発症ともいい、癤が慢性に反復性に発生し、治ったかと思えば、また他処に発生する病気である。

〔色々な解説〕

1．敗毒という語は、毒に敗れるのではなく、毒を敗るの意味である。
　それ故、毒に敗れたときの薬という意味ではなく、毒を敗る薬＝排毒剤＝解毒剤＝毒消しの意味である。

2．中国の明の時代の本には、「荊防敗毒散は癰疽、面疔による腫れ、発背（背部に生じた癰疽）、乳腺炎等の症を治す。寒さが増したり、熱が壮んになることが甚だしい者は頭痛を来たして急に引きつり、

病状は傷寒に似ている。1、2日より4、5日に至る者は一、二剤にして忽ちその毒は衰える。軽き者は身体内で自然に消散する」と書かれていて、この荊防敗毒散は十味敗毒湯の祖剤的意味がある。

3．我が国の江戸時代の華岡青洲著『瘍科方筌』には、「十味敗毒散は癰疽及び諸々の化膿性病変が腫れる初期に、寒を憎み、熱が壮んとなって、焼けるように痛む者を治す」とあって、我が国で創意工夫された薬である。この十味敗毒湯には、今日の桜皮入りの十味敗毒湯から独活を抜いて、羗活が入っているのがもともとの薬である。

4．明治時代の本には、先の3.の十味敗毒散から羗活と桜皮を抜いて、独活と樸樕を入れた薬として今日でも処方されている。

5．戦後の専門誌には、「癰疽の場合は全く初期に用いられるのであるが、しばしば癰疽を繰り返して発するものには平常体質改善の意味で十味敗毒湯を持続的に服用させるとよい。癰疽の外に、アレルギーの過敏症で皮膚に異常を来たすものに長期内服させると、その体質が改善されることがある。また、長年蕁麻疹に苦しみ、諸治療の応ぜぬものも長期続服によって根治することがある。この薬のよく適応する体質者は、多くの場合胸の下に苦満感があり、神経質で小柴胡湯（203頁）の適する体質傾向を持ち、しかも解毒を必要とする場合によく奏効する」と結ばれている。

〔実際の症例〕

75歳男性で、アトピー性皮膚炎、高血圧症、不眠症に罹っている。顔色赤く、肌が荒れ、肝斑、吹出物（背部に多い）、多汗（前額部と前胸部）、肌がかぶれやすいとのことで受診した。年齢の割には非常に元気で、中型バイクを乗り回している。性格的にはいらいらしやすく、気分が重く、神経質で悩み事多く、ストレスを抱えている。皮膚科にずっと受診して内服薬を処方されているが、皮膚症状が全く不変との

197

ことで受診した。左胸の下に苦満感がある。メンタル面からの影響のことも話し、柴胡加 竜 骨牡蠣湯 (140頁) と十味敗毒湯をまず1週間分処方したところ、1週間後には、自ら見違えるほどよく効いているので、このまま続けたいと言う。同じ薬を当分の間処方することとした。

潤 腸 湯

〔主な効き目〕

この薬は一言でいえば便秘薬であるが、非常に多面的な効力を発揮する薬である。その多面性とは、大黄は大腸性下剤、厚朴・枳実は小腸性下剤、麻子仁・桃仁・杏仁は脂肪油が主成分、当帰・地黄は膨張性下剤、甘草は鎮痙・鎮痛剤、黄芩は糞便中の異常発酵抑制作用などの全ての多様な効き方を発揮する薬であり、しかも穏やかな効き方でもあるので、高齢者向きとも言えよう。

〔主な病気〕

老人性便秘、常習性便秘 (燥結性便秘、直腸性便秘)、鼓腸、呑気症、巨大結腸症、S状結腸過長症など。

〔病気の説明〕

常習性便秘のうち、機能性便秘について概説する。痙攣性便秘は大腸が痙攣して便の通過が悪いために起こる便秘である。直腸性便秘は便塊が直腸にあっても、排便反射を意識的に抑制してしまう習慣によって起こる便秘である。弛緩性便秘は大腸の動きが弱く、緊張も低下しているために直腸に達するまでに水分が吸収され、便塊が硬くなる便秘である。燥結性便秘は一時的高熱でか、熱証体質によるためか、

腸管よりの水分の吸収が盛んなために起こる便秘である。気滞による便秘は空気嚥下症による鼓腸やげっぷなどの胃腸神経症を原因とする便秘で、神経質な性格の上に精神不安やストレスのあるときに発症する便秘である。虚寒の便秘は一般にはお腹が冷えると下痢に傾きやすいが、冷えて腸管も機能低下を起こすことがあり、このとき便秘に陥ることもある。以上は山本巌先生の分類に、著者独自の考えを加えたものである。潤腸湯は常習性便秘のうち、燥結性便秘と直腸性便秘に有効である。

呑気症は空気嚥下症のことである。

巨大結腸症とは、大腸が徐々に進行性に異常な拡大・延長を来たし、重篤な障害をもたらす病気で、特にＳ状結腸に好発する。先天性のものと後天性のものとがある。

Ｓ状結腸過長症は先天的にＳ状結腸の過長なものである。後になってＳ状結腸自身は巨大化しうる。なお、巨大結腸症とＳ状結腸過長症は器質性便秘を来たしうる。

〔色々な解説〕

１．中国の明の時代の本には、「潤腸湯は大便閉結して通じないのを治す」とあって、そのまま煎じるか、あるいは末として丸じて白湯で服用すべき指示されている。後の用法では潤腸丸（じゅんちょうがん）と命名されている。

２．実は潤腸湯は、中国の後漢時代の本に載っている麻子仁丸（ましにんがん）（367頁）に、後世の別の潤腸丸（麻子仁・当帰・桃仁・生地黄（しょうじおう）・枳殻（きこく））を加え、更に黄芩（おうごん）を加えて先の潤腸湯として完成したものなのである。

３．我が国の安土桃山時代の本には、「老人は大腸が閉じるといっても、大黄（だいおう）・巴豆（はず）を用いてはいけない。正しく身体の必要な水分が枯れ尽きてしまうからである。もしこれらを用いれば、身体を犠牲に

して大便は通じても、後には必ず再び閉じてしまうが、以前より一
層甚だしい状態である。むしろ潤腸湯や丸（潤腸丸のこと）の類を
用いるのがよい」と、老人性便秘に対する適応を解説している。
4．著者は以前に麻子仁をそのまま30粒ほど噛まずに服用して便通
状況を試してみたことがあったが、その時は糞便には全く変化が見
られなかった。麻子仁はそのまま殻を潰さずに内服しても、あるい
はそのまま煎服しても通便作用を発揮しない。したがって、麻子仁
に通便作用を発揮させるためには殻を潰す必要がある。

〔実際の症例〕
　80歳男性で、多くの高齢疾患に加えて便秘症である。他医でプル
ゼニド®が処方され、確かに通便効果はあるが、効く時にはお腹が
痛くなることがあると言う。また、毎晩服用せずに頓服的に服用して
いるとも言う。何かいい漢方薬はないかとのことで受診した。潤腸湯
を毎日服用するように指示したところ、毎日気持のいい便が出るよう
になったと喜んでくれている。

小 建 中 湯

〔主な効き目〕
　この薬は桂枝加芍薬湯（91頁）に膠飴が入ったものである。桂枝
加芍薬湯は主にお腹の痛みや膨満感に対して、温めてお腹の緊張を和
らげ、胃腸の動きを正常化するとともに、桂枝湯（81頁）の適応症状
である急性熱性感染症初期の軽症で、自然に汗がよく流れる状態に対
して、汗を止めて風邪などを治す薬である。膠飴は主に麦芽糖と少量

の蛋白質からなり、滋養強壮の効果がある。したがって、小建中湯は桂枝加芍薬湯の効用に加えて、膠飴で滋養強壮と甘味付けを主目的としたものである。この薬は漢方エキス製剤では例外的に甘く美味しい薬である。

〔主な病気〕

全身疲労倦怠、術後・大病後などの衰弱・微熱・盗汗・食思不振・息切れ・動悸・眩暈、慢性胃炎、胃・十二指腸潰瘍、機能性ディスペプシア、胃酸欠乏症、慢性胃腸炎、慢性下痢症、慢性消化不良症、消化管無力症、慢性肝炎、肝硬変、胆石症、過敏性腸症候群、痙攣性便秘、慢性腹膜炎、結核性腹膜炎、慢性虫垂炎、小児反復性臍疝痛、小児消化不良症、小児慢性下痢症、夜啼症、慢性胸膜炎、遷延性肺結核、慢性難治性感染症、ＭＲＳＡ感染症、肺気腫、慢性気管支炎、気管支喘息、神経性心悸亢進症、動脈硬化症、高血圧症、自律神経失調症、インポテンツ、性格ノイローゼ、遺精、早漏、夜尿症、頻尿症、前立腺肥大症、遊走腎、禿髪症、慢性頭痛、痒夏病、下肢倦怠感、脊椎カリエス、筋無力症、痔核、脱肛、小児反復性鼻出血、扁桃肥大、アデノイド、アレルギー性鼻炎、慢性蕁麻疹、アトピー性皮膚炎、紫斑病、腺病質など。

〔病気の説明〕

遊走腎とは、腎臓が生理的範囲を越えて下垂する場合をいうが、立位や仕事・運動時に時に痛みを訴えることがある。

腺病質とは、滲出性体質、炎症性体質あるいはリンパ体質ともいい、一見して肥って丈夫そうにみえる仮性肥満型のものと、痩せた型とがあり、後者は一貫堂でいう小児期解毒症体質そのものである。

〔色々な解説〕

1．中国の後漢時代の本には、「急性熱性感染症で軽く押すと渋るよ

うな脉で、深く押すと弓の弦を張ったような脉であるのは、必ずお腹が急に痛くなるはずである。症状が出る前に、先ず小建中湯を与えよ」、「傷寒に罹って2、3日経ち、胸に動悸がして煩わしいと思うならば小建中湯が良い」と書かれている。

2．別の後漢時代の本には、「虚労（体力・気力共に疲労困憊）でお腹が急に痛くなり、動悸・鼻出血も来たし、夢精をし、手足が痛く辛く、また煩わしく熱くなり、喉が乾いて口も燥けば小建中湯が良い」と書かれている。

3．中国の唐の時代の本には、「婦人が産後、甚だ左右下腹部が痛むのを治す芍薬湯」とあって、小建中湯がここでは芍薬湯として載っている。

4．我が国の江戸時代の本には、「腹の皮が急に引っ張って縦横に数本縄を張ったようで、これが弓の弦のようである。医者は文章よりもこの腹の状態をみて薬を出せば百発百中である」と書かれている。

5．この薬の膠飴であるが、後漢時代にいう虚労と現代日本の虚労と、同じ用語を使っても、中味は同じと言えようか。後漢時代は栄養不足＝虚労＝虚弱であり、それ故に栄養補給が第一であり、特に子供に対しては甘い味で栄養補給しなければならなかった。一方、我が国では栄養過剰は絶えず見られても、先の虚弱は極く例外的である。したがって、栄養補給としての膠飴は、現代では必ずしも必要なものとは思われない。ただし、幼少児を対象とする治療の場合、甘くて服用させやすい配慮は必要であり、この意味での膠飴の配合ならば充分うなずける。それ故、膠飴配合は時代によってその意義が大きく異なっている。

6．古典に云う虚労は労瘵（肺結核類似）と混同されることが多く、

必ずしも諸々の機能低下・虚弱状態を意味するばかりでないことは常に念頭に置いておく必要がある。

〔実際の症例〕

　戦前の専門誌より引用する。ウンと痛いというのが小建中湯の目当てである。患者は癌の末期だと診断されている。腹部を診察するに、外からは癌腫瘤は認めないが、猛烈に痛み、血便は下る、食欲なく、時に嘔気があるも嘔吐しないという状態である。それで、人参湯（314頁）をやったり、大建中湯（250頁）をやったり、附子粳米湯（附子・半夏・甘草・大棗・粳米）を与えたり、四つ五つ使ってみたが、いずれも駄目なのである。痛みも止まらないのである。仕方がないので小建中湯をやったところ、ぐんぐん良く治り、２週間位ですっかり疼痛がよくなってしまい、１ヶ月余り服用して喜んで遠方の自宅に帰って行った。これは癌と診断したのが誤解であったと思っている。

小柴胡湯

〔主な効き目〕

　この薬の柴胡・黄芩は主薬で、他の薬味が平〜温薬であるのに対して、寒性薬として薬の性格を決定付ける。それ故に柴胡の配合量は最も多い。人参・半夏・甘草・生姜・大棗は上部消化管の機能を回復して健胃作用を発揮する。また、柴胡・黄芩・半夏には鎮静作用もあり、いらいら、不安感、緊張感を緩める。更には、半夏は黄芩の気道炎症抑制作用とともに、消炎解熱して鎮咳去痰作用に働く。また、柴胡・黄芩・人参・甘草は現代的には各種の肝庇護作用をも発揮する。

以上のように、小柴胡湯は多方面に亘る効き目を発揮する薬である。

〔主な病気〕

　感冒、インフルエンザ、扁桃炎、扁桃周囲炎、咽喉炎、アデノイド、副鼻腔炎、蓄膿症、中耳炎、耳下腺炎、乳様突起炎、気管支炎、肺炎、胸膜炎、肺結核、肺気腫、気管支喘息、気管支拡張症、化膿性炎、乳腺炎、小児発熱性感染症、不明熱、急性肝炎、慢性肝炎、胆嚢炎、胆管炎、胆石症、胆道機能異常症、肝機能障害、胃炎、胃・十二指腸潰瘍、逆流性食道炎、機能性ディスペプシア、急性胃粘膜病変、腎炎、腎結石症、腎盂腎炎、睾丸炎、副睾丸炎、陰部瘙痒症、頑癬、円形脱毛症、頭汗症、凍瘡、蕁麻疹、リンパ節炎、腸チフス、丹毒、マラリア、百日咳、肋間神経痛、帯状疱疹、頭痛、ノイローゼ、不眠症、自律神経失調症、眩暈症、ヒステリー、神経性心悸亢進症、神経性食思不振、癲癇、肩凝り症、熱中症、急性子宮附属器炎、血の道症、月経困難症、月経不順、更年期障害、産褥熱、腺病質体質改善薬など。

〔病気の説明〕

　丹毒とは、細菌感染症による皮膚の化膿性炎症の1つで、顔面・四肢に高熱とともに一面の浮腫と紅斑を発症する。

　マラリアとは、ハマダラカが刺すことによってマラリア原虫が感染する病気で、熱帯熱、三日熱、四日熱、卵形マラリアの4種類がある。症状は悪寒戦慄を伴う熱発作、貧血、脾臓が腫れるのを主訴とする。

〔色々な解説〕

1．中国の後漢時代の本には、「急性熱性感染症の重症や軽症に罹って5、6日が経ち、往来寒熱（寒と熱とが交互に出現）し、胸脇苦満（胸の下の苦満感）を呈し、黙々として飲食物を摂りたいとも思わず、胸が悶えてしばしばえずき、あるいは同じく胸が悶えてもえずかず、あるいは喉が渇き、あるいはお腹が痛み、あるいは脇の下

204

が硬く痞え、あるいはみぞおちに動悸がして小便は出ないか、あるいは喉は渇かなくて、微熱があり、あるいは咳をするならば小柴胡湯が良い」と書かれている。なお、この文中の胸脇苦満は小柴胡湯の代表的症状として、後世独り立ちして行くようになる。

2．また、同じ本には有名な「この状態は病邪が半分は裏にあって、半分は外にある」という一文が書かれ、これは後世「半表半裏」と簡略した語句で今日まで云い伝えられるようになって行く。

3．更に後漢時代の別の本には、「諸々の黄疸で、お腹が痛んでえずけば小柴胡湯が良い」、「えずいて発熱すれば小柴胡湯が良い」等々とも書かれている。

4．中国の北宋時代の本には、「婦人の傷寒は男子と治療方法は同じではない。男子は先に気を調え、婦人は先に血を調えることが必要である。これは大略を示しただけである」とあって、小柴胡湯が挙げられている。これは婦人の急性熱性感染症の重症や軽症に由来する瘀血を、未然に予防する薬として処方されることになる。これは一種の駆瘀血剤とも言えよう。なお、柴胡桂枝湯（143頁）の項においても駆瘀血剤であることを書いた。

5．我が国の江戸時代の本には、「小柴胡湯は胸脇苦満、あるいは寒熱往来、あるいはえずく者を治す」と、簡単に適応を規定している。それ故、後世「慢性肝炎に小柴胡湯」という図式が完成して行くが、胸脇苦満を拡大解釈して到達した西洋医学的病名 — 治療薬関係であり、この西洋医学的対応が発展して、例の間質性肺炎の死亡事故報告へと繋がって行く。決して病名だけで漢方薬を選択してはいけない不幸な事例である。

6．漢方一貫堂の本には、「この薬は、小児期から青少年期の腺病性体質者の改善薬として重要な役目を果している。小柴胡湯を用いる

205

場合は、それほどの疲労感はなく、いわゆる疳が強いといわれているもので、疳癖症で神経質で、少しもじっとしていられないというような子供によく効くものである。即ちこの種の小児は、筋肉がすじばっていて、それほど軟弱ではない。眉間やこめかみの処に静脈の鬱血があって、青すじが出たり、目の白い処が青みを帯びることが多い。この小柴胡湯の体質は、一貫堂医学の柴胡清肝散（148頁）や荊芥連翹湯（79頁）の体質によく似ている」と書かれている。解毒証体質の虚証ともいうべきそれ程強くない解毒剤で対応できる場合に小柴胡湯が適し、更に虚証で解毒よりも補養を必要とする場合に小建中湯（200頁）が必要であると、著者は考える。

〔実際の症例〕

43歳男性で、風邪を引いて4日目とのことである。最初は悪寒発熱があったというが、今は夕方になると37.5度程に上昇し、食欲は今一つとのことである。更に咽の奥が気持悪く、気分もスッキリせず、咳もよく出る。明らかに痰が絡んでいるということではない。当初風邪を引いたときは、薬局で解熱鎮痛剤を主とした薬を買って服用していただけである。著者は小柴胡湯に半夏厚朴湯（327頁）を加えた柴朴湯（151頁）を処方しようかとも考えたが、右胸脇苦満が比較的明瞭だったので、小柴胡湯単独で処方した。更に食事として、粥食と多い目の梅干に白身魚を主とし、暴飲暴食を厳禁とした。3日後に来院したときは、特に頓服の解熱剤を使う必要もなく、もう大分気分も落ち着いているというので、後2日分処方して治療終了とした。

小柴胡湯加桔梗石膏

〔主な効き目〕

　この薬は小柴胡湯（203頁）に桔梗石膏（66頁）を加えた我が国独自の薬である。小柴胡湯は消炎解熱して嘔気を止めて健胃し、鎮咳去痰するとともに鎮静作用を発揮して肝庇護にも効く薬である。また、桔梗石膏は気道炎症そのものを消炎解熱鎮痛し、鎮咳去痰して渇を止めて煩わしさを取り除く薬である。総じて、呼吸器および上部消化管に作用し、消炎・解熱・鎮痛・止渇・止嘔・健胃作用を発揮する薬である。

〔主な病気〕

　感冒、インフルエンザ、アンギーナ、扁桃炎、扁桃周囲炎、耳下腺炎、頸部リンパ節炎、蓄膿症、舌炎、口内炎、歯齦炎、急性胃炎など。

〔病気の説明〕

　アンギーナは桔梗湯（63頁）の項で解説した。

〔色々な解説〕

1．小柴胡湯は中国の後漢時代の本に載っている薬である。桔梗石膏は我が国の江戸時代の名医・香川修庵の本に初めて載った薬で、もともとは石膏・桔梗・甘草という3味の薬であったが、薬を合わせる時のルールにより、多くは甘草が重なるので、これを除けば石膏・桔梗という2味の薬になるのであると解説した。

2．そこで、実際に小柴胡湯加桔梗石膏を初めて処方したのは、華岡青洲である。ただし、青洲の本に載っているのではなく、明治時代になっての本に、咽喉部が腫れて塞がる者の治療に駆風解毒湯加桔梗石膏を冷服させたという記事の後に小さい字で、「この症状に

207

は小柴胡湯加桔梗石膏がまた秀れてよく効く。青洲翁がかつてこの薬を使った」と書かれていて、華岡青洲の創意工夫が称賛されている。

3．なお、青洲の書いた『瘍科方筌』には、先の十味敗毒湯（195頁）の外に、小柴胡湯加石膏や葛根湯加桔梗石膏が載っているので、先の明治時代の本の信頼性は高く、充分採用する価値はある。

4．また、明治時代の別の本には、「小柴胡加桔石湯は流行性の病気による頭痛発作を治す。小柴胡湯内に桔梗・石膏を加える」とあって、既に咽喉部が腫れて塞がる病から別の適応が見出されている。

5．戦後の専門書には、「乳腺炎で葛根湯（45頁）または葛根湯加石膏で熱が下がったら、小柴胡湯に桔梗3.0・石膏5.0を加えて用いる。軽いものならこれで治る」、「副鼻腔炎（蓄膿症）で中肉の人、やや虚弱の者などには小柴胡湯が向く。やはり桔梗3.0・石膏5.0などを加えてよい」、「急性扁桃炎で発病後2、3日経って熱が治り、咽頭痛も続いて、食欲もなく、嘔き気を伴うような場合は、小柴胡湯に桔梗2.0、石膏3.0を加えて用いるとよい」と書かれている。しかし、エキス製剤・小柴胡湯加桔梗石膏でも、桔梗3グラム・石膏10グラムだから、ここではそれよりも少量で効く、と言っているのである。

6．また、別の戦後の専門書には、「甲状腺炎は比較的まれな病気であるが、急性炎症で甲状腺が赤く腫れて痛み、熱のあるものにこの薬を用いて2、3日で全治したことがある」と書かれ、他に麻疹、中耳炎、アデノイドへの適応にも触れられている。

7．山本巌先生は「化膿性炎症で胃が弱く、食欲がなくなる、口が苦いのであればこの薬を用いる。抗生物質よりはるかによく効く」と説明されている。

〔実際の症例〕

　52歳女性で、5日前に風邪を引いて診察を受け、一般的な感冒薬を処方されたが、現在は口蓋扁桃が発赤して腫大し、膿栓（いわゆる扁桃腺の表面のくぼみに溜まった細菌の死骸のこと）を認めうる。幸い熱はないが、食欲はあり、食物を嚥下するときに少し痛みを感じるという。著者は小柴胡湯に桔梗石膏を合わせて2種類の漢方薬を処方した。4日後に来院したときはもう大分いいとのことで膿栓は消退し、食物を嚥下するときにも痛くないと言う。

小 青 竜 湯

〔主な効き目〕

　この薬は芍薬・甘草を除けば、他は全て温〜熱薬であり、基本的にまず温める薬である。この薬の効く方向は主として気道〜肺であり、中でも水様性の鼻汁・痰の分泌を抑制してくしゃみを止め、鎮咳去痰する薬と、気管支を拡張する薬と、発汗解熱を促進する薬が加わって構成されている。総じて、悪寒発熱を呈する外邪による病気にあって、発汗解表するとともに水様性の鼻汁・痰の分泌を抑制し、気管支を拡張して喘鳴を和らげる。また一方、傷寒以外の病気にあっても、全身に滞った水分に対して利水する効果を発揮する。即ち、急性期にあっては水様性の鼻汁・痰を治癒に導き、慢性期にあってはその基になる全身に滞った水分を利水する効果を発揮する薬である。

〔主な病気〕

　感冒、インフルエンザ、百日咳、アレルギー性鼻炎、花粉症、滲出

性中耳炎、上気道炎、気管支炎、肺炎、肺気腫、気管支拡張症、喘息様気管支炎、気管支喘息、小児喘息、湿性胸膜炎、急性腎炎、妊娠腎、ネフローゼ症候群、アレルギー性結膜炎、涙嚢炎、湿疹・皮膚炎群、急性蕁麻疹、クインケ浮腫、膝関節水腫、筋肉痛、神経痛、関節リウマチ、滲出性体質など。

〔病気の説明〕

滲出性中耳炎とは、急性中耳炎が契機となって発症し、これが遷延したもので、鼓膜には穿孔もなく、中耳に滲出液が溜まって難聴を主訴とするが、痛みはなく、背景には局所免疫や解剖学的な問題及びその人の癖がある。

湿性胸膜炎について、胸膜のすき間に炎症が及んで胸膜炎を来たした場合、大抵は滲出液が溜まるので、湿性胸膜炎という。一方、滋陰降火湯（164頁）では乾性胸膜炎について言及した。

妊娠腎は妊娠中毒症の１型で、妊娠に特異的に合併して、浮腫・蛋白尿・高血圧を来たし、出産して大抵は治るのは純粋型で、もともと腎炎などの原因がないものである。

〔色々な解説〕

1．中国の後漢時代の本には、「急性熱性感染症で表の症状が治らず、みぞおちに水が滞って空えずきし、発熱して咳をし、あるいは渇し、あるいは小便がよく出、あるいは食物が咽に痞え、あるいは小便が出ず、左右下腹部が脹った感がし、あるいは喘鳴を発すれば小青竜湯が良い」に続いて、「傷寒でみぞおちに水が滞って、咳をして微しく喘鳴を発し、発熱して渇することはないが、この薬を服用し終って渇するようになれば、これは寒が去って治ろうとしているのである。ここでは小青竜湯が良い」と書かれている。

2．別の後漢時代の本には、「四肢の浮腫を病めば当にその汗を発す

るが良い。大青竜湯（麻黄・桂枝・甘草・杏仁・生姜・大棗・石膏）が良い。小青竜湯もまた良い」、「激しく咳をし、何かにもたれ、横になる事が出来なければ小青竜湯が良い」とも書かれている。

3．我が国の江戸時代の本には、「冬月に寒さを感じて、身体の外側の症状としては頭痛、悪寒発熱があり、内側の症状としては腹痛して下痢・咳嗽すれば、表裏に寒を受けたのである。軽症は五積散（125頁）がよい。しかし、咳が強くて喘鳴もあって五積散でも効果がないときは小青竜湯がよい。もともとの後漢時代の本の主旨は、身体の表に寒邪があり、裏に滞った水があり、その水が原因で咳をするのを治すために設けた薬である」と書かれ、要はこの薬は表寒裏水の症状を治す薬であると説明されている。

4．別の江戸時代の本には、「喘息の初発には大・小青竜湯にて済むものである。大抵は小青竜湯をやりて後へ麻杏甘石湯（362頁）を用いるとよい」と、概略が書かれている。

5．明治時代の本には、「小青竜湯は少し表を発するという初期活動を経ての後に用いる薬である。初期にカッカと発熱するときに用いては良くない薬である。それ故、後漢時代の本にも表の症状が治らずと言っているのである」と、正しい適用が書かれている。

〔実際の症例〕

33歳娘の症例である。娘は幼稚園〜小学校時代から、風邪を引いたときには、軽い悪寒と発熱を呈し、鼻水と水様性の痰の絡む咳を来たすのがいつものパターンであったので、著者は迷わず小青竜湯を処方した。その他、花粉症で目が痒い、涙が出る、鼻水、くしゃみにも小青竜湯を服用させ、またある時は原因不明で顔が著しく腫れ、まともに開眼できないときにも小青竜湯を処方した。いわば、ほぼ何に対しても先ず小青竜湯を処方し、効かなかったらその時点で改めて考え

るという方針だった。それ故、娘の治療は楽だった。娘が滲出性体質
であったからであるが、結婚してからはあまり病気に罹ることはなく
なった。

小半夏加茯苓湯
しょうはんげかぶくりょうとう

〔主な効き目〕

　この薬は半夏・生姜・茯苓から構成される。一言でいえば、前2
者で嘔気・嘔吐を止め、後者で身体内に過剰に偏在する水分をさばく
薬である。もともとは小半夏湯という前2者だけの薬に対して、茯
苓が加わって止嘔作用だけでなく、身体内の水をさばく作用にも効果
を発揮することになる。総じて、胃中に過剰に水が溜まっていて、そ
のために嘔吐がしばしば起こるとき、一方で嘔吐を止めるとともに、
胃内の過剰水分をも利水して排除する薬である。

〔主な病気〕

　急性胃炎、慢性胃炎、急性消化不良症、動揺病、妊娠性嘔吐、神経
性嘔吐、自家中毒症、メニエル症候群、急性発作性眩暈症など。

〔病気の説明〕

　動揺病は俗に云う乗り物酔いのこと。乗り物の揺れによる加速度刺
激が内耳に作用して引き起こされた一過性の病的反応である。

〔色々な解説〕

1．中国の後漢時代の本には、「卒然と嘔吐してみぞおちが痞えた感
　がし、みぞおちに過剰水分が溜まっていて、目まいや動悸を起こせ
　ば小半夏加茯苓湯が良い」、「先ず咽が渇いて、後にえずくのは水が

みぞおちに停まるからである。この人は平素から留飲のある人だから小半夏加茯苓湯が良い」と書かれている。

2．中国の北宋時代の本には、「胃に水分が留まり、胃腸の機能が調和しないのを治す」とあって後、「みぞおちに冷えきった水分が認められる毎に、小半夏加茯苓湯を用いる」、「諸々の原因によって、えずいたり、むかついたりしてみぞおちが固くて痞え、更に水分が溜まって目まいや動悸をする者を治す」とも書かれている。

3．以上はいずれも胃内停水に嘔気・嘔吐や目まい・動悸と綴られ、原因は胃内停水と言っているのである。

4．我が国の江戸時代の本には、「小半夏湯は一切のみぞおちに過剰水分が有って嘔吐する者を治す薬である。ここに茯苓を加えた薬を最もすぐれているとする。暑い日の病に最もよい」とあって、ここでは小半夏湯でもいいが、小半夏加茯苓湯の方がいいとの意味である。

5．明治時代の本には、「小半夏湯はえずく人の聖薬である。その内で胃に水が溜まるための嘔吐には極めて宜しい。胃に水が溜まる症状ではみぞおちが痞えて硬くなり、肩甲骨の下端辺りに手の平ほどの冷える箇処がある。これらの症状を目的としてこの薬を用いれば百発百中である」と書かれて、肩甲骨の下端辺りの手の平ほどの冷える箇処との表現は、他書にはない独自の見解である。

更には、「小半夏加茯苓湯は小半夏湯の症状に加えて、みぞおちに水分が滞り、かつ渇する者を治す。また、水分が滞っていて嘔吐するため食事が出来ず、みぞおちが痞えて硬く、あるいは目まいをする者に効果がある。総じて飲食が進まない者、あるいは寒と熱が交互にやって来る病のために食事が進まない者は、生姜を倍して加える」と書かれている。

〔実際の症例〕

　大正時代の専門書より引用する。私がかつて門司で開業していた
時、英国軍医官が胃の病に罹り、しばしば嘔吐して絶飲食状態だった。
当時、百方その術を尽くされても嘔吐は鎮まらず、衰弱すること日々
に甚だしかった。私に診察を請うも、その目的は死亡診断書を書いて
もらうためだった。しかも、私が試みようとする治療法は既に手を尽
くされていた。そこで一考して、自宅の漢方書を調べて小半夏加茯苓
湯を作って与えたところ、1、2服にして忽ち効果は顕われ、嘔吐が
止んだ。その後、数日加療して健康体を取り戻した。私はこれによっ
て、漢方医術は未だ廃止すべきものでないと肝に銘じた。

消風散
しょう ふう さん

〔主な効き目〕

　この薬は多岐に亘る効き方をする薬から構成される。乾燥性の皮疹
に対しては、当帰・地黄・胡麻で血とその栄養作用を補い、身体の
成分・水分の不足を滋し、滲出性の皮疹に対しては、苦参・木通・
蒼朮で湿性を乾燥させ、炎症性の皮疹に対しては、地黄・石膏・知
母・苦参・牛蒡子・生甘草で炎症を抑えて熱症状を和らげ、瘙痒性
の皮疹に対しては、防風・蟬退・苦参・荊芥で痒みを止める。総じて、
この薬は痒みを止めて炎症を抑え、熱症状を和らげることを第一義と
するが、この薬には皮疹の性質が滲出性のときに投与する薬と乾燥性
のときに投与する薬とが含まれ、全体的には乾燥させる作用の方が大
きい。

〔主な病気〕

風・湿・熱の皮疹、湿疹・皮膚炎群、蕁麻疹、固定蕁麻疹、アトピー性皮膚炎、白癬菌症、癜風、汗疹、皮膚瘙痒症、痒疹、小児ストロフルスなど。

〔病気の説明〕

癜風は俗にくろなまずと云う。癜風菌によって、青年〜中年男女の主に軀幹に灰白色〜暗褐色のほぼ円形の、表皮が少しぬか状に剝がれ落ちる病気である。

汗疹は俗にあせもと云う。

痒疹とは、強い痒みを伴い、丘疹、小さな隆起した局面が多発する病気で、急性、亜急性、慢性に分類される。

小児ストロフルスとは、虫刺傷が原因で5、6歳位までの子供に発症する急性痒疹である。最近はこの病名はあまり使われなくなった。

〔**色々な解説**〕

1．消風散の風は痒みの意味であるが、この薬は単に痒みを止めるだけでなく、風・湿・熱（瘙痒性・滲出性・炎症性）の皮疹に対する薬である。

2．中国の明の時代の本には、「消風散は風と湿気が血脉内に侵襲して乱し、皮疹を形成し、痒みが絶えず、及び大人・小児の痒みと熱を伴った蕁麻疹が、全身に雲のかけらのような斑状の局面として忽ち出現し、忽ち消失するのを治す」と書かれている。

3．また、中国の清の時代の本には、「消風散は襟首の皮疹で痒みが非常に強く、そのため掻き破ると滲出液が滲み出て来て、更に血液も混じるような局面を治す」とあり、ここの描写はアトピー性皮膚炎の項部皮疹に相当する。

4．戦後の専門誌には、「絶対に消風散の効く湿疹がある。一時悪く

なっても、それをやっていると必ず治る。それは足や手に貨幣状に
出来る湿疹で、汁が出てジクジクして結痂（かさぶたが出来ること）
するが、そういう湿疹には消風散が絶対に効く。これまでそれで効
かなかったということはない。ただし、消風散の中の石膏の量が少
なくて効かない場合はあるから、それだけ注意すればいい。つまり
消風散はそういう汚いジクジクした湿疹に効くが、当帰飲子（292
頁）の方は割合表面が綺麗で、出っぱって来なくて赤味もない湿疹
に効く。それから温清飲（27頁）の場合は熱感があって、赤くて、
患者が特に熱感を訴える場合の湿疹にいい」と、鑑別診断・適用に
ついてまで解説されている。

〔実際の症例〕

　35歳女性で、つい先程から身体のアチコチ全身に急性蕁麻疹を来
たして、とにかく痒くて仕方がないとのことで夜診で来院した。皮疹
に触れると多少熱感を認める。患者は過去の治療歴から、副腎皮質ホ
ルモン剤は内服・外用共に一切使わないで欲しいと強く要請した。そ
こで、著者は消風散に石膏エキス散（現在は既に販売中止）を加えて
処方した。更に患者は、今晩痒くて眠られないときの薬も希望するの
で、頓服としてアタラックス－Ｐカプセル® 2回分も追加した。2
日後、もう完治しているが、結局のところ、頓服のアタラックス－Ｐ
カプセルは服用しなくても、当日診察後の1回分の消風散と石膏エキ
ス散で大分落ち着いていたとのことであった。

216

升麻葛根湯
しょう ま かっ こん とう

〔主な効き目〕

　この薬は発疹性感染症では升麻・葛根で発疹を出やすく（透疹）したり、熱が強い感染症を解熱してその毒成分を早く消散させる作用を第一とする一方で、芍薬で透疹の行き過ぎを抑えたり、汗を出させることによる身体内の必要水分の喪失を予防する。総じて、発疹性感染症にあって、とにかく透疹が必要かつ充分に行なわれるようにして解熱する薬である。

〔主な病気〕

　感冒、インフルエンザ、麻疹、風疹、ウィルス性発疹症、水痘、猩紅熱、鼻炎、結膜炎、扁桃炎、感冒性頭痛など。

〔病気の説明〕

　水痘とは、水痘・帯状疱疹ウィルスの初感染による熱性発疹性の病気である。主に空気感染であるが、場合によっては接触あるいは飛沫感染でも起こりうる。なお、水痘に罹った後に神経節に潜伏していた水痘・帯状疱疹ウィルスが、将来再活性化すれば帯状疱疹が起こる。

　猩紅熱とは、A群連鎖球菌により多くは口蓋扁桃を侵した後、全身に発疹が現われて猩々（猿に似た想像上の怪獣）の顔のように全身が紅くなる。4～8歳の小児に多く、創傷、熱傷、膿痂疹（とびひ）などに続いて起こることもある。

〔色々な解説〕

1．中国の北宋時代の本には、「升麻散は発疹性感染症を治す。発疹がまだ出ない時やその疑いのある期間は、身体の内部から発する熱が傷寒（悪寒・発熱のある感染症）・温疫（熱の強い流行性の感染

症）と似ていても治し、更には小発疹が既に出ていて発熱している
ものも治す。いずれも併せてこの薬を服用するがよい」と書かれて
いる。なお、ここで云う升麻散は取りも直さず、升麻葛根湯のこと
である。

2．一方、北宋時代の別の本には、小児の発疹に対して、「活血散は
小発疹が出ても快くないものを治す」として、芍薬一味が処方され
ている。芍薬は升麻葛根湯に入っている。

3．それ故、中国の明の時代の本には、升麻葛根湯に芍薬を倍量入れ
ている薬も載っている。

4．別の明の時代の本には、「升麻葛根湯は流行病や熱の高い流行病
で頭痛・発熱し、身体がとにかく痛く、痘疹がまだ発せず、その疑
いのある期間に治してしまうにはこの薬が宜しい。一たび痘瘡（天
然痘のこと。1980年5月、WHOは世界根絶宣言を発表した。）の
水疱性の発疹が出現したら服用してはいけない。これを慎め」と
あって、麻疹だけではなく、ここでは痘瘡への適用についても書か
れている。

5．我が国の江戸時代の本には、「升麻葛根湯は痘瘡・麻疹のまだ見
点せず、まだ序熱のとき、傷寒や感冒に似た者に用いる常用の薬で
ある」と、ここでは明白に痘瘡・麻疹と併記されている。なお、当
時は痘疹の順当な経過は序熱3日、見点3日、……とされたので、
極く初期のときに使うべきと指示していることが分かる。見点とは
発疹が出現することを云う。

6．山本巖先生は升麻葛根湯について、「葛根は背面腹面の透発によ
く、升麻は頸部のように上部の不透の者によい。従って、葛根は
横行して邪を送り、升麻は上昇して邪を送るといわれる。薄荷・牛
蒡子・蟬退を加えると透発の力を強くする」と解説される。

218

〔実際の症例〕

　18歳男性で、本日昼頃から悪寒なく発熱し、現在38.8度。頭痛の他に全身アチコチが痛いと。食欲は不変だが、口内は乾燥し、口蓋扁桃は特に発赤はなく、咽喉頭痛はない。著者は升麻葛根湯を多い目に服用するように指示するとともに、尿量確保のため飲水量を多くするように指示し、念のため頓服で解熱鎮痛剤を3回分処方した。帰宅後、多い目の升麻葛根湯とともに頓服薬を1回服用した。夜間発汗が多くて3回着替えて眠ったところ、朝方は大分楽になり、丸々1日分だけ多い目に升麻葛根湯を服用して、後は通常量とし、頓服は1回だけ服用して、3日後にほぼ治った。

辛夷清肺湯

〔主な効き目〕

　この薬は上気道〜肺の炎症を抑えるとともに、鎮咳去痰する薬である。上気道にあって膿性の濃い鼻水をもたらす鼻炎や副鼻腔炎、更には慢性炎症の結果としての粘膜肥厚やポリープに対処し、一方では下気道〜肺の炎症に伴う乾いた咳に対しては気道粘膜を潤して鎮咳しつつ、粘稠な痰を潤して喀出しやすくする薬である。辛夷・升麻は主として上気道の炎症に働き、麦門冬・百合・枇杷葉は下気道〜肺の炎症に働いて鎮咳去痰し、黄芩・山梔子・石膏・知母・生甘草は消炎解熱する。

〔主な病気〕

　感冒、慢性鼻炎、副鼻腔炎、蓄膿症、肥厚性鼻炎、鼻ポリープ、慢

性咽喉頭炎、慢性気管支炎、肺気腫、瀰漫性汎細気管支炎、気管支拡張症など。

〔病気の説明〕

　鼻ポリープは鼻茸ともいい、慢性鼻炎、副鼻腔炎の分泌物に刺激されて生じる鼻粘膜の一種の炎症性産物である。

　瀰漫性汎細気管支炎とは、両側の肺に一面に起こる細気管支領域の慢性炎症の結果、呼吸機能障害を来たす病気で、持続性の咳・痰・息切れを主症状とし、高率に慢性副鼻腔炎を合併する。

〔色々な解説〕

1．中国の明の時代の本には、「辛夷清肺飲は肺の炎症で鼻の中にポリープが出来て、始めは1粒のざくろのようで、日々を経て段々と大きくなって、鼻腔を閉塞し、空気が通らなくなった者を治す。これを服用せよ」と書かれている。ただし、同じ本にはこの薬を内服しつつ、同時に特殊な散薬を鼻ポリープの上に付ける用法も書かれている。

2．我が国の江戸時代の本には、この薬に枇杷葉が入っていることに触れ、「枇杷葉は痰を去るのに甚だよく効く。この事は中国の本草書（漢方薬の薬の解説書）にはいまだ言及していない所である。私はこの効果を試したが、甚だ効く」と解説している。確かに枇杷葉の入った医療用エキス製剤はこの薬だけである。

3．枇杷葉は江戸時代には枇杷葉湯として、暑気払いの薬としてよく飲用されたし、近年は民間薬的に枇杷の葉療法としてもよく知られている。

4．しかし、この薬の主薬は辛夷である。別の江戸時代の本には、「辛夷清肺飲は鼻の中に腫物を生じる者を治す。それから転じて鼻の嗅覚障害もよく治す」と、ここでは嗅覚障害に対する適用も解説され

ている。

5．明治時代の本には、「脳漏（蓄膿症）、鼻淵（副鼻腔炎）、鼻中瘜肉（鼻ポリープ）、あるいは嗅覚障害などの症、これら全ての強い炎症に属する者に用いて効果がある。蓄膿症や副鼻腔炎は大抵葛根湯加川芎大黄、あるいは頭風神方に化毒丸を兼用して治るけれども、強い炎症があって、痛みが甚だしい者にはこの薬でなかったら治すことが出来ない」と書かれている。それ故、この薬は膿性鼻漏が後鼻漏として開口時に認めうる程度の状態を適用とすることになる。なお、頭風神方も化毒丸もいずれも当時の梅毒の治療薬である。

6．この薬は戦後の専門書の「辛夷清肺湯は上顎洞炎や肥厚性鼻炎、鼻茸、臭覚欠如症、鼻閉塞の甚だしいものなどで、強い炎症があって痛みを伴うものに試みるとよい」と、結論付けられることになる。

〔実際の症例〕

　桔梗石膏（66頁）の項での94歳女性の〔実際の症例〕の続きである。葛根湯加川芎辛夷（48頁）に桔梗石膏を合わせて処方を開始して軽快はしていたが、いまだに明白に膿性鼻漏を認めている。そこで、辛夷清肺湯に変薬した。2週間後、施設職員によれば大分軽快しているとのこと。更に17日後、膿性鼻漏はもう全く発症していないとのこと。その後、風邪気味だった時でも通常の鼻水は認めたが、膿性鼻漏は発症せず、約2年後に辛夷清肺湯を廃薬したが、以後再発していない。94歳という年齢でのこの薬の投与は、著者の最高年齢での著効例である。

参蘇飲
じん　そ　いん

〔主な効き目〕

　この薬は一言でいえば、二陳湯（308頁）を感冒などの中等度以下
の、外からの病邪に感じて（外感病）、それに対処するために処方し
直した薬とも言えよう。二陳湯は外感病の侵襲を受けないときにも、
全身の粘稠な、または希薄な水分（湿痰）を燥する作用を発揮するが、
参蘇飲は外感病用に処方し直した薬で、まずまず中等度の外邪の侵襲
を受けたときの、胃腸薬にもなりうる一般感冒薬である。あまり寒熱
に偏しない方がよい。また、普段から湿痰を生じやすい体質の人によ
く適合する。更には、紆余曲折した経過を辿ることになった外感病に
もよく対応しうる。二陳湯をベースにして、前胡・蘇葉・葛根で外感
病に対処し、桔梗で鎮咳去痰し、蘇葉・枳実・葛根・木香で消化管
の炎症を鎮めて胃腸の動きを正常化し、人参・甘草・生姜・大棗で
胃腸の機能を助ける。

〔主な病気〕

　感冒、インフルエンザ、気管支炎、気管支肺炎、老人性感冒、喘息
様気管支炎、気管支喘息、感冒性胃炎、感冒性胃腸炎、急性胃炎、慢
性胃炎、慢性胃腸炎、神経性胃腸炎、二日酔い、妊娠悪阻、気鬱症、
ノイローゼ、神経性食思不振など。

〔病気の説明〕

　気管支肺炎について、気管支炎が気管〜気管支の炎症であるのに対
し、気管支肺炎は気管支〜肺胞の炎症である。

〔色々な解説〕

1．中国の南宋時代の本には、「参蘇飲は痰が胸中に停まって積もる

ため、胃が閉塞して胃液を嘔吐して目まいをし、胸焼けがして、動悸も来たし、またはえずいても嘔吐せず、また広い意味での痰がその人を侵して関節に停まれば、手足は振るえ、口眼が斜めに曲がり、半身不遂となり、食事をすれば忽ち嘔吐し、頭が疼き発熱するのは、病状が傷寒に似ている病気を治すことになるのである」と書かれている。ただし、ここで云う参蘇飲には葛根を含んでいないが、「えずく者には葛根を加える」という文も併せて載せられている。

2．中国の明の時代の本には、「参蘇飲は四季の感冒で発熱して頭が疼き、咳をして声重く、涙や唾が粘っこくて胃が痞えて膨満し、胃液を嘔吐するのを治す。この薬は胃の緊張を寛め、食道～胃を快くして胃腸を傷ることはしない。この薬は大いに身体表面の熱を解して、将に疲労困憊に陥ろうとして、痰の絡んだ咳・喘鳴を発する炎症に最も効果がある」とも書かれていて、この文は我が国でもよく引用された。

3．我が国の江戸時代の本には、「先ず春は参蘇飲と心得るがよい。必ず春ばかりに用いよと言うのではないが、何にしてもその証に当たるならば用いるがよい」と、ここでは春の感冒の薬であると書かれている。

4．別の江戸時代の本には、「参蘇飲は緩やかな発散の薬である。故に老人や虚人及び小児、あるいは疲労困憊の者、あるいは妊娠して感冒に罹った者には皆この薬を用いるのがよい」とも書かれている。

5．更に別の同時代の本には、「参蘇飲は先ずは婦人の風邪に用いるのである」と書かれていて、実際に中国の明の時代の本には、参蘇飲と四物湯（174頁）を合わせた茯苓補心湯が婦人の疲労困憊に処方されている。

6．また、別の江戸時代の本には、「参蘇飲は肌熱が目的である。肌熱とはどこともなしに皮膚がホカホカして蒸すのである。発熱はハツハツとして蒸す意味はない。発熱に蒸す気味があらば肌熱と心得て、その気味がなくは発熱と心得よ」と、肌熱を説いている。

7．そして、同時代の本に、「参蘇飲は名高い妙薬である。容体は風邪を引いて発熱し、咳が出て胸が痞え、痰も粘るという症状に用いる。それ故に外邪を散らすのは勿論であるが、痰と咳とを取る。また、外邪と痰を取るばかりではなく、胸の痞えた気分をも取り除く故に、胃腸と肺の両方の痰を治療するのである。その効能は至って広く活用することが出来る。気分が勝れないのも、痰も、また胃腸が弱っているのも種々あるときは、この薬を用いて軽く胸を開いて、外邪を発散するのである」と、この文は参蘇飲の全てといっても過言ではない。著者自身、この薬は最も一般的な漢方の総合感冒薬であると考え、黙って「風邪薬を下さい」に対する答である。

〔実際の症例〕

65歳男性で、2、3日来風邪気味とのことで来院した。この人は1週間前に腎盂腎炎で退院したばかりである。もともと喫煙者であったが、退院後も禁煙を続けていて、「禁煙して却って風邪を引いた」とほざいている。現在は白色で混濁した粘稠な痰の絡む咳と何となく身体がだるく、熱い感じがするというが、体温計の測定では平熱である。体重が82キログラムあるという。著者は参蘇飲を処方したが、通常の倍量で服用するようにと話した。丸々3日間服用して治ったが、これを機会に禁煙を続行するようにと、禁煙外来のことも話しておいた。

神秘湯
しん ぴ とう

〔主な効き目〕

　この薬は外からの病邪に感じて（外感病）、病邪が身体の表に留まっ
ている間に攻撃する薬（麻黄・蘇葉・柴胡）を含むが、実際は麻黄・
厚朴で気管支平滑筋の緊張を緩めて、陳皮・杏仁で白色粘稠痰を溶
解し、喀出しやすくする薬である。後で述べるように、溶解痰の喀出
については要注意である。

〔主な病気〕

　感冒、気管支炎、喘息様気管支炎、慢性閉塞性肺疾患、心因性喘息、
気管支喘息、小児喘息など。

〔病気の説明〕

　心因性喘息とは、喘息発作の発現、悪化、回復、再発などに心理的
要因が強く関係している病気で、気管支喘息（心身症）と書くべきか
もしれない。

〔色々な解説〕

１．この薬はもともとは中国の唐の時代の本に、「久しく咳をして喘
　　鳴を発し、坐ったり臥したりすることが出来ず、更には喉の奥から
　　ゼーゼーと声を出し、失神するばかりの状態を治療する薬」として、
　　一つとして対応のこと、麻黄・蘇葉・陳皮・柴胡・杏仁と指示され、
　　更に「二剤を服用すれば必ず癒る。甚だ効果がある」と書かれてい
　　る薬が原方である。ただし、この薬はいまだ命名されていなかった。

２．以後、歴史的には今日の神秘湯の類方とも称すべき薬が先哲に
　　よって多々種々工夫されて来た。

３．結局は我が国で明治時代になって、浅田宗伯が先の唐の時代の本

に書かれている病状に適用する薬として、更に厚朴・甘草を加えて処方したことが、今日の神秘湯の第一歩なのである。

4．宗伯著『勿誤薬室方函口訣』には、「神秘湯に二、三味ずつを入れたり抜いたりの薬が歴史上使用されて来たが、この薬が最も早く効く」と、自ら工夫の神秘湯を称賛している。

5．戦後の専門誌には、「神秘湯の甘草は比較的大量を用いたことを大書せねばならない。なぜならもし甘草を少量にすれば、神秘湯としての効果が半減するからである」と、ここでは甘草湯（58頁）の項で解説した「甘草は急性の切迫した状態に良い」の具体例と思われる。

6．また、別の戦後の専門誌には、「神秘湯は呼吸困難が主で、咳も痰も少なく、胸部の所見としては、ギーメンやラ音（いずれも喘息のときの特徴ある呼吸音）も少なく、腹は軽い柴胡の証（胸の下の苦満感）を示し、小青竜湯（209頁）は呼吸困難と咳と痰があり、胸部所見としてギーメンやラ音を聴取し、みぞおち全体が張っているのを目標として用いている」と、概略が述べられている。

7．戦後の専門書には、「大人に神秘湯を持って行って、却って呼吸困難を起こして失敗したことがある。外にもそんな報告をした人もあるが、大人に神秘湯を用いるのは慎まねばならないときがあるように思う」と述べられ、その理由としては麻黄と柴胡の組み合わせに難があるという説もある。

〔実際の症例〕

戦前の専門誌から引用する。53歳女性で、体格は小で、栄養は極めて不良、皮下脂肪も乏しく骨が目立つ。皮膚は蒼白で、皮膚は弛緩し、顔貌は怜悧にして口唇は厚味が薄く、舌は湿潤して苔なく、また口渇もない。胸の形は細長にして肋骨は突出し、上下の鎖骨窩は深く

陥没する。ただ喘息発作時には、胸の下の苦満感が著明にして、また胸部には高調なる笛声音（粘稠痰の存在）を聴く。神秘湯加厚朴・甘草（即ち、今日の神秘湯）を３日分投与。第２日目朝、患者は今日は元気である。第３日目朝、生気が随分と漲っている。第４日目、まるで生まれ変わったような健康さである。私は最後に煎じ薬の内服を続けることを力説して帰院した。

真 武 湯
（しん ぶ とう）

〔主な効き目〕

　この薬は茯苓・白朮で利水作用に働き、更に生姜も加わって消化管機能を回復しつつ、附子で冷えを温めて循環機能を改善し、全身の機能を活性化するが、芍薬で身体に必要な水分を保持しつつ、附子の強心作用も期待されている。要は身体の水分バランスの喪失とともに全身機能低下状態に対して、全身機能を賦活して水分バランスを正す薬であるが、多くは過剰に偏在した水分を利尿して排泄する。この薬では附子は欠かせない。それ故、通常のエキス製剤の附子の分量では少ないことが多く、炮附子末・加工附子末・附子末等々を加える方がいい。

〔主な病気〕

　感冒、インフルエンザ、気管支炎、肺炎、胸膜炎、肺結核、慢性胃炎、慢性胃腸炎、慢性消化不良症、慢性下痢症、慢性腹膜炎、慢性腎炎、ネフローゼ症候群、萎縮腎、高血圧症、動脈硬化症、パーキンソン病、運動失調症、脚弱症、眩暈症、メニエル症候群、脳血管障害後

遺症、神経性心悸亢進症、慢性心不全、脚気衝心、低蛋白性浮腫、甲状腺機能低下症、下垂体機能低下症、水毒性肥満症、関節リウマチ、湿疹・皮膚炎群、蕁麻疹、老人性瘙痒症、遺尿、夜尿症、全身衰弱状態、プレショックなど。

〔病気の説明〕

　パーキンソン病とは、中高年以後に好発する進行性の運動障害を来たす病気で、安静時の手の震え、ゆっくりした動作、安静時の筋肉の強い緊張、前かがみの姿勢やすり足で歩く小刻み歩行などの症状を主として特徴とする。

　運動失調症とは、筋肉の共同運動の障害のために、複雑な運動が合目的的に円滑に遂行できない病状をいう。

　下垂体機能低下症とは、下垂体からのホルモン分泌が減少したために起こった病気で、この場合の症状は主として下垂体前葉からのホルモン分泌が減少したためのもので、後葉ホルモン分泌の減少による多尿症状は前葉ホルモンの不足の場合には目立たない。多くの場合、まず成長ホルモンと性腺刺激ホルモンの分泌低下を来たし、したがって成長の停止、性機能低下とともに早くから倦怠感・無力感、続いて皮膚の乾燥・冷感・蒼白をもたらす。

　水毒性肥満症は俗に水太りといい、皮膚が柔らかく身体がブヨブヨでしまりがなく、肥満しているタイプをいう。

　プレショックについて、医学的にショックとは、典型的には末梢血行循環不全で、蒼白、虚脱、冷汗、脈拍触知不能、呼吸不全の5徴候がみられるが、プレショックとはその直前の状態をいう。

〔色々な解説〕

1．中国の後漢時代の本には、「急性熱性感染症初期に発汗療法を行ない、汗が出ても治らず、その人はなお発熱し、みぞおちに動悸し、

目まいして身体がピクピク動き、更にはユラユラと揺れて転倒しそうになれば真武湯が良い」、「少陰病でただ寝るように横になっていたがるが、2、3日経ってもそのままで、4、5日経てばお腹が痛くなるが、小便は出ず、手足が重くだるく、痛みも出て、自然に下痢すれば、これは身体に水分が多いためである。その人があるいは咳をし、あるいは小便がよく出、あるいは一層下痢し、あるいは吐き気があれば真武湯が良い」と書かれている。なお、少陰病については甘草湯（58頁）の項で解説した。

2．先の文は外感病を治療する過程で、発汗量が多くて先に全身機能が疲弊・低下し、そのため身体の内部は冷えて来て、しかも身体には水分が多く偏在している状況である。これはプレショックに陥ったのが本態である。後の文は少陰病でやはりもともとは腎障害があり、身体に水分が多く偏在している状況である。

3．中国の清の時代の本には、「真武湯は太陽病で誤って発汗したが治らなくて、動悸・目まい・ピクピク・ユラユラという極端に全身機能の低下した状態を治す。また、少陰病で腹痛して下痢し、身体に水分が多く有る病状も治す」と、まとめて書かれている。

4．我が国の江戸時代の本には、「浮腫を押して長らく陥んでいるのは虚腫である。真武湯などのゆく腫れは皆長らく陥むものである。甘遂などのゆく腫れは押しても直ちに起きるものである。これは実腫である」と、実腫と虚腫を区別し、真武湯の対象となる浮腫は虚腫であると云う。

5．戦後の専門誌には、「真武湯証の人のお腹を診るに、腹部軟弱にして胃内停水（心窩部を軽く叩くとポチャポチャ音がする）を証明する者が多く、また腹壁が薄くて腹直筋を浅く触れる者もある。しばしばみぞおちに動悸が強い。舌は特変ない者が多い。顔色は蒼く

229

生気のない者が多いが、淡紅色に潮紅している者もある。下痢は水様
便のこともあり、また粘液を混じえることもあるが、裏急後重（ト
イレから出て来てまた直ぐに行きたくなる）はない。下痢した後で、
がっかり疲れるというのが、この薬を用いる１つの目標となる。甘
草瀉心湯の下痢は、下痢した後がさっぱりした気持になるが、真武
湯の下痢は、力が抜けた様に疲れる。また、真武湯証の患者は、手
足の微冷を訴えることがある」と解説されている。

〔実際の症例〕

　83歳女性で、高血圧症、心筋梗塞後、変形性膝関節症、骨粗鬆症、
腰椎圧迫骨折後のため、著者が訪問診療している患者さんである。あ
る時、ここしばらく両下腿が腫れて来たとの訴えを聞いた。２ヶ月前
の採血ではＢＵＮ30mg／dℓ、クレアチニン1.1mg／dℓであったが、特
に新たには何も対応していない。患者さんは大変寒がりで、冬場は炬
燵から離れられない。腫れた脛骨前面を指で押すと、指圧痕がいつま
でも残っている、いわゆる虚腫である。著者は真武湯に炮附子末を加
えて、熱服指示をした。２週間後、あれから尿量が増えたとのことで
浮腫は大分引いていて、患者さんは足を動かすのがずっと楽になった
という。このまま続けてもらうこととした。

清暑益気湯

〔主な効き目〕

　この薬には生脉散（人参・麦門冬・五味子）がそっくり含まれて
いる。生脉散は暑熱の発汗による脱水を比較的急いで治療する薬であ

る。そして、この薬はそれに加えて虚弱による下痢あるいは炎症性の下痢を止める薬（蒼朮・陳皮・黄柏）が加えられ、更に元気を回復し、血とその栄養作用を補う薬（黄耆・当帰）も加わっている。総じて、生脉散を温和にした薬であり、暑熱の発汗による脱水傾向があり、かつもともと胃腸が弱くて下痢をしやすい人に良い薬である。

〔主な病気〕

痒夏病、熱中症、夏瘦せ、夏季の食欲不振・下痢・全身倦怠感、急性肝炎、慢性肝炎、慢性膵炎、高齢者・虚弱者・大病後・乾咳者の補気など。

〔病気の説明〕

高齢者・虚弱者・大病後・乾咳者の補気とは、例えば高齢者で元気がなく、各器官の生理的な機能が不充分なとき、機能を促進して体力を増す目的で補中益気湯（353頁）を処方するのと同じ意味で清暑益気湯を処方することが出来る。詳しくは後述する。

〔色々な解説〕

1．中国の明の時代の本には、「古方の清暑益気湯はもともと長い夏の暑い湿気にやられて病気になった者のために作られた。その中には身体の湿気を払い、暑熱を涼しくする薬があることを知らないといけない。夏月には、病気が無かってもただ補う薬を服用するのが宜しい。身体の陽気は全て外に発するので体内の陽気が減ってしまうからである。ただ生脉散に黄耆・白朮・陳皮・黄柏を加えて煎じることは巧妙である。陽気が漏れて出るのを禁忌とする」とあって、この薬が近製の清暑益気湯（即ち、本方）であると書かれている。

2．一方、古方の清暑益気湯は中国の金の時代の本に、「長い夏の暑い湿気が人を蒸し、人がこれによって手足がだるく、根気がなく、

動作が大儀で胸が詰まって呼吸が早くなり、関節が疼き、あるいは喘ぐように呼吸し、身体の熱感が煩わしく、みぞおちが膨満し、小便の色が濃くて数々催し、大便は軟らかで頻回に行き、あるいは下痢し、あるいは喉が渇き、飲食をしたいと思わず、自然に汗が出て身体が衰弱するのを治す」と書かれていた薬のことである。

3．我が国の江戸時代の本には、「暑熱と湿気によって身体が倦れて元気も乏しく、身体内部からの熱に胸が悶え、小便頻回で大便は軟、あるいは喉が渇くことも渇かないこともあり、食べる量は少なくて自然に汗が出るのを治す」と、痓夏病の薬であると云う。

4．著者は高齢者で元気を補う薬を処方したいとき、補中益気湯のみでなく、この薬もよく処方する。この薬は補中益気湯から柴胡・升麻を抜いて、麦門冬・五味子・黄柏を入れた薬である。補中益気湯は身体内部からの病状がある中で、外部からの病邪に感じた病を治療する薬であり、清暑益気湯は更に発汗によって喪失した身体の水分を補い、乾いた咳にも対処する。また、この薬自体はあまり寒熱に偏しないので、暑熱そのものを冷やす薬ではなく、方名に清暑と冠されていても、清暑にのみ特異な薬は配合されていない。

〔実際の症例〕

78歳男性で、狭心症、脂質異常症、高血圧症、慢性脳循環不全症、便秘症で、訪問診療中の患者さんである。一見して痩せが目立つが、食欲は普通にある。まだ暑夏には遠い4月末頃に、最近食欲が低下して来たと家人の話である。診察しても、採血しても特変ないが、カリウムが5.0mEq/ℓと上限位だったので、清暑益気湯を処方した。2週間後の訪問では食欲は回復していて、そのときの採血ではカリウムは4.8mEq/ℓで、下腿浮腫もなく、何となく2週間前より元気そうである。これからの季節をも考えて、少量の清暑益気湯をしばらく続ける

こととした。

清上防風湯
せい じょう ぼう ふう とう

〔主な効き目〕

　この薬に配合されている薬は、よく痒みを止めて皮疹を発散させたり、片頭痛によく効いたり、咽喉頭部〜扁桃部の炎症によく効く薬でもあったり、結膜炎などの眼疾患にも有用であり、更に体内で産生された種々の炎症による固まりを消散させたりするが、この薬が奏効する方向は頭・顔面・咽喉などの炎症に向かわせる。また、この薬は一貫堂の荊芥連翹湯（79頁）から当帰・芍薬・地黄・黄柏・柴胡を抜いた薬であるが、歴史的には清上防風湯の方が遥かに早く出現している。

〔主な病気〕

　感冒、インフルエンザ、蓄膿症、慢性鼻炎、中耳炎、乳様突起炎、扁桃炎、歯齦炎、歯根膜炎、結膜炎、眼瞼炎、急性涙嚢炎、尋常性痤瘡、毛嚢炎、頭・顔面部の癤・疔、慢性頭・顔面部湿疹、酒皶鼻、顔面紅潮症、黒皮症など。

〔病気の説明〕

　歯根膜炎とは、歯根膜、即ち歯根とその周囲の歯槽骨との間の結合組織の炎症で、虫歯から引き続いて起こる場合が最も多い。しかし、その炎症は歯根膜だけに留まることはなく、その周囲の歯槽骨にも及ぶ。

233

〔色々な解説〕

1．中国の明の時代の本には、「清上防風湯は身体上部の炎症を鎮め、頭・顔面の疔や癤、風邪_{ふうじゃ}によってもたらされた炎症性の毒を治す」と書かれている。

2．また、別の明の時代の本には清上防風湯を載せた後に、多くの処方例とともに硫黄_{いおう}にも言及しているので、今日のイオウあるいはイオウ・カンフルの先駆例とも言えよう。

3．我が国の江戸時代の本には、「この薬は、もしかしたら防風通聖散_{ぼうふうつうしょうさん}（350頁）から幾つかの薬を抜いたり入れたりした薬であろう。風邪が熱を帯びて頭・顔面が腫れ痛む状態に用いて治すのは、防風通聖散に比べればこの薬は穏やかで効果が著しい。しかし、人の気力が充実していて、また病邪も盛んで、炎症が強く、脉も力強く打っている者は防風通聖散でなければ効果がない。防風通聖散を用いる方法は酒で炒るのが宜しい。その効果は最も神的である。」と、炎症の程度によっては防風通聖散こそ必要であるとの言明である。

4．江戸時代の痘瘡の専門書には、痘の痂皮形成の時期に使う用法が載っている。

5．先に、荊芥連翹湯との関連について概説したが、荊芥連翹湯より清上防風湯を検討すると、この薬の性格が一層明瞭となる。

　　この薬の本来の奏効部位は、柴胡の奏効する頸部～胸脇部より上方であり、黄柏の奏効する下腹部よりずっと上方であるため、両方の薬を去る。次に、当帰・芍薬・地黄は四物湯_{しもつとう}（174頁）から川芎_{せんきゅう}を抜いた薬であるが、この薬は温清飲_{うんせいいん}（27頁）の項で、「血を養いて火を清しくする」と解説したように、慢性の実熱状態が長期に亘って続くが、血虚に陥るほどに悪化したものではないから四物湯は不要である。ただし、川芎はこの薬が対象とする奏効部位によく

対応するから加えてある。このように考えれば、荊芥連翹湯から奏効部位を限定し、かつ実熱で、仮に慢性であっても、補う治療を要するほどに身体そのものが侵されていない状態に対応しうる薬だということになる。

〔実際の症例〕

　戦後の専門誌から略して引用する。25歳女性で、低血圧といわれ、顔面ににきびが多発するようになり、手掌が荒れてザラザラとなり、ヒビを生じるようになった。患者は全身倦怠を訴え、眼が疲れて困るという症例に、当初は加味逍遙散（55頁）に薏苡仁を加えて投薬したが、にきびは却って多くなったという。発疹の状態が赤色で実証のようになって来たので、清上防風湯に薏苡仁を加えて投与後、著しく好転し、２ヶ月服用してほとんどにきびは消失した。因みに薏苡仁はにきびに用いるときに加えるとよいと云う。

清心蓮子飲

〔主な効き目〕

　この薬はもともと慢性炎症、物質代謝異常、自律神経失調症などがあり、そこにその人の気質的傾向が加味されて身体に変調を来たし、多くは衰弱に陥り、更に排尿に伴う不快感を発症するようになったときの薬である。しかし、本来は肺結核に続く腎・膀胱結核の進行とともに、種々の泌尿生殖器症状と慢性の熱状による身体症状と、それに伴う精神症状の出現と解釈するのが、この薬を載せている本の解説文の素直な理解である。それ故、この薬の構成は大変複雑である。蓮

肉・茯苓・麦門冬・地骨皮・黄芩・車前子は気分を落ち着かせたり、代謝亢進による熱状を下げる。特に麦門冬・地骨皮・黄芩は慢性の肺病変の炎症を抑え、蓮肉・茯苓・黄芩・甘草は下痢を止め、黄耆・人参は大いに元気を補い、人参・麦門冬・甘草は必要な身体の水分を保持するように働き、余分な水分を茯苓・車前子で利尿して排泄する。

〔主な病気〕

自律神経失調症、ノイローゼ、全般性不安障害、神経性心悸亢進症、多夢症、不眠症、精力減退、インポテンツ、遺精、滑精、遺尿、更年期障害、帯下、不正性器出血、膀胱神経症、慢性尿路感染症、腎・膀胱結核、神経性頻尿、無菌性膀胱炎、膀胱機能異常症、前立腺肥大症、慢性気管支炎、肺気腫、糖尿病、全身倦怠感、食思不振、口内炎、舌炎、慢性下痢症など。

〔病気の説明〕

膀胱神経症とは、頻尿、残尿感、下腹部不快感などの自覚症状があっても、それに対応する他覚的所見のない病気で、更年期女性によく見られる。不安なストレスが原因となることが多い。

無菌性膀胱炎とは、非細菌性の慢性膀胱炎のことで、原因となる細菌やベースとなる病気のないものをいう。

〔色々な解説〕

1. 中国の南宋時代の本には、「清心蓮子飲は胸中に病気の元を蓄え、いつも苦しく悶え、物を考えたり体を動かしたりすると憂い悩んで気分が塞がり、このことが小便を白く濁らせ、あるいは尿中に砂が混じり、夜、夢に遺精し、排尿時にポタポタと滴下して痛みを覚え、血尿も発現し、あるいは酒に溺れて上半身は熱く、下半身は冷え、そのため益々熱くなって肺を傷害し、口や舌が乾燥して段々と多飲多尿を来たし、充分眠られず、手足もだるくなり、男子は淋病様、

婦人は赤白の帯下を来たし、更に病後からいまだ回復せず、身体の陽気が外に発散して両手足と胸に熱感を覚えるのを治す。この薬は冷やすことも熱くすることもせず、常服すれば熱感を冷やし、精神を育んで保ち、虚した身体を補い、胃腸を潤し、気血を調えて流れを順行させる」と複雑な病状が描かれている。

2．改めて、ここの描写を解説したい。胸中の病気の元とは肺結核のことであり、小便を白く濁らせたり、尿中に砂が混じったり、排尿時にポタポタと滴下して痛みを覚えたり、血尿も発現したりするのは、結核菌が血行性に転移して腎・膀胱結核を発症していることを意味する。そして、肺結核独自の慢性の熱状と脱水および栄養状態の悪化による痩せ細った身体が描かれ、更にはそれに対する精神症状の出現にも及んでいると理解しなければいけない。

3．中国の明の時代の本には、「疲労困憊して淋の症状を来たした者によい」と、簡単に書かれている。

4．我が国の江戸時代の本には、「この薬を諸々の病に広く用いる目的は小便が余瀝することである。余瀝とは、小便の出が悪く、残尿感があってサッパリと出ず、雨しずくの垂れるようにポタリポタリと通じる症状である。その他、手掌が熱く、喉が渇くことがあれば尚更よく効く」と解説されている。

5．山本巖先生は「余瀝だけならば補中益気湯（353頁）の方が効く。清心蓮子飲は熱感があって、尿量減少、尿の濃度も高く、色も濃く、混濁尿を来たした淋と瀝に用い、主に筋肉の弛緩と無力による」と話されている。

〔実際の症例〕

76歳女性で、骨粗鬆症、左大腿骨頸部骨折術後、変形性膝関節症で訪問診療中の患者さんである。隔日にデイサービスに行き、その他

の日にはヘルパー介護を受けている。先の手術は2回経験しているためもあり、歩行が困難である。少し前から排尿時不快感を来たすようになった。検尿では特変ないが、頻尿、残尿感、尿臭が強いなどもあるという。著者は細菌性のものとは考えなかったので、清心蓮子飲を必ず熱い湯で服用するように指示したところ、2週間後には大分楽になったとのことで、更に2週間後には喉がよく渇いていたが、これも治ったとのことであった。

清肺湯
せい　はい　とう

〔主な効き目〕

　この薬は多味剤である。気道炎症を消退して鎮咳去痰し、膿性痰を緩解して排膿し、痰そのものを化して無害なものとし、身体を潤して痰を排出しやすくするとともに、鎮静作用もあり、また胃腸の機能低下を補う作用もある。総じて、気道炎症に対して消炎して鎮咳去痰する作用が主であるが、中でも慢性期の多量のなかなか切れない粘稠痰を溶解して排出しやすくするので、比較的溶解性の高い、即ち水様性に傾く痰の人に対しては要注意である。清肺湯は十六味中、黄芩・桔梗・桑柏皮・貝母・杏仁・山梔子・天門冬・竹筎・麦門冬・五味子が気道の炎症を制して鎮咳去痰するのを第一とする。

〔主な病気〕

　肺炎、慢性気管支炎、肺気腫、気管支拡張症、気管支喘息、肺結核、老人性咳嗽、咽喉炎など。

〔色々な解説〕

1．中国の明の時代の本には、「痰の絡む咳をする者は、咳をすれば
忽ち痰による呼吸音を発し、痰が出たら咳は止まる。これは正にそ
うだ。咳をして痰の多い者は胃腸が弱っているからである。喘息で
咳をする者は、咳が出るときには胸部全体でゼーゼーという音を発
して呼吸が促迫する。ゼーゼーと呼吸が促迫して眠ることの出来な
い者は治し難い。長らく咳が止まずに全身が疲弊し、もし咳が続い
て声も出なくなり、あるいは喉に瘡を生じる者は、これは炎症が肺
を傷害しているのである。これらは共に治し難い。もし気血共に極
めて衰弱して声が出なくなる者もまた治し難い。以上の３つの治し
難い状況は、共に後の薬に宜しい。清肺湯は一切の咳で、上半身に
痰が盛んな状況を治す」と、以上の３つの病状に清肺湯が良いとの
解説である。

2．しかし、この本には清肺湯の十六味の内で竹筎は入っていない。
ただ同じく書かれた幾つかの薬を抜いたり入れたりする薬の中に、
度々竹瀝が登場するだけである。竹筎はハチクの緑色の部分を除い
た皮で、刮って綿のように、とろろ昆布のようにした物で、竹瀝は
ハチクを火で炙って滲み出た液体のことである。が、漢方一貫堂の
戦後の本には、肺結核の治療が載っていて、その中で先の明の時代
の本に指示された薬に加えて、竹筎が入っている。恐らくこれは竹
瀝を常時入手するのが困難なために、森道伯師は竹筎を始めから加
えた薬として処方したのである。

3．我が国の江戸時代の本には、「清肺湯は肺の炎症が強くて咳の止
まないのに用いる。半夏を用いずに、茯苓・貝母を用いるのは燥
痰を潤す意味である」と書かれ、清肺湯の適用が元の本より大分限
定されている。

4．明治時代の本には、「この薬は痰を伴う炎症や咳の薬ではあるが、弱い炎症に属している。痰による炎症で、専ら外感病による炎症によるものではない。肺の炎症があって、とにかく咳が長引く者に宜しい」と書かれている。

5．戦後の専門誌には、「気管支炎が長引き、慢性化して体力疲労の徴候があり、皮膚が枯燥し、しかもなお胸部に僅かに熱が残り、咳込みがひどく、胸部にギーメン（粘稠痰の存在）を聴き、乾いた痰がなかなか切れないという者に用いている」とも書かれている。

〔実際の症例〕

　86歳女性で、慢性肺気腫の人を訪問診療で担当した。35歳まで喫煙し、夫は1日30本を喫煙していたが、5ヶ月前に肺癌で亡くした。初診時、$SpO_2$93％で呼気の延長を認め、喘鳴を伴う粘稠な黄色痰の絡んだ咳をしている。一般的チェックの後、清肺湯に半夏厚朴湯（327頁）を少量合わせて処方した。半夏厚朴湯は清肺湯の粘稠痰を潤す度合の調整と気管支平滑筋弛緩の目的である。半年後、あまり痰が絡まなくなり、$SpO_2$96％。更に一年半後には全く痰が絡まなくなり、$SpO_2$97〜99％。そして一年後、特別養護老人ホームに入所となり、当方の手を離れた。著者が半夏厚朴湯を加えた理由は、結局は痰の量と性状による。即ち、清肺湯だけを用いるよりも、半夏を加えるのは、痰の量が多く、かつ痰の粘稠度が低い場合に適応となる。このとき、部分的には二陳湯（308頁）を合わせるのと全く同一である。なお、SpO_2は酸素飽和度である。$SpO_2$96％以上ならば問題はない。

川芎茶調散
せん きゅう ちゃ ちょう さん

〔主な効き目〕

　この薬の多くはそれぞれ寒熱の差はあっても、いずれもあまり偏することなく、外からの病邪に感じた病（外感病）による頭痛を止める薬となる。即ち、白芷・羌活・荊芥・川芎・防風・薄荷・細辛が該当する。また、香附子による気鬱から来る頭痛や細辛による頭や目が昏く重たく、頭がボーッとして何かで被われている感をも治すなど、頭痛以外にも用途がある。総じて、あまり寒くも熱くもならない外感病による頭痛薬となるが、しかし、そもそも急性熱性感染症初期に使う薬が沢山入っているので、外感病初期そのものの薬ともなる。

〔主な病気〕

　感冒、インフルエンザ、感冒性頭痛、筋緊張性頭痛、大後頭神経痛、三叉神経痛、常習性頭痛、片頭痛、急性鼻炎、副鼻腔炎、血の道症、鬱状態、ノイローゼなど。

〔病気の説明〕

　大後頭神経痛とは、後頭部から頭頂部にかけての痛みで、耳の裏側や後頭部、更には首の後ろが痛かったり、痺れたりする病気である。第1、2頸椎側方の関節の慢性関節炎による原因が最も多い。

〔色々な解説〕

1．中国の南宋時代の本には、「川芎茶調散は男子・婦人で、諸々の風邪が身体の上部を攻め、頭や目が昏く重たく、正中部または側面部の頭痛や鼻が塞がって声が重くなり、急性熱性感染症の軽症でも熱が壮んとなり、四肢や軀幹が煩わしく疼いて、皮下がピクピク動き、胸部の炎症が強くて痰もよく出、婦人は血の病による風邪が攻

撃して、太陽穴（こめかみにあるつぼ）が疼くのを治す。ただ、これはどんな風邪に感じても尽く皆治す薬である」と書かれている。ここでは風邪はかぜの意味だけでなく、身体に変調を催すめまい、ふらつき、痙攣などの諸々の症状原因をも含んでいる。

2．元の本では香附子か細辛か、どちらかが配合されているが、それぞれの効能の差は〔主な効き目〕で概説した。ただし、香附子の方が煎じ薬の味は良い。また、この薬は細茶（高級な茶葉）が入っているので、お茶で服用することが特徴である。

3．また、中国の元の時代の本には、「この薬は葱白と茶で調えて下す。更に、葱を用いて涎で調えて両方の太陽穴に貼る。痛み甚だしきを除くのに特別の効果がある」と、こめかみに葱の白身を貼り付ける用法も載せている。

4．我が国の安土桃山時代の本には、「頭痛というのは風寒暑に侵され、俄かに頭が痛むのを頭痛と云う。又、天が曇り、雨風あるいは夏の土用（雨が多い）に頭重く、もうもうとして気分が悪くなり、頭が痛み、あるいは嘔吐したりするのは頭風と云う。どれにも川芎茶調散がよい。さて、頭痛は持病ではないが、頭風は持病である」、「川芎茶調散は一切の頭痛、頭風共に治す」と書かれている。

5．山本巌先生は「この薬は冷えを感じる風邪による頭痛を治す。悪寒発熱のある感染症の頭痛に対して、発汗療法を行なって、悪寒のする感染症の初期に用いる」と、簡単に要領よく解説されている。

〔実際の症例〕

59歳女性で、普段から大変神経質で、身体も決して丈夫という訳ではない。よく風邪を引く。身体化障害と診断され、いつも不安感、抑鬱感に関する訴えが多い人である。頻度的に最も多い訴えは頭痛である。今まで同じ病院内でも多くの医師の外来を渡り歩いていたが、

著者の外来のみを受診するようになった頃、少しでも風邪症状があって頭痛を自覚したら、川芎茶調散エキス製剤５グラムを数回、熱茶服で指示し、全く風邪の症状がなくて頭痛を自覚したら、呉茱萸湯（135頁）エキス製剤５グラムを数回、熱服で指示した。以後、大変喜んでくれて服用回数も段々と間隔が開いて来ている。なお、熱茶服とは熱いなるべく上等なお茶で服用する方法である。

疎経活血湯

〔主な効き目〕

　この薬には四物湯（174頁）が含まれている。この薬の主たる作用は痛みを止めることとそれぞれの組織に溜まった余分な水分を排泄するにあって、四物湯は主薬としての地位にはない。実際、牛膝・威霊仙・桃仁・川芎・防已・羌活・防風・白芷・当帰・芍薬によって種々の機序や程度で鎮痛に働き、一方では蒼朮・牛膝・防風・茯苓が利水に働く。その他は消化管の機能を回復し、陳旧性の瘀血にも対応し、関節などでの局所熱感や機能障害を来たす炎症を鎮め、四物湯で血とその栄養作用を補う。総じて、関節・筋肉・四肢などの疼痛や知覚異常を治療することを第一とし、その原因としての、あるいは長期に亘った結果としての栄養障害や瘀血をも含めて治療する薬である。

〔主な病気〕

　腰痛症、坐骨神経痛、大腿神経痛、筋・筋膜性腰痛症、腰部挫傷後遺症、変形性脊椎症、変形性膝関節症、多発性関節炎、痛風、偽痛風、

243

関節リウマチ、下肢運動障害、全身筋肉痛、肩凝り症、寝違い、筋挫傷、外傷性頸部症候群、頸肩腕症候群、肩関節周囲炎、上腕神経痛、頸部挫傷後遺症、脳卒中後遺症、産後血脚気など。

〔色々な解説〕

1．中国の明の時代の本に、もともとこの薬は疎筋活血湯（そきんかっけつとう）との方名で載っていたが、その本よりも少し後世の本に疎経活血湯と改名されて書かれるようになった。こちらの方が有名である。

2．そして、その明の時代の本には、「全身に痛みが走り、昼間は軽く、夜間に重くなるのは血とその栄養作用が不充分だからである。疎経活血湯は全身に痛みが走って刺すようで、左の足の痛みが最も甚だしいのを治す。左は血に属す。多くは飲酒や色情の過多で身体を壊して筋も脉も空虚となるので、風寒湿の害を受ければ、熱を内に感じ、熱が寒に包まれるときは痛み、筋や気血の通り道を傷害する。このために、昼間は軽く、夜間に重いのである。それ故に気血の通り道を疎（とお）し、血を活かし、湿を行らした方がよい。これは白虎歴節風ではない」と書かれている。最後の一文は関節リウマチではないと言っているのである。

3．本来は方名の疎は疏でなければならない。疏の原義は流れが通じるの意で、疎はうといの意である。言うまでもなく、この薬は経を通じ、血を活かすことにある。なお、元の本では疎を使っているが、これは疏の訛字（かじ）（誤字）である。

4．我が国の江戸時代の本には、「疎経活血湯は平常の飲酒と肉食を好む人が内に水と熱を蓄え、その上房事で血脉を傷害し、外は風寒や湿気に感じて左足の痛む者に用いる。この症状は痛風に似ているが、痛風は関節の痛みである。この症状は関節に限らず、ももやすねなどどこでも起こるのである。これも元は左とあるが、左右に限

244

らず、上半身や肘の痛みもある。世間では飲酒や色情の人にはよく
ある症状である」と、ここでは上下左右全身どこでも可という見解
である。

5. 山本巌先生は「酒飲みの脳血管障害の運動麻痺・疼痛に用いるこ
とが最も多く、老化や体力の低下はあまりなく、瘀血を目標にすれ
ばよい」とも述べられている。

〔実際の症例〕

56歳女性で、高血圧症、脂質異常症の既往があり、少し太り気味
であるが、飲酒癖はない。4日前に右股関節部に激痛を来たしたとの
ことで、整形外科を受診した。レントゲン検査、MRI検査にて右股
関節症で多量の関節水腫を認めるとのことであるが、同科では水中
ウォーキングと体重減量を指示されただけであった。著者は同科受診
日より疎経活血湯に防已黄耆湯（347頁）を合わせて服用する旨を指
示した。当初は少し多い目に服用したが、2週間後に痛みはほとんど
消失したので、その頃より水中ウォーキングに行くようになり、以後
は徐々に体重も減っている。

大黄甘草湯

〔主な効き目〕

この薬は大黄と甘草の2味から構成される。効能の概略は大黄の瀉
下作用による副作用を甘草で緩和するのである。大黄は代表的な瀉下
薬であるが、腸管内の細菌の繁殖を抑えるとともに消炎解熱し、腸管
内の腐敗した炎症性産物を排出して腹部の不快感を無くし、水分代謝

障害が加わった炎症に対して解熱して利水する。即ち、瀉下作用と消炎作用の二面的効能がある。甘草は大黄の強い消化管の蠕動運動を強める作用に対して、消化管平滑筋の痙攣・緊張を緩める。多くの場合、通便作用に対してキューとなるお腹の痛みを予防する。

〔主な病気〕

常習性便秘、腸管麻痺、急性大腸炎、炎症性下痢症、急性虫垂炎、慢性腎不全など。

〔病気の説明〕

腸管麻痺とは、腸管の運動が低下したり停止したりする病気で、腹痛、悪心、嘔吐、排便・排ガスの停止、鼓腸（腸管がガスで膨満する状態）などの症状をもたらし、最悪のときはイレウス（腸閉塞症）となる。

〔色々な解説〕

1. 中国の後漢時代の本には、「食事が終って直ちに嘔吐すれば大黄甘草湯が良い」と書かれている。

2. 同じく唐の時代の本には、「胃反で胃液を吐き、及び食事内容を吐くのを治療する薬」とある後、「もしこの薬を使ってうまく行くときは、2日間を隔てて更に1剤を服用するとよい」とも書かれている。

3. 先の本と後の本との病状は異なっている。先の本では食後直ぐ嘔吐するのであり、後の本では胃反により嘔吐するからである。胃反とは、先の本によれば、「朝食事をすれば夕方に嘔吐し、夕方食事をすれば翌朝嘔吐し、食事内容は消化されないという病状を名づけて胃反という」と書かれている。即ち、直ちに嘔吐するのと、半日後に嘔吐するのとは同一病状とは言えない。

4. しかし、いずれにしてもこの薬の今日の用法が通便作用、消炎作

用にある点を考えれば、些か不自然である。特に先の本は〔病気の説明〕での腸管麻痺、更にはイレウスが考えられ、後の本に云う胃反は一般的に胃癌と考えられているからである。

5．我が国の江戸時代の本には、「反胃（ほんい）の症は皆胃腸の虚弱より来たことであるが、身体の水分が不足して大便が長らく硬く固まって通じないという症は、胃の中に炎症が鬱積して嘔吐するのである。この薬を用いて通便すれば嘔吐は止む。これはいわゆる南方からの風に乗って来た薫りを求めようと思えば、必ず先に北側の窓を開けるがよいとの道理である」と書かれている。

6．この意味からすれば、最近単純性イレウスのとき、鼻腔を通してイレウス管を留置し、腸管内容物を吸引した後にこの薬を注入するのは、先の比喩で言えば、南窓と北窓との距離を短かくする効果を期待していることになる。

〔実際の症例〕

70歳男性で、腎不全で来院した。他医受診中で、腎不全のために数日中に人工透析を導入しましょうと言われているとのことである。緊急で採血結果を得ると、ＢＵＮ102mg／dℓ、クレアチニン5.8mg／dℓで、貧血も認める。一般的にはその医師の判断は正しいと話すが、漢方薬で何とか先延ばしして欲しいと言う。幸か不幸か、便秘だったこともあり、大黄甘草湯を処方した。2週間後、便秘だったにも拘らず、下痢を来たすようになったとのことであるが、このときクレアチニン5.5mg／dℓと軽減していた。先の薬は単に便秘改善目的で処方したのではなく、下痢を辛抱してくれたら続行可と話し、他医にも受診して採血を受け、透析延期を承認してくれていると言う。結局、下痢も辛くなり、2ヶ月透析導入を延期することが出来ただけだった。

大黄牡丹皮湯
だいおうぼたんぴとう

〔主な効き目〕

全ての薬が消炎作用を発揮し、大黄・桃仁・芒硝は明らかな瀉下
作用を持ち、また大黄・牡丹皮・桃仁は駆瘀血作用を持っている。そ
れ故に、この薬は消炎性かつ駆瘀血性の瀉下薬であり、漢方的には腸
癰と云われる症状に対して最もよく用いられる薬である。大黄牡丹皮
湯には身体を温める作用のある薬は一つもない。

〔主な病気〕

急性虫垂炎、盲腸周囲炎、憩室炎、骨盤腹膜炎、非特異性大腸炎、
直腸炎、肛門周囲炎、内・外痔核、痔瘻、子宮附属器炎、バルトリン
腺炎、子宮内膜炎、帯下、尿道炎、前立腺炎、睾丸炎、副睾丸炎、膀
胱炎、腎盂腎炎、鼠径リンパ節炎、下肢皮下膿瘍、産褥熱、月経痛、
月経困難症など。

〔病気の説明〕

バルトリン腺炎とは、腟入口の後方部に開口するバルトリン腺（大
前庭腺）及びその導管に細菌感染して発症する病気である。

〔色々な解説〕

1．中国の後漢時代の本には、「腸癰の病は左右下腹部が腫れて痞え、
ここを押せば直ちに痛む。淋病のようであるが、排尿時は問題はな
い。常に発熱して自然に汗が出るとまた悪寒し、その脉が遅くて緊
張していれば膿はまだ成っていない。ここでは下すがよい。下剤を
用いれば正に血を下すことになる。また、脉が洪大で頻数であれば
膿は既に成っている。ここでは下してはいけない。大黄牡丹皮湯が
良い」とあった後、「膿があれば正に下すがよい。もし膿がなけれ

248

ば正に血を下すことになろう」と書かれている。

2．なかなかこの文は理解し難い。そもそも下すために大黄牡丹皮湯を処方するのか、下さないために大黄牡丹皮湯を処方するのか、このような書法はあまり類を見ない。

3．中国の清の時代の本には、「下す法では桃核承気湯（287頁）を用いるのは、言わなくても喩るべきである。脉が洪大で頻数になる者は、膿が既に成っているので下してはいけない。大黄牡丹皮湯が良い。一体、既に下してはいけないと言って、なお大黄を用いるのはどうしてか。思うに、癰膿が既に体内で成ってしまえば、もし下さなければ毒はどこから排泄したらよいのか。これに沿って考えれば、概ね下してはいけないと謂うのではない。必ず膿を排し、瘀を破る薬と共に合わせて始めてうまく行くのである。ただ広く一般に下す薬を用いるのを戒めるのみである」とあって、結局は膿がまだ成っていなくても、既に成っていても、大黄牡丹皮湯を処方するのである。

4．今日一般的には腸癰は急性虫垂炎に相当するという。果たして妥当だろうか。急性虫垂炎が化膿し、膿瘍を形成してそれがダグラス窩（直腸の前方の凹み）に流注すれば、膀胱を刺激して小便が淋のようになることは有り得るが、この段階では膿がまだ成っていないことは有り得ない。更には急性虫垂炎がどれほど化膿しても、目で見て分かる膿が肛門より排出されることはない。それ故、著者は腸癰が肛門周囲炎⇒膿瘍ならば、膀胱刺激症状も有り得るし、明らかに膿が下ることも、下血することも有り得ると考える。もっとも、急性虫垂炎に処方して奏効することはもちろんのことである。

〔実際の症例〕

明治時代末期の本より引用する。体温39度強の19歳の学生で、右

下腹部が強く硬結してやや隆起し、痛みが甚だしくしてほとんど手を触れることが出来ない。その尿は少し白濁していると。即ち、盲腸炎の症状が既に備わっている。そこで大黄牡丹皮湯を投与した。服薬して２日後、下痢数行にして痛みが減って、熱が下降し、食欲が増して来て、甚だ快感を覚えるとのこと。私は薄い粥を摂らせ、軟らかくして消化しやすい食事を指示して、７日が経ち、ほとんど治った。

　この症例は、和田啓十郎著『医界之鉄椎』に載っていて、腸癰が虫垂炎（当時は盲腸炎と表現したのであろう）であると解釈して対応した最初の文献である。

大建中湯

〔主な効き目〕

　この薬の蜀椒・乾姜は消化管を温めるための配慮で、主薬である。人参は外部からの寒邪によっても、身体が虚弱なための冷えに対しても、そのための消化管の機能低下の状態を回復し、身体全体を活性化する働きもある。膠飴はここでは小建中湯（200頁）での配合とは全く意味が異なり、とにかく蜀椒・乾姜の辛味を和らげて服用しやすくするために配合されている。なお、蜀椒には駆虫作用もある。

〔主な病気〕

　急性胃腸炎、慢性胃炎、慢性腸炎、消化管無力症、内臓下垂症、鼓腸、腸管麻痺、腸管癒着症、慢性腸狭窄症、腸閉塞症、開腹術後、癒着性腹膜炎、消化管機能異常症、過敏性腸症候群、回虫症、条虫症、胆石症、膵炎、腎結石発作、尿管結石発作、腸管疝痛など。

〔病気の説明〕

　腸管疝痛とは、腸管が強く収縮して、キリキリと強い痛みが起こるが、そのとき腸管内のガスや内容物が腸管を圧迫し、しばらくすると腸管が緩んで症状が治まるが、これを繰り返す。多くは排便・排ガスすれば落ち着く。

〔色々な解説〕

１．中国の後漢時代の本には、「胸が大いに冷えて痛み、吐き気があって、飲食をすることが出来なくて、お腹の中の冷えが上に上り、お腹の皮が起き上がって頭や足が有るように見える。また、その上下が痛んで手で触れることが出来ない位の痛みには、大建中湯が良い」とあって、その後には「粥を摂ってお腹を温めて身体を覆うべきである」とも書かれている。

２．この状況は比較的腹壁の薄い人で、腸の動きがモコモコと、腹壁を通して分かる状況を示していて、腸管疝痛に相当する。しかし一方、今日ではイレウスのときにイレウス管を留置し、大建中湯を注入する治療もよく行なわれている。これは腸管麻痺の状況である。即ち、大建中湯は実際問題として、腸管疝痛と腸管麻痺という２つの相反するいずれの状況にも処方しうることが分かる。

３．我が国の江戸時代の本には、「この薬が指示されている文中に云う寒痛の寒の字は、虚寒（身体が虚弱で冷える）の寒の意味に見てはいけない。大建中湯の寒痛の寒は寒毒の寒である。寒毒というのは常の寒気とは違い、寒気の中に一種の毒気が凝結する寒気である。人がこれに当たれば必ず疵を受けるものである。通常の寒痛ならば専ら肉桂や附子を用いてその寒気を温散すべきであるが、しかしここで、蜀椒を用いたことが寒毒たることと知ることが出来る」とあって、ここでは単に寒だけでなく、今日流に表現すれば、寒に

251

寄生虫病が合併していることを言っていよう。昔は寄生虫病が多かったのである。

4. 戦後の専門誌には、「常習便秘の患者に緩和な下剤を用いても、不快な腹痛や裏急後重を訴えるものがある。これらの患者は大黄などの下剤を禁忌とするから、大黄の入らない薬を用いて快便を得るように努めなければならない。このため、私は中建中湯を作った。これは小建中湯に大建中湯を合わせて膠飴を去った薬である。殊に開腹術後に有効である」と、中建中湯の例が挙げられている。

〔実際の症例〕

83歳男性で、脳血管障害後遺症による寝たきりの患者さんを、訪問診療することになった。聞けば慢性の左側腹部痛を来たし、今まで入院していた病院で色々な検査を受けたが、何ともないとのことであった。腹部の診察では冷えていることは確実と判断した。妻と二人だけの生活では、妻が多少ヒステリックなことが気になった。まず小建中湯を処方したが、多少ましという程度だったので、次に大建中湯を処方したところ、これがよく効いて左側腹部痛がほとんど軽快したが、今一つ不満なので、物理的にも加温指示をしたところ、これで痛みは完治した。当分続けたいと言う。

大柴胡湯

〔主な効き目〕

この薬は小柴胡湯（203頁）から人参・甘草という元気を補う薬を除き、枳実・大黄という病邪を攻める薬を加えて、更に芍薬を入れ

た薬である。枳実は小腸性下剤、大黄は大腸性下剤でもある。また、この薬は小柴胡湯に小承気湯（大黄・厚朴・枳実）を合わせた薬の加減方（幾つかの薬を抜いたり入れたりした薬）でもあり、大柴胡湯は小柴胡湯合小承気湯の加減方と表現しうる。更にこの薬は、基本的には少陽病と陽明病の合病（病初期から共に病む状態）あるいは併病（途中から他方に移行する状態）を治す薬であるが、もともとは小柴胡湯よりも消化管症状も重い場合で、またこの薬は小柴胡湯よりも情緒不安に対応しうる薬でもある。なお、少陽病、陽明病は黄芩湯（35頁）の項で概説した。

〔主な病気〕

　感冒、インフルエンザ、腸チフス、丹毒、レプトスピラ症、マラリア、扁桃炎、扁桃周囲炎、咽喉炎、副鼻腔炎、中耳炎、耳下腺炎、耳鳴、難聴、結膜炎、虹彩炎、角膜炎、歯痛、口内炎、急性胃炎、慢性胃炎、胃・十二指腸潰瘍、急性胃腸炎、急性虫垂炎、大腸炎、便秘症、胆石症、胆道機能異常症、急性肝炎、慢性肝炎、脂肪肝、胆囊炎、胆管炎、膵炎、急性胃粘膜病変、機能性ディスペプシア、気管支炎、肺炎、胸膜炎、肺結核、肺気腫、気管支喘息、気管支拡張症、心臓性喘息、腎炎、腎結石症、腎盂腎炎、ネフローゼ症候群、萎縮腎、高血圧症、動脈硬化症、脂質異常症、糖尿病、単純性肥満症、脳卒中後遺症、片麻痺、不全麻痺、肋間神経痛、頭痛、ノイローゼ、インポテンツ、不眠症、自律神経失調症、神経性心悸亢進症、癲癇、ヒステリー、鬱状態、肩凝り症、腰痛症、坐骨神経痛、禿髪症、頭部粃糠疹、円形脱毛症、頭汗症、蕁麻疹、帯状疱疹、血の道症、月経困難症、月経不順、無月経、更年期障害、不妊症、産褥熱、脳卒中体質改善薬など。

〔病気の説明〕

　レプトスピラ症とは、様々な病原性レプトスピラ菌による急性熱性

感染症で、秋疫（用水病、七日熱）など感冒様症状のみで軽快する軽症型から、黄疸、出血、急性腎不全を経て死亡率の高い重症型（ワイル病）まで多彩な症状を呈する病気である。

〔**色々な解説**〕

1．中国の後漢時代の本には、「急性熱性感染症初期から10日余りが過ぎたので、2、3回瀉下する治療法を選択したが、それでもなお、柴胡湯の適応がまだ備わっていれば先ず小柴胡湯を与えよ。それでも吐き気が止まず、みぞおちが急迫し、気分が全く勝れないのであればまだ治っていないのである。大柴胡湯を投与して瀉下すれば直ちに治る」とあって、ここでは大黄は指示されていない。ただし、その文の後では「また、別に大黄を加える薬もある。もし加えなければ、恐らくは大柴胡湯とは言えないであろう」と、この本では結局、大黄の入った大柴胡湯と入らない大柴胡湯とが記されている。後者は大柴胡湯去大黄（256頁）として次の項で解説する。

2．また、後漢時代の別の本には、「みぞおちを押さえると、張って痛みを覚えたら、これは実（病邪が充実している）である。正にこれを瀉下すべきである。それには大柴胡湯に宜しい」とあって、ここでは大黄の入った大柴胡湯のみが載っている。

3．中国の南宋時代の本には、柴胡湯として小柴胡湯が載っている。そして、先の後漢時代の本に載っている大柴胡湯の文を切れ切れに引用して繋ぎ合わせて1つの文として、「（小柴胡湯から）人参を去って、枳実・大黄を加えて大柴胡湯と名づく」とある。即ち、通常の大柴胡湯から芍薬を去って、甘草を加えた薬を大柴胡湯としていることになる。この本の作者は芍薬と甘草との差をさほど重視していないことになる。

4．我が国の江戸時代の本にも、「傷寒で内が実して大便し難く、悪

寒することがなく、その反対に悪熱するのを治す」とあって、大柴胡湯が指示されるが、ここで云う大柴胡湯は先の３．の大柴胡湯と全く同一である。更に「悪寒することなくして悪熱するとは、表症がいまだ除かれず、その一方で裏症がまた急迫しているためである。この薬はこの状態に宜しい。たとえば、十の内で七分は裏に、三分は表症というときにこの薬を使う」とも書かれている。

５．昭和時代初期の本には、「上腹角（２つの肋骨弓の間の角度）が鈍角であるものは胸郭及び頸部が短厚なので、いわゆる卒中質（一貫堂でいう臓毒証体質）に属するものにして大柴胡湯の腹証を見ることが多く、その鋭角であるものは胸郭が扁平で、頸部が細長なので、いわゆる労療質（結核に罹りやすい体質、一貫堂でいう解毒証体質）に属するものにして小柴胡湯の腹証と診断することが多い」と書かれている。

６．なお、先の５．と同じ作者は戦前の専門誌で、「大柴胡湯、桃核承気湯（287頁）、大黄牡丹皮湯（248頁）を合わせた薬（合方）のほか、私は三薬、場合によっては四薬、まれには五薬をも使う」と古方家の雄であるはずなのに、治療の実情を告白されている。

〔実際の症例〕

35歳男性で、風邪に罹って４日経ったが、まだ治らないとのことで来院した。訴えは、体温は微熱だが、食欲がない。胸がムカムカする。痰の絡む咳、頭痛、気分が重い、便秘である。他医で葛根湯（45頁）を２日間服用指示された後、小柴胡湯を服用しているが、治らないと言う。胸の下からみぞおちにかけての苦満感が強い。この人は漢方薬にそこそこ造詣が深いので、大柴胡湯と話すと忽ち了解した。後日談では、２日間大柴胡湯を服用し、諸症状もほとんど治ったので、残っていた小柴胡湯を１日だけ服用したとのことであった。患者さん

もよく心得ているものである。こういう人にこそこの本を読んでもら
いたい。

大柴胡湯去大黄
（だいさいことうきょだいおう）

〔主な効き目〕

　先に解説した大柴胡湯（252頁）から大黄を抜いた薬である。した
がって、大柴胡湯で大黄に期待されていた効能が除かれていることに
なる。具体的には瀉下作用、消炎作用、細菌増殖抑制作用、胆汁分泌
促進作用、鎮静作用などであるが、他の配合された薬によって、実際
はそれらの作用が弱くなったという表現の方が正しい。

〔主な病気〕

　大柴胡湯の適応証において、身体内の実（病邪が充満している状態）
が結んだ炎症性病変を積極的に瀉下などをする必要のない場合。

〔色々な解説〕

１．大柴胡湯の項の〔色々な解説〕１．で解説した中国の後漢時代の本
　の文は、大柴胡湯去大黄においても当てはまる。

２．中国の南宋時代の本には、「大柴胡湯は病状の大略は大承気湯
　（258頁）と同じなのを治す。軽いときは柴胡湯で、重いときは承気
　湯」と書かれているが、ここで云う大柴胡湯は大柴胡湯去大黄であ
　る。

３．李氏朝鮮時代の本には、「この薬を大柴胡湯と比べると、大黄・
　枳実なく、枳殻を用いている。小柴胡湯（203頁）と比べると、甘
　草・人参なく、枳殻・芍薬が多い。このことを詳しく解説して

256

十一証（略）もの症状を治すのは皆、大柴胡湯の軽症、小柴胡湯の重症を治すのである」とあって、ここでは枳実と枳殻との差を考慮しても、大柴胡湯去大黄が大柴胡湯の軽症、小柴胡湯の重症との表現は妥当である。

4．改めて、元の後漢時代の大・小柴胡湯の薬の分量を検討する。柴胡半斤・黄芩三両・半夏半升・大棗十二枚は分量も全く同一だから、検討外とする。すると、小柴胡湯では人参三両・甘草三両・生姜三両に対して、大柴胡湯去大黄では枳実四枚・芍薬三両・生姜五両が異なることになる。まず甘草と芍薬との差は、先に大柴胡湯の項の〔色々な解説〕3．で、芍薬の代りに甘草が配合されていても、同じく後漢時代の本の条文をそのまま採用している点より大差とは認め難い。生姜三両と生姜五両の差は、我が国の江戸時代末期の本で、「吐き気の激しいかどうかに従って、生姜はまた多少の差が有るのである」によるのである。

　すると、最も大きい差は人参と枳実の差である。江戸時代の古方派（中国の後漢時代の本を信奉する流派）の本には、人参は補剤ではなく、殊に人参の代りに竹節人参が処方されていた。それ故に、古方派の本には、「人参の主治は心下結実の病（みぞおちに固く結んだ病）を治す」とあり、「枳実の主治は心下結実の毒を治す」と書かれている。要は、人参と枳実の差は心下結実の病と毒の差であり、病と毒によって生姜三両と生姜五両が配合されているのである。となれば、小柴胡湯とこの薬との距離は見た目よりも近接している。

5．結論としては、この薬と大柴胡湯との距離よりも、この薬と竹節人参を配合した小柴胡湯との距離の方が近い。また、この薬と小柴胡湯を合わせて薬用量を調整すれば、竹節人参を配合した小柴胡湯に近くなる。

257

〔実際の症例〕

　44歳男性で、一見して脳卒中体質と表現しうるほどに立派な体格の人である。体重89キログラムで、既に生活習慣病と他医で言われ、降圧剤、脂質改善薬を服用している。他医でも将来の糖尿病、心筋梗塞や脳卒中予備軍とも言われたので、まず喫煙は止めたと言う。その他に何か良い漢方薬はないかとのことで受診した。胸の下の苦満感は少し認める程度である。聞けば多少便秘気味とのことで、大柴胡湯をまず1週間処方した。1日3行軟便があったというので、大柴胡湯に大柴胡湯去大黄を半分ずつ合わせて処方したところ、気持のいい程度の排便とのことで、このまま続けてもらうこととした。結局は大黄の量を調整したことになる。

大承気湯
（だいじょうきとう）

〔主な効き目〕

　この薬は薬用量を除けば、小承気湯（大黄・厚朴・枳実）に芒硝が入ったものである。この薬は本来、急性熱性感染症極期に処方する薬であるが、消化管への作用としては、大黄・芒硝は下部消化管の腸の動きを活発にし、厚朴・枳実は上部消化管の腸の動きを活発にする。それ故、小承気湯はこの薬と比べて、陽明病ではあっても、症状のさほど強くない場合に用いる。総じて、この薬は全消化管の動きを活発にし、全身の炎症極期の熱でみぞおちが堅くなって（堅）、痞えたり（痞）、膨満したり（満）して病邪が実し（実）、乾燥して固くなった便を瀉下することにより症状の安定を図る薬である。古来、大承気

湯の四味について、大黄は実を泄し、厚朴は痞を去り、枳実は満を泄し、芒硝は堅を軟らかくするとも言われる。

〔主な病気〕

感冒、インフルエンザ、麻疹、日本脳炎、流行性脳脊髄膜炎、急性消化不良症、急性胃腸炎、急性大腸炎、赤痢、腸閉塞症、胆嚢炎、胆管炎、膵炎、胆道機能異常症、上部消化管機能異常症、下部消化管機能異常症、急性便秘症、破傷風、熱性痙攣、気管支喘息、心臓性喘息、脚気衝心、頭痛、片頭痛、歯痛、肩凝り、高血圧症、単純性肥満症、脂肪肝、脂質異常症、糖尿病など。

〔病気の説明〕

破傷風とは、破傷風菌によって作られる破傷風菌毒素により引き起こされ、筋肉が収縮して痙攣が起こる病気である。深い傷、混合感染、壊死した組織や体内異物などの条件が重なると発病する。

〔色々な解説〕

1. 中国の後漢時代の本には、「陽明病で脉が遅く、汗が出るけれども悪寒しなければ、その身は必ず重く、呼吸が迫ってお腹が脹り、喘鳴を発する。ここで決まった時刻に発熱すれば、この状態はもう外の症状が治ったのであり、裏の症状に対処すべきである。手足から次から次へと汗が出れば、このとき大便は既に硬くなっている。大承気湯が良い。もし汗が多くて微し発熱して悪寒すれば、外の症状がまだ治っていないのである。その熱が決まった時刻に発することがなければ、いまだ承気湯を与えてはいけない。もしお腹が大いに脹って便が通じないならば、小承気湯を与えて微し胃の機能を調和するがよい。大いに瀉下することがないようにすべきである」とあって、ここでは大承気湯と小承気湯との適用差についても触れている。

259

２．また別の後漢時代の本には、「お腹の膨満が減らず、あるいは一寸減ったけれども大したことがないならば、正に当然ながら、これを瀉下すべきである。大承気湯が宜しい」、「下痢して飲食する気が起こらないならば、それは食べた物が完全に消化されていないからである。正に之を瀉下すべきである。大承気湯が宜しい」と書かれている。特に後の文は下痢していてもなお大承気湯を処方するのである。

３．中国の唐の時代の本には、この薬が小承気湯との方名で載っていて、特に解説文はないが、「治す効果は大成湯と同じである。力を比較すればそれより軽く、婦人・女子・小児に拘らずに皆この薬を服用するがよい」とあって、大成湯は通導散（284頁）の元の方名であり、ここでは「一つは大承気湯と名づける」とあり、結局は通導散の攻撃性を緩めた薬として大承気湯が位置付けられている。

４．我が国の江戸時代の本には、「お腹が堅く脹って、もしくは下痢で悪臭を放ち、もしくは乾燥して固くなった便を治す。傷寒で大便が通じないでお腹が堅く脹り、うわごとを言って狂ったようになるのによい」とも書かれている。

５．著者は消化器系の異常病変を改善する目的で、二陳湯（308頁）、補中益気湯（353頁）、六君子湯（380頁）などを処方する場合、殊に少量の大承気湯を加えて処方することがある。この場合、少量であり、かつ何時までも加えないことも大事である。

〔実際の症例〕

明治時代初期の本から引用する。婦人が重症の流行性感染症で治療を請うて来た。私は大青竜湯を与えて発汗させたけれども、熱の勢いは衰えずに更に進んで、でまかせや言い間違いを放ち、狂人のようである。そこで大承気湯を処方した。その夜半、大地震で自宅も土の

倉も壊れてしまい、家の者は驚いて、戸板に病人を乗せて逃げ出した。翌朝、私は行って診察したが、外気による風や寒さの影響もなく、他に別の症状も出現していなかったので、なおも大承気湯を与えた。6、7日が過ぎ、意識も回復して来た。そこで、大地震のことを話し聞かせると病人は大いに驚いた。30日余りで全快した。これは安政2年10月2日の江戸地震の実録による症例である。

大防風湯
（だい　ぼう　ふう　とう）

〔主な効き目〕

　この薬は四物湯（174頁）と附子人参湯（343頁）を合わせた薬に、防風・杜仲・黄耆・羌活・牛膝・大棗が入ったものである。この薬には、知覚・運動麻痺を改善する薬と、特に下肢の筋骨を強壮にする薬と、消化管を温めて機能を補う薬とが入っていて、その結果として全身の機能低下も回復することになる。総じて、外因・内因を問わず、全身の機能衰弱状態にあって、特に下肢の機能障害を気血共に補うことによって改善させる。また、鶴膝風と表現される中枢性の知覚異常・運動麻痺にも適応となるが、消炎作用は期待できない。

〔主な病気〕

　脳血管障害後遺症、脊髄損傷後遺症、脊髄小脳変性症、パーキンソン病、腰部脊柱管狭窄症、坐骨神経痛、大腿神経痛、腰椎椎間板ヘルニア、脊髄癆、非活動期の関節リウマチ、非リウマチ性骨関節炎、脚気様症候群、多発性ニューロパチー、大病後・大手術後・長期臥床後・産後の下肢運動障害など。

〔病気の説明〕

　脊髄損傷後遺症とは、脊髄を保護している脊椎が大きく損傷を受けて、脊髄を直接損傷することによって、高度の四肢麻痺を含む様々な神経障害による直接的影響や、褥瘡、排尿・排便障害などの間接的影響も含む。

　脊髄小脳変性症とは、小脳・脳幹・脊髄にかけての神経細胞が徐々に変性し、進行して行く病気で、歩行時のふらつきや話すときに呂律が回らないなどの運動失調を主とする神経難病である。

　腰部脊柱管狭窄症とは、脊椎の脊髄や馬尾神経を保護している脊柱管が狭くなる病気であるが、通常加齢に伴って発生し、最も特徴的な症状は、歩行しながら休息を繰り返さないといけないことで、その他に腰痛や足の痺れも発症しうる。

　腰椎椎間板ヘルニアとは、腰椎椎間板の内部の髄核が脱出して神経を圧迫し、通常激しい腰痛と下肢痛や痺れ、更には運動麻痺も来たしうる。比較的若い人に多く発症し、80％ほどは自然治癒する。

　脊髄癆は脊髄梅毒ともいい、梅毒の初感染から10 ～ 20年後の第4期に脊髄を侵すことによって発症する。神経痛や痺れ、やがて麻痺する。

　多発性ニューロパチーとは、左右対称性に、多くは手足の先端部ほど障害が強く、複数の末梢神経の障害を総称していう。その中には、感覚障害、運動障害、自律神経障害など様々な病変がみられる。

〔色々な解説〕

1．中国の南宋時代の本には、「風を去り、気を順らし、血脈を活かし、筋や骨の働きを壮んにし、冷えや滞った水分を除き、冷気を逐う。1192年、下痢を患った後で、足で歩くのも麻痺して力無く、遂に鶴膝風となった。即ち、両膝が腫大して痛み、ももやすねが痩

せ細ってただ皮と骨だけとなった。身体は凝り固まって曲がったまま横になり、自由に屈伸することが出来ないので、他人が抱きかかえて持ち上げてくれたら起きることが出来る有様である。このようにして数ヶ月間、定めとしてもう廃人になると覚悟した。淮東の趙徳が大防風湯を作って与えた。この薬を服すると、気血が順調に流れ出して身体の皮膚や筋肉が段々と活力を取り戻し、遂に良く歩くことが出来るようになった。予定量を服用しなくとも平復し、昔のように元気となった。真の優秀な薬である」と書かれている。

2．我が国の江戸時代の本には、「考えるに、血を活かし、筋骨を壮んにするの下に、除寒湿逐冷気（寒湿を除き、冷気を逐う）の六字が有る。即ち、この薬を用いるキーポイントである」と、先の原文を注記している。

3．この薬を関節リウマチに処方する場合、非活動期にあることが必要である。臨床的に適応となるかどうかの判断に困ったときには、戦後の専門書には、「この薬を服用して食欲が衰え、または下痢する傾向のものには桂芍知母湯（113頁）を試みるがよい」と明記されているのは大変心強い。

4．山本巖先生は、大防風湯の適応として、「栄養失調による運動麻痺」と大綱を示され、「ⓐ痢風、下痢の後の鶴膝風。ⓑ脚気の麻痺。ⓒ大病後・産後・手術後体力の低下・栄養失調になり、十全大補湯（192頁）を用いる者で、四肢の筋力がなく、起立歩行が十分でないときに用いる」と、必要十分に述べられている。

〔実際の症例〕

85歳女性で、脳血管障害後遺症のために歩行は不安定であり、それ故に訪問診療となった患者さんである。自宅で転倒し、腰椎圧迫骨折による激痛のため、止むを得ず入院治療となったが、可及的早期に

退院を促すべく働きかけた。帰宅後は以前よりも歩行が一層不安定となったので、病院からの痛み止め薬はそのままとして、新たに大防風湯を処方した。1週間後はまだ変わったことはなかったが、2週間後はほぼ以前通りに戻ったのでそのまま服用を続けていると、以前よりも歩行が安定するとともに、活気も出て来たので大防風湯を続けることとした。

竹筎温胆湯

〔主な効き目〕

　この薬はもともと温胆湯に由来するが、温胆湯発展の上では唐の時代や南宋時代の本を経て、最終的に明の時代の本で竹筎温胆湯が完成することになる。南宋時代の本の温胆湯は炎症の有無に拘らず、驚きやすく、夢を見ることが多くて、不眠や気鬱などの精神不穏状態（当時はこれを胆が冷えるためとした）に用いられるが、竹筎温胆湯はむしろやや長期の炎症、特に呼吸器系の炎症が残っていて、咳や痰の症状が止まず、そのため鎮咳去痰作用をベースにして、消炎解熱し、低下した機能を回復させ、また鎮静作用も併せて発揮し、消化管に対しての機能低下も回復するように配慮された薬である。基本的には少陽病期が長引いたときの薬である。この薬には二陳湯（308頁）が入っている。二陳湯は全身の粘稠な、または希薄な水分（湿痰）を燥する薬である。従って、この薬は二陳湯に加えて柴胡・竹筎・桔梗・麦門冬・黄連で主として呼吸器系の炎症を制して鎮咳去痰すべく作用する。また、柴胡・香附子・黄連は精神安定作用も発揮する。

〔主な病気〕

　感冒、インフルエンザ、気管支炎、肺炎、神経性咳嗽、感冒後症候群、亜急性胃腸炎、自律神経失調症、不眠症、多夢症、健忘症、心気症、精神不穏、パニック障害、心臓神経症、ノイローゼ、神経性心悸亢進症、鬱状態、更年期障害など。

〔病気の説明〕

　心気症とは、他覚的な身体所見がないにも拘らず、自分自身の身体状況に対して必要以上に悲観的な悩み・憂い・思い込みなどを抱え込んで、日常生活にも支障を来たすようになる病気である。

〔色々な解説〕

1．中国の唐の時代の本には、「大病の後、元気がなく、胸が悶えて眠ることが出来ないのを治す。これは胆が冷えるためである。温胆湯に宜しい」とあり、胆が冷えるというのは当時の見解である。

2．続いて、南宋時代の本には、「温胆湯は心や胆が元気がなくて物に怯え、また驚きやすく、あるいは寝て不祥な夢を見、あるいは見たこともない物に惑い、遂に心が驚いたり、胆が恐れたりして、気が鬱して涎を生じ、涎と気が相争って、一変して諸々の症状を生じ、あるいは息切れ・動悸をし、あるいはまた自汗・四肢浮腫を来たし、飲食も味なく、胸は力なく悶え苦しんで、そのためじっと座ったり横になったりしても安穏とできないのを治す」とあって、ここでは専ら精神的諸症状と随伴症状が書かれている。

3．そして、明の時代の本で、「竹筎温胆湯は急性熱性感染症に罹って大分経っても、その熱が退かず、夢見も安穏とせず、心が驚いてボーッとして、胸騒ぎもして、痰が多くなっているのを治す」と書かれていて、傷寒の日数過多で熱も残り、精神不安定となり、痰が多い症状が目標である。

265

4．我が国の江戸時代の本には、「竹筎温胆湯は名高い薬で、夜中眠られないとか、胸に気が滞るというのが目的である。温胆湯の症で、ささいな部分までも緩く療治しようとするにはこの薬が好い。強く効果を取ろうとするには温胆湯の方が宜しい。この薬は薬味は多いけれども、とにかく胸に滞る気を行らし、神経過敏になったもの、その他の神経症状を弛める働きがある。この薬は痰と熱と気とを目的とする。夜分寝ていても、夢を見るのが恐ろしくて気が落ち着かないというのに宜しい。以上の２つの薬は傷寒の峠より先の処で用いる薬である」と解説している。傷寒の峠とは極期を云う。

〔実際の症例〕

42歳女性で、１週間来の風邪をこじらせたとのことで受診した。風邪を引いた当初は全く養生をせずに市販の一般感冒薬を服用していたと言う。高熱、頭痛、咽頭痛、関節痛などはもうないが、食欲が回復せず、微熱と白色粘稠痰の絡む咳と、夜間不眠気味で気分がスッキリしないと訴える。夢のことを尋ねると、昨晩も不快な恐い夢で夜間に目が醒めたと言う。竹筎温胆湯を処方し、最初の２日間は通常量の倍量で服用指示したところ、３日目に安定したとのことだった。

治頭瘡一方

〔主な効き目〕

この薬は我が国で独自に創意工夫された本朝経験方であり、創製者は不明である。頭・顔面部の滲出性・瘙痒性・炎症性皮疹を治癒に導く薬である。概して難治性の長期に亘る皮疹に対するより、比較的に

発症後の日数の短い皮疹が対象となる。特に乳幼児の俗に胎毒と呼ばれる類の湿疹によく効く。連翹・忍冬で消炎し、蒼朮で滲出を去り、防風・荊芥で痒みを止める。川芎・大黄はよく頭・顔面部病変に処方され、紅花は血流を改善して皮膚病変に奏効する。

〔主な病気〕

風・湿・熱の非慢性皮疹、湿疹・皮膚炎群、アトピー性皮膚炎、乳児胎毒、乳児湿疹湿潤型、小児膿痂疹など。

〔病気の説明〕

乳児胎毒について、胎毒はもともと先天梅毒のことであった。しかし、現在は乳児が生後間もなくしてから、前頭部〜頭頂部に発症する鱗状の落屑を伴う湿疹、即ち乳児脂漏性湿疹をも意味する。

乳児湿疹湿潤型は乳児顔面頭部急性湿疹ともいい、まず頰部が紅潮して痒く、その上に丘疹や小水疱を生じ、掻いてただれ、湿潤、痂皮が顔面や頭部に波及する病気である。これも胎毒の一型である。

小児膿痂疹は一般に小児の伝染性膿痂疹（とびひ）を意味するが、中には小児に限らず発症する、溶連菌という細菌による膿痂疹もある。

〔色々な解説〕

1. 我が国の江戸時代の本には、頭瘡験方という我が国独自の薬が載っている。ここでは「この薬は尋常の頭瘡に用いるとよい。小児の頭瘡にも佳い。後世、荊防敗毒散を用いる所にこの薬を与える。熱が強い者には防風通聖散（350頁）が良い。この薬で膿が多い者には蒼朮を加える。全て頭瘡あるいは腫物のある所には水気が集まるとみえて、多くは下剤を用いることがある。今、蒼朮を用いるのは水気を燥かそうとするためである。平胃散（345頁）に倍量入っている蒼朮も胃中の水気を燥かすことを主としている」と書かれて

いる。

2. さて、頭瘡験方は治頭瘡一方から蒼朮と紅花を去って、黄芩を入れた薬で、治頭瘡一方の類方であるが、治頭瘡一方そのものが載った江戸時代の本は現在不明である。

3. 明治時代の本には、「治頭瘡一方は頭瘡のみならず、全て上部の頭・顔面の瘡を発するのに用いる。清上防風湯（233頁）は清熱を主とし、この薬は解毒を主とするのである」と書かれている。

4. 戦後の専門誌には、「治頭瘡一方は上部の頭・顔面の瘡の解毒の薬である。一名は大芎黄湯ともいう。先の江戸時代の本には、紅花と蒼朮を去って黄芩を加えている。病邪が充実して便秘し、発赤、丘疹、水疱、ただれ、痂皮を来たすのを目標とし、解毒を主とする。清熱を主とするときは清上防風湯に宜しい。この薬を運用しても効果がないときは、本朝経験方の土骨皮湯（土骨皮（撲橄）・紅花・甘草・柴胡・莪朮）を試みるのがよい」と解説されている。

5. ここで云う大芎黄湯であるが、一般的には川芎・羌活・黄芩・大黄の4味の薬を指すので、治頭瘡一方の別名とされた大芎黄湯については委細不詳である。

〔実際の症例〕

　3ヶ月8日男児の症例である。患児は乳児顔面湿疹のために瘙痒感があるようで、よく手を顔に持って行く。お産は正常経腟分娩で、生後2ヶ月半位より顔面湿疹が出現して来たという。両頬・耳・眼周囲に胎毒による湿疹と、主に大関節の屈側に汗疹を認める。既に小児科と皮膚科を受診していて、各科の意見が異なり、親が困っている。そこで、両眼周囲にのみプレドニン眼軟膏®を塗布し、首以下の汗疹に対しては固型天花粉を使うように指示した。そして、患児の服用はとても無理なので、母親に治頭瘡一方7.5グラムを服用させ、経母乳

的に患児に効かせようとした。１週間後には親がはっきりと効果を認め、そのまま継続して約４ヶ月後には顔面湿疹は綺麗に消失していた。ここでは経母乳的投薬という点がキーポイントであった。

治打撲一方

〔主な効き目〕

この薬は戦国時代に発展した我が国独自の刀傷による治療薬の伝統を継承して、江戸時代の名医・香川 修庵が創意工夫した薬である。即ち、川骨・樸樕・大黄・桜皮によって打撲・捻挫・骨折・挫傷などによる外傷性瘀血をなるべく早く散失させるために、川骨・川芎・桂皮・大黄によって血流を改善し、更には大黄で瀉下を図るとともに、川骨・樸樕・川芎・桜皮で鎮痛作用にも考慮された薬である。また、丁子・甘草で大黄の副作用を防ぐようにも配慮されている。

〔主な病気〕

打撲、捻挫、脱臼、骨折、挫傷、打撲・捻挫などの後遺症、術後出血後遺症、頭部外傷後遺症など。

〔病気の説明〕

頭部外傷後遺症について、この薬には脳に充血を起こさせる薬が多いから、あくまでも後遺症に対して有用なのであって、受傷直後の脳内出血、頭部挫傷などに対しては要注意であると、山本巌先生は注意を喚起されている。

〔色々な解説〕

１．治打撲一方は修庵著『一本堂医事説約』打撲に、「一方　日が経っ

た者には附子を加える」とだけ書かれ、萍蓬（川骨）・樸樕・川芎・桂枝・大黄・丁香（丁子）・甘草と指示されるが、時には川骨が入らない治打撲一方が処方されたこともあった。

2. 今日では樸樕の代りに桜皮が処方されることもある。桜皮はもともと我が国の民間薬として食中毒治療薬であった。樸樕は瘀血を破る作用が強く、桜皮は排膿作用が強い。

3. 一方、川骨は中国の本草書（漢方薬の材料の博物学書）でも駆瘀血薬としては用いられず、我が国独自の用法である。実際、川骨は我が国の伝統的な婦人薬にはよく配合されていて、今日でもよく販売されている。

4. 明治時代の本には、「治打撲一方は能く打撲で筋骨が痛むのを治す。萍蓬は一名川骨といい、血分（月経が閉止して小便が通じなくて、四肢に浮腫を来たしたもの）を和解する。樸樕は骨が疼くのを去るので、この２味をもって主薬とする。我が国には血分の薬が多く、川骨を主とする薬はまたこの意義である。日が経っても治らない者に附子を加えるのは、附子が能く経を温めるためである」と解説されている。

5. 大正時代の本には、打撲の一般的な外用療法として、「楊柏散（楊梅皮末・黄柏末各等分）を混ぜ合わせて酢で溶き、局部に塗布する」という用法が載っている。

6. 戦後の専門書にも、「打撲の療法は、治打撲一方を飲ませ、患部には楊柏散を食酢にて水で２、３倍に薄めて練って貼布する」と書かれている。

7. 山本巌先生は附子の加味について、「受傷後古いものは附子を加えるとよい。入れなくても有効であるが、入れた方が早くよくなる。この場合の附子は、古くより古い瘀血を動かすと云われている。附

子には身体の内部を温める作用があり、身体が弱く冷え症の人や寒さに当たった人に用いるが、打撲の場合はそうではない」と解説されている。

〔実際の症例〕

　61歳女性で、ずっと以前から便秘症で麻子仁丸（367頁）1.25 ～ 2.5グラムで治療中の人であり、比較的少量で奏効する人である。偶々9月末頃のある日、右肩凝りと疼痛及び右半身不快感を訴えた。聞けば交通事故で5年前に外傷性頸部症候群、右肩打撲、右小指中手骨骨折を受傷し、現在も鍼、マッサージ、整体治療を受けていると言う。同日、治打撲一方5グラム、炮附子末3グラムを14日分処方。1ヶ月後に、実は丸々14日分を服用して疼痛、不快感などは全く消失したと。その後は季節的寒冷に比例するかのように症状が出現したので、治打撲一方はそのままで、炮附子末を3→6→8グラムと増量し、翌年2月末の厳寒期にも拘らず、もう全く症状を訴えなくなった。附子は単に古い瘀血を動かすだけでなく、寒冷時にはやはりよく経を温める効用も認められる。

調 胃 承 気 湯

〔主な効き目〕

　この薬は大黄甘草湯（245頁）に芒硝が入ったものである。大黄甘草湯は大黄の瀉下作用と消炎作用を主とし、甘草でもって消化管のひきつるような痛みを予防する薬で、多くは便秘薬として有用である。芒硝は大黄のように直接腸管の動きを強くする薬ではなく、便塊を膨

らませ、機械的に間接的に腸管の動きを強くする。芒硝は塩類下剤に
分類され、水に溶けるにも拘らず腸管からの吸収はほとんどなく、腸
内で水分を保持して腸内容物を膨らませて排便を助ける。総じて、大
黄甘草湯の効果を強くしたものであり、大承気湯（258頁）の効果を
緩めたものであり、大黄甘草湯よりも腸管の動きを一層強め、胃腸の
実熱（病邪が充実したことによる熱）を瀉下する薬である。大抵の慢
性便秘には続けて処方しない方がよい。

〔主な病気〕

　感冒、インフルエンザ、麻疹、赤痢、日本脳炎、流行性脳脊髄膜炎、
癤、癰、急性消化不良症、急性胃腸炎、急性大腸炎、腸閉塞症、術後
腸管麻痺、急性胆嚢炎、急性便秘症、頭痛、片頭痛、歯痛、口内炎、
口角炎、歯齦炎、肩凝り症、高血圧症、糖尿病、不明熱、消化管検査・
手術前の前処置など。

〔病気の説明〕

　術後腸管麻痺とは、開腹手術の後に、腸管の動きが低下したり停止
したりする状態をいう。原因としては開腹時に腸への直接の手術操作
や乾燥、湿潤、温度変化などによって腸管壁の神経に影響を与えたり、
麻酔薬の影響もありうるが、大抵は２、３日間で回復する。

〔色々な解説〕

１．中国の後漢時代の本には、「急性熱性感染症初期で、汗を発した
　後に悪寒するのは身体が弱っているためである。悪寒せずにただ熱
　するのは病邪が充実しているのである。正に胃腸の機能を調和すべ
　きであるので、調胃承気湯を与える」とか、「急性熱性感染症極期
　で嘔吐することもなく、下痢することもなく、胸が悶えて苦しいな
　らば調胃承気湯を与えるがよい」とも書かれている。

２．中国の南宋時代の本には、「調胃承気湯は実（病邪が充実）して満

272

しない（病邪が充満しない）のを治す。即ち、正陽陽明である。大承気湯は大満大実を治す。即ち、太陽陽明である。小承気湯は実して微満を治す。即ち、少陽陽明である」と、それぞれ三承気湯が説明される。

3．我が国の江戸時代の本には、「調胃承気湯は傷寒で表証が止んで病邪が身体内部に残り、ムシムシと発熱し、あるいは胸が悶え、胃腸の機能が調和せず、大便も通じないでうわごとを言う者を治す」、「家法として老人の便秘で口舌乾燥し、お腹が脹って食べられず、舌苔が有る者に用いる。最も効果がある。小児で食べた物が消化されず、お腹が堅くなって便秘し、嘔吐し、食事が出来ないことによって驚きやすくなっているのを治す。芒硝は時に臨んで量を加減する」と、老人にも小児にも適応が拡大している。

4．同じく江戸時代の本には、「調胃承気湯は発熱して便秘し、吐き気のある実症のものに宜しい」、「調胃承気湯は大便が通じなくて、左右下腹部が急に痛む者を治す」とも書かれている。

〔実際の症例〕

47歳男性で、風邪に罹っていたが、悪戦苦闘の末にようやく風邪症状が治ったと言う。非常に体格の好い人である。普段は便秘気味の傾向はないが、体調不良になると大抵便秘に傾くとのことで受診した。5日間便秘で苦しいとのことである。恐らくしばらく放置しておいても治るでしょうけど、便秘が気になるようなら、こういう時の便秘薬を処方しましょうと話し、調胃承気湯を3日分処方した。すると翌朝からその日は3回トイレに行き、いずれも充分な量を排便してスッキリしたとのことである。

釣藤散

〔主な効き目〕

釣藤散には二陳湯（308頁）が含まれている。二陳湯は消化器系や呼吸器系の希薄または粘稠な身体内の余分な水分（湿痰）を正常化する働きがある。しかし、釣藤散の本来の効用は、中枢神経系の失調症状を改善することにある。この薬の構成は釣藤鈎・菊花・防風・石膏による鎮静・鎮痙・鎮痛作用と、それ以外の二陳湯を含む薬の身体内での余分な水分の生成・変化・処理に関する作用である。著者は釣藤鈎末を少量服用すると、間もなくして顔面の紅潮・熱感・火照りを生じるので、この不快な症状に対して石膏が抑制作用を発揮していると考える。総じて、この薬は中枢神経系の失調症状とその背景にある湿痰の生成・変化・処理を改善する薬である。

〔主な病気〕

動脈硬化症、高血圧症、高血圧性脳症、自律神経失調症、慢性脳循環不全症、老人性鬱病、アルツハイマー病、本態性振戦、パーキンソン病、認知症、ノイローゼ、耳鳴、不眠症、頭痛、片頭痛、筋緊張性頭痛、眩暈症、メニエル症候群、肩凝り症、更年期障害など。

〔病気の説明〕

老人性鬱病とは、高齢者で脳機能が低下することによって憂鬱な気分になり、不眠に陥ったり、それまで意欲的だったのが急に意欲がなくなったり、それまで興味を抱いたり、あるいは趣味だったことに対して急に無関心になったり、注意力が散漫になったりする病気である。

アルツハイマー病はアルツハイマー型認知症ともいい、脳内神経細

胞の老年性変化と全体としての脳萎縮によって、記憶障害に加えて知的能力が低下し、高度な感情が鈍麻し、自己の欲望を自制できず、情緒が不安定となり、被害妄想や関係妄想などにまで及び、更に一層高度の認知障害にまで至る病気である。

　本態性振戦とは、何かをしようとしているときや重力を意識して身体を動かすときに、自分の意志に反して起こる周期的な震えで、パーキンソン病の震えは安静時にも起こるのが特徴である。

〔色々な解説〕

1．中国の南宋時代の本には、「肝厥（神経過敏で怒りやすく気短か）の頭暈（目が眩んで頭がボーッとする）を治し、頭や目の働きを正常にする釣藤散」とある。ここでは、中枢神経系の失調による諸症状を鎮静し、精神的にも安定させるのが主旨である。

2．我が国の江戸時代の本には、「釣藤散は主治に肝厥の頭眩と云う。肝厥とは気が上逆して怒り憤りやすい病状で、怒りに震える様の如きを云う。旦に頭が眩む者にこの薬を用いるとよい。これらの症状に、世の医師は抑肝散（375頁）を用いる者があるが、この薬を適当とする。また、癇症（肝厥と近い）そのものにもよい」とあって、ここでは今日よく言われる朝方の頭暈が既に指摘されている。

3．戦後の専門書には、「釣藤散を用いる頭痛はあまり激しいものでなく、頭重である。老人などで、早朝目が醒めた時に頭が痛み、起きて動いていると、いつの間にか頭痛を忘れるというのによく効く。この処方を用いる目標に早朝時の頭痛があるが、早朝の頭痛でなくとも、のぼせる、肩が凝る、めまい、耳鳴、眼球充血、または眼が痒かったり、眼がクシャクシャする、つまらぬ事に腹が立つ、取り越し苦労をして気分が鬱陶しい、身体が宙に浮いたようで足が軽く、ふらつくなどの症状があって頭痛するものに用いる。腹部は

軟弱で、腹筋はあまり強く緊張していないことが多い」と、委しく解説されている。

4．また、戦後の専門誌には、「血圧に対する効果は収縮期血圧が変動しやすく、短期間なら効果があるが、長期間では効果は薄くなる。拡張期血圧に対する効果はあまり期待できない。この薬の有効な性格は神経的傾向が強く、いらいらと怒りが内在するタイプと思われる」と、ここでは血圧との関連で解説されている。

〔実際の症例〕

52歳男性で、如何にも働き盛りというサラリーマンである。3年前に喫煙は止めたが、現在高血圧症のため他医で3種類の降圧剤を服用しているとのことである。現在、仕事や気分が安定しているときは140/80㎜Hg位であるが、多忙でいらいらしたり、不快になったりすると容易に160/100㎜Hg位に上昇し、頭冒感をもたらすとのことである。体格的にはやや筋肉質の痩せ型である。そこで著者は釣藤散を処方した。その際、この薬は血圧そのものよりも、その時の気分を安定させ、頭冒感などの症状を抑える薬と説明した。3週間後に来院したときは、確かに現在は多忙であっても、それを受け入れられるような気分になっている、頭冒感もなく、この2週間は160/100㎜Hgになることはなかったと言う。このまま続けたいとのことである。

腸癰湯
（ちょう よう とう）

〔主な効き目〕

　腸癰湯は大黄牡丹皮湯（248頁）から大黄・芒硝を抜いて、薏苡仁を入れた薬である。大黄牡丹皮湯は消炎性かつ駆瘀血性の瀉下薬であって、腸癰（腹部の化膿性病変の総称）に対して処方される薬である。腸癰湯は全ての薬が消炎作用を発揮し、また薏苡仁・冬瓜子は排膿促進的にも働き、牡丹皮・桃仁は駆瘀血作用を発揮する。総じて、消炎性・排膿促進性かつ駆瘀血性で、弱い瀉下作用と弱い利水作用を持つ薬である。

〔主な病気〕

　大黄牡丹皮湯の適応証の軽度のもの。

〔色々な解説〕

1．中国の唐の時代の本には、「腸癰を治す湯の方」とあって、その内で「又方　薏苡仁・牡丹皮・桃仁・冬瓜子」と書かれている。しかし、その後に「姚氏は桃仁を用いないで、李仁を用いている。崔氏の薬には芒硝二両有って云うことには、お腹の中がキューッと痛くなって、苦しみ悩ませる毒は不安定だし、あるいはお腹が脹って飲食を欲せずに小便が出渋る。この病気は多くが腸癰である。多くの人はこのことを知らない。婦人で産後に、傷寒によらずに熱が出る者は多くはこの病である。たとえ癰疽でなくとも、疑わしい病気にはこの薬を服用しても他に問題はない」と書かれている。ここでは姚氏、即ち北周の本の薏苡仁・牡丹皮・李仁・冬瓜子の四味の薬に基づいていることを語っている。

2．一方、我が国の平安時代の本には、「集験方の腸癰を治す薬」と

277

して薏苡仁・牡丹皮・桃仁・冬瓜子と書かれていて、ここでは姚僧垣が既に今日の四味の腸癰湯を創製していたと断定している。

　実際、当時の我が国の医療事情からは、『集験方』は我が国で教科書として使われていたので、ここに書かれた内容は無視できないのである。

3．中国の北宋時代の本には、「腸癰を治す上で、左右の下腹部が堅く腫れ、大きさは手掌位の範囲で熱く、これを押さえると痛み、その部分の色はあるいは赤く、あるいは白く、小便は濃くて頻回となり、汗が出ても寒さを憎み、その脉が遅くて緊張のある者はまだ膿を成さないが、もし脉が頻数と成るときは膿が既に成っている」と、大旨が書かれた後、「腸癰を治す大黄牡丹皮湯」と「腸癰を治す薏苡仁湯」と、薬が列記されているが、ここでは腸癰湯が薏苡仁湯との方名で載っている。なお、ここの文は大黄牡丹皮湯の原典である後漢時代の本の文と部分的に重なる内容である。

4．腸癰湯が薏苡仁湯と変名されていたように、歴史上はその他にも瓜子湯、薏苡湯、薏苡瓜瓣湯などとも称されていた。

5．戦後の専門書には、「唐の時代の本には、薏苡仁・桃仁・牡丹皮・栝呂仁の四味から出来ているが、これで帯下の治ることがある。これを用いる目標は、大黄牡丹皮湯のお腹の症候と同じく、下腹部に抵抗圧痛を証明し、あるいはこの部に腫れた形状のものを触れる場合で、便秘の傾向のないものである。もしも便秘の症状があるなら、大黄牡丹皮湯に薏苡仁を加えて用いる」と書かれている。ただし、元の唐の時代の本では、腸癰湯には冬瓜子が処方されているが、江戸時代の本には栝呂仁の方がよく効くと書かれている。

〔実際の症例〕

　著者が昔、漢方の世界に入門したての頃、いずれの書で学んだかは

もう記憶にないが、著者自身の急性虫垂炎の患者に、術前には大黄牡丹皮湯を、術後には腸癰湯をワンパターンに処方していた時期があった。術前の場合は手術になるかならないかはケースバイケースだったのを覚えているが、術後はそのような投与方法でも特に問題はなく、うまく行くのが当然という感触だった。

猪苓湯

〔主な効き目〕
　この薬に入っている阿膠以外は、全て尿量を増やして下痢止めに作用する。そのうち、猪苓・沢瀉・滑石は尿量を増加する作用に消炎作用も加わり、一方で茯苓は消化管の機能低下を補う作用もある。また阿膠はここでは血とその栄養作用を補うよりも、止血して、煩わしい熱感や胸の不快感を治す目的で配合されている。総じて、猪苓湯の作用は大きく2つに分けられる。1つは尿路系の炎症を抑えて尿量を増加する作用と、もう1つは水分代謝異常を伴う炎症性の下痢を止めて、消化管機能を正常化する作用である。

〔主な病気〕
　膀胱炎、尿道炎、前立腺肥大症、前立腺炎、腎炎、腎盂腎炎、尿管結石、腎結石、血尿、カテーテル留置による尿路炎、神経因性膀胱、神経性頻尿、ネフローゼ症候群、急性大腸炎、急性胃腸炎、非特異性大腸炎、直腸炎、水瀉性下痢、消化不良性下痢、出血性下痢、煩熱性不眠症など。

279

〔病気の説明〕

　カテーテル留置による尿路炎とは、尿路留置カテーテルは尿路閉塞、排尿困難時や神経因性膀胱、重症患者の全身管理などを目的とする日常的医療処置であるが、逆に感染機会としては頻度の高い状態であるので、尿道口周囲の陰部洗浄は重要である。

　煩熱性不眠症とは、不快な温熱感のためにじっと安静にした一定姿勢を保てず、不眠となる病気である。

〔色々な解説〕

１．中国の後漢時代の本には、「もし脉が浮いて発熱し、咽が渇いて水を飲もうとしても小便が出ないならば猪苓湯が良い」、「少陰病で下痢すること６、７日間、咳をして吐き気も催して咽が渇き、胸のうちが苦しみ悶えて眠ることが出来ないならば猪苓湯が良い」と書かれている。なお、少陰病は甘草湯（58頁）の項で解説した。

２．中国の元の時代の本には、「猪苓湯は五淋を治す」とあって、五淋にも適応すると云う。なお、五淋については五淋散（128頁）の項で解説した。

３．我が国の江戸時代の本には、「もし脉が浮いて発熱し、咽が渇いて飲水を欲しても小便が出ない者に猪苓湯は良い。もし下痢や吐き気があって咽が渇いて咳をし、胸中が苦しみ悶えて眠ることが出来ない者にも猪苓湯が良い」と、脱水後の飲水による尿不利と、下痢や吐き気による煩熱性不眠に適応になると説明している。

４．戦後の専門誌には、「手術後乏尿ないしは無尿にはこの薬の適応とする場合が多いと考えられ、現代医学的治療とともに試むべき優秀な治療薬であろう」と述べられている。

５．正に手術直後などのように、脱水状態が一定時間続いた後、輸液量を増加させても直ちに尿量増加に直結せず、却って中心静脈圧の

増加のみに終始することがよくある。このような状況のとき、ラシックス®を少量静注投与すれば、忽ち尿量が著増し、以後順調な経過をみることがあるが、正にこの状態のことを云っているのである。

〔実際の症例〕

猪苓湯といえば一般には尿路系の薬という認識が根強い。もともとは下痢止めとしても書かれていることは案外知られていない。それ故、もともと便秘の人には一層悪化させることにもあまり気付かれていない。著者が訪問診療している自宅療養中の73歳男性の例である。患者さんはくも膜下出血後遺症、右腎結石で、後者のため2ヶ月に1回泌尿器科に車椅子で通院している。患者さんはもともと便秘症で、市販の便秘薬がよく合っているので定期服用していたところ、泌尿器科より右腎結石の治療目的で猪苓湯を処方された。しかし、残念ながら効果がないばかりか、猪苓湯服用後は明らかに便秘が悪化して硬便となった。

猪苓湯合四物湯

〔主な効き目〕

この薬は文字通り猪苓湯（279頁）に四物湯（174頁）を合わせた薬で、我が国で創意工夫された薬である。猪苓湯は尿路と消化管における水分代謝異常を伴う炎症に対する薬で、尿量増加的に働き、また下痢止めとしても働く。一方、四物湯は一般に血とその栄養作用を補う作用を主とするが、その他に出血や瘀血に対する効果もある。ここで

は猪苓湯の阿膠の止血作用を強化すべく合わせて処方される。ただし、四物湯に阿膠を合わせるのは、結局、芎帰膠艾湯（71頁）から艾葉・甘草を抜いた薬に等しく、場合によっては猪苓湯に芎帰膠艾湯を合わせた方がいい場合もある。

〔主な病気〕

膀胱炎、尿道炎、前立腺炎、腎炎、血尿、ネフローゼ症候群、泌尿器科的手術後、急性大腸炎、血性水瀉性下痢、出血性下痢など。

〔色々な解説〕

1．中国の明の時代の本には、「尿血が出て、痛むものを淋とし、痛まないものを尿血とする。尿血には先ず通常の五苓散（130頁）に四物湯を加えて与える。もし服用しても効果がなければ、その人は素より病状が顔色に出ているので、これは虚（元気のないこと）に属すのである。五苓散に膠艾湯を合わせて宜しい。大抵小便に出血するときは小腸の気が閉じ籠ってしまう。気が閉じ籠ってしまうと小便は出にくく、甚だ痛むものを淋といい、痛まないものを尿血という」とあって、五苓散に四物湯や芎帰膠艾湯を合わせる薬は既に載っている。

　なお、猪苓・沢瀉・茯苓に、白朮・桂枝とすれば五苓散で、阿膠・滑石とすれば猪苓湯である。

2．しかし、猪苓湯合四物湯は我が国の江戸時代の本間棗軒著『内科秘録』に、「白濁は小便白濁の省略にて単に濁とも云い、又濁証とも云う。虚弱の人及び老衰の者に多い。膀胱病にして尿血に類似する。治法として、その原因は異なっても、尿血・遺精・慢性の淋・消渇（多飲多尿の病）の治法を選んで用いるがよい。多年の経験によれば、八味地黄丸（324頁）で治した者が多い。しばしば血を交え下す者には猪苓湯と四物湯とを合わせた薬を与えるがよい」、「尿

血は血淋にまぎらわしいもので、世の医者は漫りに血淋として詳しく判別しようとしない。しかし、その原因は自ずから異なる。尿血は膀胱病で、血淋は尿道病である。その証も尿血は痛みなくして血が出ることが多く、血淋は渋る痛みが甚だしくして血が出ることが少ない。よくよく明察して誤認してはいけない。治法として、猪苓湯と四物湯を合わせた薬で一旦は治るけれども、全治する者は少ない。鮮血が多く出て止まらないときは芎帰膠艾湯で、凝血がしばしば出る者は犀角地黄湯（犀角・生地黄・芍薬・牡丹皮）に宜しい。この証は疼痛がないのを常とするけれども、まれには陰茎が渋り痛んで小便が頻回となり、淋のような者もある」と、ここでも芎帰膠艾湯に言及している。

3．戦後の専門書の腎膀胱結核には、「この薬は腎膀胱の結核で、衰弱の甚だしくないもの、胃腸障害のない者に用いる。尿意頻回や排尿時の疼痛が軽快するばかりでなく、尿の性状もよくなる。また腎臓摘出後に、なお膀胱障害が残っている者にもよく効く」と、腎盂炎の適応とともに書かれている。

〔**実際の症例**〕

戦後の専門誌より引用する。患者は29歳男子。1ヶ月あまり前に、小便をした後から血が出るようになり、某病院に入院して調べてもらったが、原因がよく分らなかった。そこで別の病院で診てもらったところ、膀胱に腫瘍があると診断された。そこで猪苓湯合四物湯を14日分投与した。その後、膀胱鏡で調べてもらったところ、腫瘍はなくなっていると云われたという症例である。

通導散

〔主な効き目〕

　通導散は大承気湯（258頁）に甘草・陳皮・紅花・当帰・蘇木・木通が入った薬である。大承気湯は全身の裏熱及び堅・痞・満・実・燥などの症状を瀉下する薬である。ただし、通導散にはもともとは枳実の代りに枳殻が配合されていた。通導散はエキス製剤では最も強い攻撃性のある駆瘀血剤であるが、今日我が国では一貫堂の頻用処方としての方が意義深い。一貫堂では大承気湯→加味承気湯→通導散という順で処方解説される。加味承気湯は大承気湯に当帰・紅花・甘草が入った薬で、比較的弱い駆瘀血剤である。通導散は加味承気湯に更に蘇木・木通・陳皮が入っていて、強い駆瘀血剤である。総じて、打撲・捻挫などによる外傷性瘀血を原因とした急性症状・慢性症状共に、瀉下作用と弱い利尿作用によって駆瘀血を図る薬であり、外傷によらない瘀血に対しても奏効する。

〔主な病気〕

　打撲、捻挫、外傷性頸部症候群、挫滅症候群、血の道症、更年期障害、ヒステリー、月経困難症、月経不順、早期閉経、産後調理、産後ノイローゼ、産後諸症状の改善、子宮内膜症、骨盤腹膜炎、子宮附属器炎、帯下、不正性器出血、痔疾、下肢静脈瘤、開腹術後、婦人科的手術後、高血圧症、動脈硬化症、頭痛、片頭痛、肩凝り症、眩暈症、耳鳴症、鼻出血、酒皶鼻、脳血管障害後遺症、片麻痺、外傷性後遺症、自律神経失調症、習慣性便秘、単純性肥満症、喘息非発作時、胃・十二指腸潰瘍、血尿、腰痛、坐骨神経痛、バセドウ病、脳卒中予防、瘀血証体質改善薬など。

〔病気の説明〕

　挫滅症候群とは、重量物によって身体の一部分が長時間持続的に圧迫されることによって血流障害が起こり、筋肉が挫滅して壊死し、その後に圧迫から解放されたとき、壊死筋肉からカリウムやミオグロビンなどが血液中に大量に流出し、高カリウム血症で心停止、あるいはミオグロビンが腎臓に詰まって急性腎不全となる病気である。1995年の阪神・淡路大震災のときに注目された。

〔色々な解説〕

1．中国の唐の時代の本には、「大成湯、一名大承気湯。傷損極めて重く、大小便が通じない者に対して、正にこの薬を服用せよ。木通を加えて煎じるがよい。それでもまだ通じなければ芒硝を加えるとよい。大小便が通じるのを待って、正に損薬（損じたのを補う薬）を服するがよい。損薬は酒で煎じてはいけない。いよいよ通じなくなる。そうしてまた、当然ながら人が肥えているか、弱いかを考えて用いなければならない。妊婦や小児は服用してはいけない」、「この薬は、即ち専ら男子の傷が重く、瘀血が散らず、腹部全体が膨満し、大小便が通じなく、瘀血が上攻して心や上腹部にまで至り、悶乱して死に至る者を治す。急ぎこの薬を用いて瘀血を通じやすくして下した後に、正に損薬を服用するがよい」と書かれている。また、この本では大承気湯とも称していた。因みに本来の大承気湯はこの本では小承気湯と称している。

2．今日、大成湯は通導散という方名の方が一般的であるが、通導散と改名した中国の明の時代の本には、先の唐の時代の本と全くと言っていいほどに同一文を引用している。

3．我が国の江戸時代の本には、「大成湯は打撲損傷を治す」とあってこの薬が載っているが、この本には同一文とともに桃核承気湯

（287頁）も載せている。

4．漢方一貫堂の本には、「通導散症の望診は割合に価値がある。通導散は強烈な駆瘀血作用を持っている故、通導散症の者は相当多量の瘀血を保有するものと思わねばならない。それ故に望診にてそれと知られうるのである。体質が肥えているか痩せているか、顔色が赤いか蒼いか、爪の色が赤いか黄白色かなどのように、相反する両方の様態に通導散を運用することとはなっているが、主として肥満した赤ら顔の爪の色の暗赤色の者に用いるべき処方と思えばよい」と書かれている。

5．山本巖先生は「昔、杖刑といってむちで百回叩く刑があった。百叩きされた後にフラフラ病になるが、それを治すために使った。みみず腫れが治っても、後で体がいうことを利かない。百遍もむちで叩かれたらしばらく熱が出る。吸収熱である。目まいがしたりして、それを治すためにも使った」と解説される。

〔実際の症例〕

著者が昔、病院勤務で当直をしていた時の症例である。交通事故による全身打撲で救急搬入された老女に対して、頭部ＣＴ検査とレントゲン検査で特に所見はないが、全身著しく腫脹を来たし、まともに開眼も出来ない位の患者さんに、直ちに入院当初より通導散を多量に投与し、非常に悪臭の強い大便を排出しつつ、事無きを得た。元気になってから見れば体格はもともと小肥りの人であった。

286

桃核承気湯

〔主な効き目〕

　桃核承気湯は調胃承気湯（271頁）に桃仁・桂枝が入った薬である。調胃承気湯は大黄甘草湯（245頁）よりも腸管の動きを一層強めて、胃腸の実熱（病邪が充実したことによる熱）を瀉下する薬であり、大黄甘草湯は大黄の瀉下作用と消炎作用を主とし、甘草でもって消化管のひきつるような痛みを予防する薬で、多くは便秘薬として有用である。桃核承気湯はまた、大黄牡丹皮湯（248頁）から牡丹皮・冬瓜子を抜いて、桂枝・甘草を加えた薬でもある。エキス製剤の駆瘀血剤のうち、古方（中国の後漢時代の薬を信奉する流派）では桃核承気湯が、後世方（古方以後、主に金・元時代の考え方に基づく流派）では通導散（284頁）が最も攻撃性が強い。総じて、瀉下・消炎・駆瘀血作用を図る薬であるが、消炎性は大黄牡丹皮湯より弱く、瀉下性は桂枝茯苓丸（107頁）より遥かに強く、利水性は弱い。また、通導散よりも駆瘀血性は少し弱く、利水性も弱い。そのため、一般的に瀉下性の駆瘀血剤と規定しうる。

〔主な病気〕

　月経痛、無月経、月経不順、月経困難症、機能性子宮出血、血の道症、更年期障害、卵巣欠落症候群、骨盤内鬱血症候群、子宮筋腫、子宮内膜炎、子宮附属器炎、流産後、婦人科的手術後、不妊症、悪露残留、死胎、ヒステリー、ノイローゼ、躁状態、高血圧症、動脈硬化症、痔疾、下肢静脈瘤、頭痛、肩凝り症、眩暈症、不眠症、健忘症、耳鳴症、鼻出血、結膜充血、球結膜下出血、眼底出血、歯齦出血、血尿、歯痛、歯槽膿漏、自律神経失調症、習慣性便秘、脳脊髄膜炎、丹毒、急性大

287

腸炎、出血性下痢症、湿疹・皮膚炎群、蕁麻疹、単純性肥満症、バセドウ病、喘息非発作時、腰痛、坐骨神経痛、打撲、捻挫、腱鞘炎、外傷性頸部症候群など。

〔病気の説明〕

　悪露残留とは、悪露は産後1～2ヶ月で出なくなるが、それ以後もだらだらと続く場合のことをいい、子宮内に胎盤や分泌液などが残っている可能性があり、産褥熱の原因となりうる。

　躁状態とは、気分が高揚して意欲が高まり、思考が促進しやすい精神状態で、本人は爽快感があるが、誇大妄想的に話が逸脱しやすい。また、躁状態ほどに症状が強くない状態を軽躁状態という。躁状態の対極は鬱状態である。

　歯槽膿漏とは、歯周病が最も進行した段階の病気である。何もしなくても歯齦出血や排膿、ひどい口臭、歯牙の不安定性があり、放置すれば歯牙が脱落するのみならず、他臓器にも影響しうる。

　腱鞘炎について、腱の周囲をトンネル状に包む結合組織を腱の鞘といい、多くは指の屈伸による過大な機械的刺激によって炎症を起こし、腱と腱鞘との間の滑らかな運動が障害される。母指のド・ケルバン腱鞘炎や他指を含むばね指が有名である。前者は橈骨端部の圧痛・腫脹を来たし、後者は手の平に小腫瘤を触れる。

〔色々な解説〕

1．中国の後漢時代の本には、「急性熱性感染症が初期で治らず、熱が膀胱を侵せばその人は狂ったようになる。血が自然に下れば治る。ただし、その外表の病状が治らなければ、まだ攻めてはいけない。正に先ずそれを治すべきである。それが治り切ってもただ左右の下腹部が急に痛むならば、そこで初めて攻めるべきである。桃核承気湯に宜しい。なお、外表の病状を治すには桂枝湯（81頁）が

宜しい」と書かれている。

2．中国の北宋時代の本には、先の文を受けて、「悪寒しなかったら外表の症状は治ったとする」との後、「桃仁承気湯はまた産後に悪露が下らず、ゼーゼーと喘鳴して胸が脹って死ぬような病気を治す。このときにこの薬を服用すれば100％治る」と、ここでは既に産後の薬として載っている。なお、桃仁承気湯は桃核承気湯の別名である。

3．中国の明の時代の本には、「一男子が馬から落ち、お腹が痛いという。桃仁承気湯に蘇木・紅花を加えて下せば忽ち治る。更に四物湯（174頁）に天花粉・柴胡を2回分服用させて治る」と、桃核承気湯に蘇木・紅花を加えると、一層通導散に近くなる。正にここでの用法は通導散の項で解説した損薬を服用していることになる。

4．我が国の明治時代の本には、「全て胎毒の諸々の証で、色々と治療を試みても治らない者は、血の働きを調和して、血の通り道を良くすればよい。桃核承気湯が良い」と、胎毒への応用が載っている。

5．昭和時代初期の本には、後漢時代の本に云う左右下腹部ではなく、「私が多年の経験によれば下行結腸部に位置するのを常とする。この部分をその横方向に沿って、腹の底に向いて指頭を擦過するように強く押すと、堅い塊のような物に触れ、急に痛みを訴えるときは陽性で、少腹急結があるとするがよい」と解説されている。

〔実際の診察〕

今回は症例よりも診察法の問題点を提起したい。代表的な瘀血の圧痛点は左腸骨部であり、桃核承気湯の腹証である。したがって、著者もこの腹証を目標にこの薬を処方することがよくあった。一般的に漢方の腹診では、患者を仰向けにして、両膝を伸ばさせた姿勢で所見を取ることになっている。そこで、このとき左腸骨部圧痛点を見出せば、

289

瘀血の圧痛点陽性と判定していた。しかし、著者はその後に両膝を立てさせて、腹部の緊張を緩めて、西洋医学的に充分に捏ね回す位の気持で他の所見を探した後に、もう一度両膝を伸ばさせて腹診すると、先程の圧痛点が消失していることが度々あるのを発見した。同様に、胸脇苦満（胸の下の苦満感）の他覚的判定も同様である。それ以降著者は、２回目の時になお陽性か、受診の度毎の最初の腹診で陽性の場合にのみ、瘀血の圧痛点と判断している。従来の判定方法とされる１回だけの判定では誤診しやすい。

当 帰 湯

〔主な効き目〕

　当帰湯には大建中湯（250頁）から膠飴を抜いた薬がそのまま入っている。大建中湯はとにかくお腹の冷え痛みを温めることを主眼とする薬である。当帰湯は大建中湯に帰耆建中湯を合わせて、そこに半夏・厚朴を加えたような薬である。総じて、温熱作用、気血循行促進作用、鎮痙作用を主とした効能であるが、どちらかと言えば、慢性の弱々しい冷えが続いて、平滑筋・骨格筋の痙るような痛みを来たすようになったときの薬である。

〔主な病気〕

　慢性胃腸炎、消化管無力症、内臓下垂症、脾彎曲部症候群、腸管癒着症、慢性腸狭窄症、癒着性腹膜炎、消化管機能異常症、過敏性腸症候群、胃・十二指腸潰瘍、慢性膵炎、尿管結石、慢性腰痛症、脊椎カリエス、坐骨神経痛、肋間神経痛、胸・腰椎圧迫骨折後、慢性再発性

筋クランプ、慢性筋肉痛、慢性化膿性炎症、慢性骨髄炎、冠攣縮性狭心症非発作時など。

〔病気の説明〕

慢性再発性筋クランプについて、筋クランプは芍薬甘草湯（187頁）の項で解説した。こむら返りが代表的である。ここでは、筋クランプが運動時や筋肉疲労時に度々陥りやすい状態をいう。

慢性骨髄炎は一般には急性骨髄炎に続いて起こる。症状は滲出液の慢性流出が最も特徴的である。正常骨の中に腐骨（腐った骨）があるのが本態である。

冠攣縮性狭心症非発時について、この型の狭心症は非発作時には諸検査によっても、特に狭窄部位は見出し得ないので、診断が困難であり、発作は特に夜間に多く、労作時には起こりにくい。

〔色々な解説〕

1．中国の晋の時代の陳延之撰『小品方』には、「当帰湯は心や腹が絞るように痛み、諸々の弱々しい冷えが満ちあふれるのを治す薬」とあり、更には「大いに冷えている者には附子を加える」と書かれている。

2．しかし長い間、この薬は中国の唐の時代の本に最初に載った薬とされていたので、千金当帰湯とも呼称されていた。

3．我が国の江戸時代には、「小品当帰湯は、熱がなくて弱々しい冷えに因って、心や腹が締めよせるように痛みのある者に用いる。寒が急に襲った急激な腹痛の者とは異なる。又、千金の当帰湯がある。これは胸や脇に引いて痛むものに良い。絞というのは引き締めるように痛むのをいう。又、キューッとする痛みがある。いつも思い悩むような痛みがある。混同してはいけない」と書かれ、ここで云う千金の当帰湯はまた別の薬を指しているので、同じ方名でも異なる

291

薬なのである。

4．明治時代の本には、「この薬は心や腹に冷気が襲って絞痛し、肩や背中に突き通るように徹して痛む者を治す。この薬はお腹に急激な痙攣があって痛み、そこから肩や背中に徹して強く痛む者に宜しい」と書かれている。

〔実際の症例〕

75歳女性で、訪問診療中の患者さんである。狭心症があり、変形性膝関節症のため歩行不能で、前医より引き続いてリスモダンⓇ、シグマートⓇ、コメリアンⓇ、バソレーターテープⓇなどを処方中である。ある日、左側胸部痛で自らニトロペンⓇを2回舌下しても無効とのことで臨時往診した。重症感はなく、深呼吸がやや困難で、胸椎棘突起叩打痛はないが、左肋骨に沿っての叩打痛を認め、左肋間神経痛と診断した。また、背部皮膚の冷えが強い。患者さんは以前にも冷飲後の排尿不快を訴え、温湯を勧めて不快感が消失したことがあった。今回も背部の冷えを全く自覚していない。そこで、当帰湯を熱服するように指示したところ、発汗して治ったとのことであった。以後しばらく続服指示したが、再発していない。

当帰飲子
とう　き　いん　し

〔主な効き目〕

この薬は四物湯（174頁）に蒺藜子・防風・荊芥・何首烏・黄耆・甘草を加えた薬である。当帰飲子の構成薬は大きく2群に分けられる。1つは四物湯と何首烏・黄耆・甘草で血とその栄養作用を補い、

292

かつ機能低下を補い、皮膚の栄養のみならず、全身の機能を高めるべく配合されている。もう1つは地黄・蒺藜子・防風・荊芥・何首烏で皮膚の瘙痒感を止める働きがある。総じて、主として加齢による皮膚の萎縮・菲薄（薄くなること）・乾燥・落屑（表皮の最外層が剝れる現象）、及び皮脂腺の分泌低下によって瘙痒感を生じる場合に、その局面の皮膚及び全身を滋養強壮する薬である。

〔主な病気〕

皮膚瘙痒症、老人性乾皮症、皮脂欠乏性皮膚炎、慢性湿疹など。

〔色々な解説〕

1．中国の南宋時代の本には、「当帰飲子は心血が凝って滞り、その内で炎症の元の熱が積み重なり、皮膚に現われて全身の皮疹となり、あるいは腫れ、あるいは痒く、あるいは膿混じりの滲出液（炎症に伴って滲出して来た体液）も出て来て、あるいは赤くなったり、かさぶたを作ったりするのを治す」と、何らかの湿疹・皮膚炎群の病状が描かれている。

2．前記以後、中国の諸文献ではいずれも血熱・風熱（身体内外からの炎症性発熱による病状）と捉えるか、血虚（血の栄養が悪くなった病状）と捉えるか、あるいは湿瘡（ジケジケした湿潤した瘡）と捉えるか、燥瘡（枯れたような乾燥した瘡）と捉えるかに疑問が残る。今日では血虚による燥瘡が適応となるので、もともとの文では適応証として疑問である。

3．我が国の江戸時代の本には、「当帰飲子は血燥（血の栄養が悪くて枯燥した病状）に因って、全身の皮膚の痒き者に用いる。痒い処を掻けばその跡へバラバラと細かい物が出て、強く掻けば血あるいはたわ汁（滲出液）が出て痛む。総べて血燥のことなれば、兎角皮膚につやがなく、がさつくものである。男女に拘らないが、特に老

293

婦などに多いものである。又、俗に云うこせひぜん（疥癬のこと）という皮疹の一種で、細かい吹き出物で膿を持たずに年月を経ても治らない者に良い」と、皮疹の捉え方としては、こせひぜん以外は今日の適応と同一である。

4．明治時代の本には、「この薬は老人の血燥によって皮疹を発症する者に用いる。もし血熱があれば温清飲（27頁）に宜しい。また、この薬を服用しても効果のないものは、四物湯に荊芥・浮萍を加えて長服せしめて効果がある」と解説されている。

5．山本巌先生は「当帰飲子は乾燥性皮疹並びに表皮が乾燥して鱗状に角質が剝れ、痒みがあり、ジケジケと湿気を帯びず、発赤も腫脹もない慢性の表在性の皮疹の治療に応用するものである。この薬は乾燥性の皮膚疾患の治療に用いる代表的な薬である。皮疹は乾燥及び萎縮した病変で痒みは強いが、湿潤・発赤・炎症などを示さない」と解説される。

〔実際の症例〕

83歳男性で、訪問診療として初診となった。ディサービスに週2回通所し、自宅では寝たきりの生活を送っている。全身の乾燥性皮疹が著明で、前医よりウレパールクリーム®を大量に全身に塗布すべく引き継いでいて、家人も当初は他の方法には見向きもしなかった。1ヶ月後の晩秋の頃、同一処置をしていてもなお痒みが強く、掻爬痕が目立つようになったので、ようやく家人も著者の話に耳を傾けてくれるようになった。そこで、当帰飲子を処方した。同時に以前通り外用薬も処方したが、2週間後には掻爬痕はほとんど消失し、外用薬もまだまだ沢山残っていたので、患者さんも家人も当帰飲子の効力を初めて理解してくれた。

当帰建中湯
とう き けん ちゅう とう

〔主な効き目〕

　この薬は桂枝加芍薬湯（91頁）に当帰が入った薬である。桂枝加
芍薬湯は腹痛や腹満を温補（温めて虚を補う方法）したり鎮痛したり
するとともに、消化管の動きを正常化する薬である。当帰は婦人科の
主薬で、月経の調整や疼痛に効果があるほか、打撲・捻挫、虚弱で冷
え・瘀血などによる血流の停滞を解除して気血の循行を改善し、血液
の滋養作用の低下を補い、動悸・健忘・精神不穏などの症状を鎮静し
て緩めるとともに、コロコロ便に対して潤腸する。潤腸とは潤腸湯
（198頁）の方名と同じ意味である。したがって、この薬は特に産後に
拘らず、血証（血が直接関連する種々の症候）が原因となるような虚
労・全身衰弱状態・栄養不良状態が適応となる。なお、この薬は一般
用漢方製剤での規定では、「膠飴20グラム（膠飴はなくても可）」と書
かれているが、医療用及び一般用漢方製剤では全て膠飴は配合されて
いない。膠飴が入れば、この薬は小建中湯（200頁）に当帰が入るこ
とになる。

〔主な病気〕

　産後衰弱、月経困難症、月経痛、月経不順、不正性器出血、腰痛症、
坐骨神経痛、腰椎圧迫骨折後神経痛、脊椎カリエス、腎結石、遊走腎、
痔核、難治性潰瘍、骨盤腹膜炎、慢性虫垂炎、慢性腹膜炎など。

〔色々な解説〕

1．中国の後漢時代の本には、「千金の内補当帰建中湯（即ち、当帰
　　建中湯のこと）は、婦人産後に弱々しく痩せて元気がなく、お腹が
　　刺すように痛んで止まらず、呼吸が浅く、あるいは左右下腹部が急

295

に痛くなって苦しみ、擦過痛（お腹をこするようにすると痛むこと）は腰や背中に響き、飲食することができないのを治す。産後1ヶ月に1日4、5回服薬した方がよい。人を強壮にするのはいいことだ」との後、「もし大いに虚弱になっていれば飴糖を加える。湯が出来上がってから飴糖を入れ、火にかけて温めて飴を完全に溶かす。もし当帰が無ければ川芎を代用してもよいし、もし生姜が無ければ乾姜を代用してもよい」と、詳しく指示されている。

2．中国の明の時代の本には、「当帰建中湯は産後に腹痛や発作性の拘攣（引きつって痛むこと）が起こり、痛みが腰や背中に連なって、自然に汗が出て、食事量が少ないのを治す」と、ここでは始めから飴糖を入れて作るように指示した後、「もしまだ効かなかったら飴糖を加えよ」と、更に飴糖を加えるべく指示される。

3．我が国の江戸時代の本には、「この薬は婦人産後に血やその栄養作用が低下し、疲労して痩せて腹痛を来たす者に用いる。その痛みは腹部内臓が引っぱられるような痛みである。産後には多くある症状である。この薬を用いれば、身体内部を調和し、血の不足を補い、手際よく痛みを止めることができる」と、平明に解説されている。

4．昭和時代初期の本には、「この薬は腹証の上では腹直筋が緊張して痛むが、左側に殊に甚だしく、臍の下（殊に左腸骨窩の部）に軟弱なる瘀血による塊を見出す。一般に貧血して弱々しい状況を呈している」と、腹証が解説される。

〔実際の症例〕

31歳女性で、2ヶ月前に第1子を出産したばかりとのことである。訴えは、もともと冷え症で産後に元気がなく、下腹部が何となくだるいと言う。しかし、産婦人科では特に問題はなく、順調であると言われたと。聞けば、悪露は1ヶ月で止まったとも言う。一般的には芎

帰調血飲（73頁）を処方するところであるが、下腹部全体に腹直筋の緊張がやや強く、明らかに上腹部と異なる所見である。そこで、当帰建中湯を2週間分処方し、熱服はもちろんのこと、身体全体を冷やさないように重々注意したところ、2週間後には下腹部の所見は消失し、下腹部の不快感もなくなったというので、以後は下腹部の腹直筋の緊張がなければ処方しようと考えた芎帰調血飲をしばらくの間服用してもらうこととした。

当帰四逆加呉茱萸生姜湯

〔主な効き目〕

　この薬はもともと当帰四逆湯に呉茱萸・生姜が入ったものであり、桂枝湯（81頁）に当帰・木通・細辛・呉茱萸が入ったものとも解釈しうる。当帰四逆湯自体が桂枝湯から生姜を抜いて、当帰・木通・細辛を配合した薬である。当帰四逆湯は一言でいえば、四肢の動脈血流を改善する薬であるが、呉茱萸・生姜で冷えによる腹部消化管の諸症状をとにかく温めることによって症状改善を図り、結果的に四肢の痺れ痛みや冷え痛みなどの知覚異常及び血流障害を一層改善する効果をもたらす。総じて、四肢の知覚異常及び血流障害によるチアノーゼ（局所の血液中の酸素不足）やレイノー症候（寒いとき四肢の先端が乏血することで、凍傷ではない）を改善するが、呉茱萸・生姜が入ることによって、お腹の加温とともに、更に一層四肢の障害にも奏効する薬である。

〔主な病気〕

　凍傷、凍瘡、レイノー病、レイノー症候群、バージャー病、四肢閉塞性動脈硬化症、糖尿病性壊疽、術後あるいは骨折後創部痛、腰痛、頭痛、坐骨神経痛、三叉神経痛、大後頭神経痛、冷房病、冷蔵庫病、冷え症性嘔吐・下痢症、慢性膀胱炎、骨盤腹膜炎、慢性癒着性腹膜炎、月経痛、月経不順、過少月経、稀発月経など。

〔病気の説明〕

　レイノー病は桂枝加朮附湯（けいしかじゅつぶとう）（96頁）の項のレイノー症候群で略記した。

　バージャー病とは、手足の末梢動脈の内膜の炎症によって、動脈が閉塞して血流が途絶する病気で、指趾端に潰瘍や壊疽を起こす。20〜40歳台の喫煙男性に多い。

　四肢閉塞性動脈硬化症とは、手足の主幹〜末梢動脈の粥状硬化（比較的太い動脈の内膜にコレステロールを主としたドロドロ状の粥状物質が貯まって内腔が狭くなる状態）によって、動脈が閉塞を起こす病気であるが、動脈硬化症自体は全身どこの動脈でも起こしうる。一般的には高齢者に発症する。

　糖尿病性壊疽とは、下肢閉塞性動脈硬化症に加えて、糖尿病では感染しやすいので、単なる閉塞病変だけでなく、感染による毒素によっても壊疽が発症しやすいし、神経障害によっても壊疽を進行させやすい。

　慢性膀胱炎は慢性複雑性膀胱炎ともいいい、単純性と異なり、尿路系の基礎疾患を背景にした膀胱炎なので、急性悪化時には抗菌薬を処方し得ても、一旦寛解した後はその背景に潜む原因に対処しないことには根治しえない病気である。

〔色々な解説〕

1．中国の後漢時代の本には、「手足が外界の寒によって冷えて、脉が細くなって途絶しようとしているならば当帰四逆湯が良い」とあっての後、「もしその人が身体内部に久寒（以前からの冷え）が有るならば、当帰四逆加呉茱萸生姜湯が良い」とあって、水と酒で煎じるように指示されるが、当帰四逆湯は水で煎じるだけである。

2．中国の明の時代の本には、「久寒とは昔から素より常に臓腑に沈み込んだ寒が有るのを謂う。呉茱萸は臓を温めて、以って寒を消散する。生姜は大棗を助けてそれで全身を調和する」とあって、この薬の適応証は比較的明瞭で分かりやすい。

3．我が国の江戸時代の本には、「吐血の症では、出血した後に四肢は冷えるけれども附子は用い難い。また、独参湯（人参一味の薬）を用いるほどに虚弱になっているのでもない。ただ手足が微し冷えてみぞおちが痞えるのを標的とするがよい」とあって、再出血を恐れて附子を用い難いような証の呈する冷えにも、この薬は有用とのことである。

4．また、別の江戸時代の本には、「この薬は身体内部に久寒があって腰痛を来たす者にもまた佳い」とも、更に別の同時代の本には、「冷えて腹痛をよく起こす者で、兎角夜になって腹痛を起こし、明け方に下痢で便所に駆け込む者にも効果がある」と書かれている。

5．戦後の専門誌には、「この薬は古人が疝と呼んだ病気に対し、その効力の発現は、発病後、日の浅いものは速効があり、数年を経たものでは、全治までに数ヶ月から２、３年を必要とする」と解説されている。

〔実際の症例〕

56歳女性で、２、３年来の右五十肩、半年来の右股関節水腫、変

形性膝関節症があったところ、1週間来、右小指〜尺側にかけて痺れ、屈曲困難を訴えた。右小指〜尺側の症状は右手で遠くの物を取ろうとして、手を伸ばして以来とのことである。入浴時楽になるという右上肢の冷えを目標に、整形外科を受診する前に当帰四逆加呉茱萸生姜湯5グラムを頓服で、2回熱湯で服用させたところ、それで治ったと言う。その後、右手を伸ばす動作を繰り返すと再び同じ症状が出現したので、同じように頓用すると治ったとも言う。整形外科でチェックを受けるように話しておいた。

当帰芍薬散

〔主な効き目〕

　この薬は芎帰湯（当帰・川芎）で血管を拡張し、血流を推し進めて月経痛などの婦人科的な諸症状を緩めるが、芍薬が加わっているので一層補血・鎮痛的に作用し、かつ川芎の副作用としての顔面の上逆を抑える。また、茯苓・白朮・沢瀉で偏在した希薄な過剰水分を調整して利尿するが、ここでも芍薬は必要な水分を保持するように働く。総じて、駆瘀血作用はそれ程強くなく、むしろ和血的であり、一方で利水作用は強いが、必要な水分は保持されるようになっている。なお、和血とは結局は血液循環を良くすることである。

〔主な病気〕

　月経痛、月経不順、稀発月経、過少月経、無月経、月経困難症、不正性器出血、帯下、子宮内膜症、子宮筋腫、子宮附属器炎、骨盤腹膜炎、婦人不定愁訴症候群、血の道症、冷え症、更年期障害、流産、習

慣性流産、不妊症、妊娠浮腫、妊娠中毒症、妊娠腎、妊娠咳嗽、切迫流産、自律神経失調症、低血圧症、起立性失神発作、メニエル症候群、特発性浮腫、脚気浮腫、腎炎、ネフローゼ症候群、心不全、心臓性喘息、胸水、腹水、肝硬変、慢性下痢症、胃下垂症、消化管無力症、慢性胃腸炎、神経性胃腸炎、ノイローゼ、ヒステリー、気鬱症、神経性食思不振、無力体質、眩暈症、耳鳴症、不眠症、神経性心悸亢進症、肩凝り症、筋クランプ、夜尿症、神経痛、筋肉痛、坐骨神経痛、大腿神経痛、動脈硬化症、慢性脳循環不全症、認知症など。

〔病気の説明〕

　婦人不定愁訴症候群とは、婦人の肉体的、精神的な変調期において、頭痛、目まい、耳鳴、動悸、息切れ、上逆、肩凝り、疲労感、冷え、食思不振、便秘、下痢、いらいらなどの日常的な多くのよくある症状を来たした状態をいう。

　起立性失神発作とは、急に座ったり立ち上がったときに起立性低血圧が起こり、高度になると失神発作を来たす。あるいは、不快体験などによって急に立ち上がれば血管迷走神経性反射が高度に起こり、遅脈・低血圧となり、失神に至る。

　無力体質とは、皮膚は蒼白、顔色不良、胸部が扁平、筋肉の発達が弱いなど、如何にも虚弱な印象の体質で、一貫堂でいう解毒証体質の虚弱なタイプに近い。

〔色々な解説〕

1．中国の後漢時代の本には、「婦人が妊娠し、お腹がキューッと痛めば当帰芍薬散が良い」、「婦人でお腹が痛む諸々の病には当帰芍薬散が良い」と書かれていて、妊娠中に拘らず、婦人のお腹の痛みには当帰芍薬散が良いと云う。

2．中国の唐の時代の本には、「六気経緯丸は風を去り、疲労を助け、

301

五臓を強くし、気を益し、煩わしい思いを除き、本来の生命力を養い、病邪による熱を退け、血脈を通り良くし、詰まったものを通し、堆積したものを破り、寒熱を除き、痺れを温め、心腹の堅く脹ったものを動かし、痛みを止め、中を緩くし、精神を安らかにし、顔色を潤沢にし、腰痛を止め、寒の病邪や熱性伝染病を発散させる。婦人が妊娠してお腹がキューッと痛み、冷気に遭えばみぞおちが急に膨満し、産後の出血過多によって身体は虚弱となり、元気も乏しくなり、子宮不正出血や長い間の下痢に常にこの薬を服すれば、血脈もよく流れ、癪なども生じることなく、痰を消し、胃を養って、目をよく見えるようにして身体の必要な水分も満たされる」と、非常に詳しく書かれている。そしてその後に、「この薬はもともと安期生が李少君に差し上げた長く服用する薬である。その後で仲景がその薬の分量を加減して、女人の妊娠中の腹痛に用いるようになったのだ。大いに効果がある」とあって、ここでは当帰芍薬散に至るまでの経緯を解説している。なお、安期生は秦の時代の人で、別の本では、安期生が秦の始皇帝と会談したという話も残っている。

3．我が国の江戸時代の本には、「当帰芍薬散は散とあるが、湯にしても効果がある。この薬は妊娠中だけでなく、平常の人の腹痛にも効果がある。しかし、小建中湯（200頁）の腹筋の緊張ほどに緊張が劇しくないときに、この薬の行く処は偶々あることもある。妊娠中の腹痛はいつでもこの薬である」と書かれている。

4．戦後の専門誌には、「当帰芍薬散の主訴は貧血、腹痛が多い。それに伴う全身倦怠感、足の冷え、月経不順・困難、目まい、頭重、耳鳴、肩凝り、腰痛、心悸亢進等のこともある。体質は貧血性で筋肉の緊張が弱く、痩せ型、脈も軟らかく、または弱く、沈んでいる。腹壁は一般に軟らかく、下腹部の抵抗圧痛は不定で、みぞおちに振

水音（軽く叩くとポチャポチャいう）を証明することが多い。腹痛は下腹部の深部に起こり、冷え痛みの感があり、押さえるか温めると多少楽になり、その程度は鈍痛が多いが、時にはかなり激しいこともある。小便は近く、多量のことが多い。時には浮腫を認めることがある」とあって、今日一般にいう当帰芍薬散証の症候・体格・体質が描かれている。

〔実際の症例〕

28歳女性で、月経痛・月経困難症で受診した。初潮は友達よりも遅かったといい、現在過少月経であるとも言う。また、もっと若い頃から冷え症で、冬場は靴下を履かないと寝られないとも言う。如何にも顔色不良で、お腹も軟弱である。眼瞼結膜が貧血状なので、念のために採血したが、ヘモグロビンも鉄も正常下限程度（貧血とまでは言えない）である。また、立ちくらみ、目まいもよく起こるとも言う。この人は典型的な当帰芍薬散証と考えたので、同薬を温服で指示した。2週間後、あれから身体に元気が湧いて来たというので続けることとした。

当帰芍薬散加附子

〔主な効き目〕

この薬は言うまでもなく、当帰芍薬散（300頁）に附子が入った薬である。当帰芍薬散は和血性かつ利水性の駆瘀血薬であって、もともとは婦人が妊娠中でも、そうでないときでも腹痛に用いられる薬である。附子は代表的な熱薬で、全身機能が衰弱することによって冷えた

303

り、水分の滞ったりしたときなど、種々の状態に適応となる。それ故、この薬は当帰芍薬散の持つ利水性を一層強化するとともに、全身の機能低下による冷え及び水分の滞りを駆逐して元気を回復する効能がある。総じて、当帰芍薬散よりも利水性を強くして、身体に元気を呼び戻す薬である。この薬は我が国の江戸時代に創意工夫された薬であるが、もともとは婦人妊娠とは全く無関係の適応であった。なお、この薬は当帰芍薬加附子湯とも呼称される。

〔主な病気〕

当帰芍薬散の適応する病気のうち、非妊娠時において寒冷または水滞の強い場合。

〔色々な解説〕

1．先に当帰芍薬散の項で、中国の後漢時代の本から引用した同じ箇処に、「婦人が妊娠して6、7月、脉が弦のように張って、発熱し、その胎児がいよいよ脹って腹痛して悪寒すれば、左右下腹部は扇であおがれたようである。そのような者は子宮頸管が開くため風が入るのである。正に附子湯（附子・茯苓・人参・白朮・芍薬）で子宮を温めるとよい」とあって、ここでは附子を妊娠中の症状によっては使ってもよいと言っているのである。先の文は当時の考え方として理解すべきである。

2．さて、この薬は我が国の江戸時代の古矢知白著『古方括要』に、「当帰芍薬散加附子は膝頭が腫大して疼痛し、その人は常に腸が痙攣する疝痛（ここでは激痛のこと）があって、左右下腹部が急に痛むものに宜しい」と、ここで初めて処方される。なお、同書にはその他に、当帰芍薬散に一、二味を加えた薬もよく処方されている。

3．また、同じく江戸時代末期の本には、「附子の症候はどういうものか。答えて曰うに、仲景が云うには熱が無くて悪寒する者と。ま

た真武湯（227頁）証に曰く、腹痛して下痢すると。附子湯証に曰く、口の中は乾燥もせずに問題ないと。これらのことから考えると、無熱悪寒、大便がシャーッと、あるいはベトベトだったり、口の中が乾燥せずに調和している者が附子の標準とするがよい。一般的に便秘する者には附子を用いるのは適当ではない。ただ冷えて便秘をする症状には、附子を用いて大便は快通する。これは冬期に薄着の人、あるいは婦人で月経の時に、全身を氷で冷やしたようにして左右下腹部が痛む者に多くこの適応証がある」と書かれている。

4．同じく江戸時代末期の本には、「妊娠中や産後の下痢や腹痛、小便が出なかったり、腰や下肢が麻痺して力無く、あるいは眼が充血して赤くて痛む者や、もしくは下痢が止まらず悪寒する者には当帰芍薬散に附子を加える」とも書かれている。

5．我が国においての当帰芍薬散の処方は、江戸時代の吉益南涯をもって空前絶後とするが、南涯自身は当帰芍薬散加附子を処方していないようである。

〔実際の症例〕

戦後の専門誌より引用する。31歳女子で、10年来左半身が痛む。それは頭頂から足の先まで、左上肢の諸関節を含めて痛み、3月〜9月の間が特に具合が悪い。そのため、ここ2年間で5キロ痩せたという。現在第2子を妊娠中で、今月出産予定とのこと。中肉中背で手足が冷え、舌は白くて湿っている。脉は小さい。冷え症なので、当帰芍薬散加附子0.5を与えた。初診の数日後、無事に女児を分娩して1ヶ月後に再来した。改めて腹診した所では、腹部軟弱、心下部に振水音を認め、薬はそのまま続行。2ヶ月半で10年来の痛みはほとんどなくなったとのことである。

二朮湯
にじゅつとう

〔主な効き目〕

　この薬は二陳湯（308頁）に白朮・天南星・香附子・黄芩・威霊仙・羌活（エキス製剤では和羌活）・蒼朮が入った薬である。白朮と蒼朮とを含むので二朮湯という。二陳湯は消化器系および呼吸器系をはじめとした全身の湿痰（希薄なあるいは粘稠な余分な水分）を排除することを第一義とする薬である。二朮湯は威霊仙・羌活で鎮痛作用を発揮し、黄芩で消炎作用を発揮するが、それ以外の薬は全て何らかの形で湿痰の生成から排除に関係する作用を持っている。総じて、上肢及び上半身の筋肉・関節の湿痰を除くとともに、鎮痛する薬である。

〔主な効き目〕

　四十腕、五十肩、肩関節周囲炎、腱板損傷、陳旧性肩部打撲・捻挫後疼痛、頚肩腕症候群、外傷性頚部症候群、同後遺症、肩凝り症、上肢関節痛・筋肉痛・神経痛など。

〔色々な解説〕

1．中国の明の時代の本には、「臂痛（肘の痛み）は湿痰が経絡（気血の通り道）を気ままに通行して起こるのである。そこで、二朮湯は粘稠なあるいは希薄な余分な水分で、両方の肘が痛む者を治す。又、手臂（前腕）が痛むのを治す。これは身体の上半身の湿痰が経絡を横行して痛みをなすのである」と書かれている。

2．しかし実際は、それより以前の明の時代の『丹渓心法』に、「痛風は手足の多くの関節に痛みが走るのをいう。または白虎歴節風とも謂う。概ねは広義の痰、熱性感染症、筋肉や関節に水の溜まる病、

306

血とその栄養作用の低下による。そこで、水が溜まる病が原因のものには、蒼朮や白朮の類を用いて、竹瀝で補助とする。広義の痰が原因のものには、二陳湯に酒を浸して炒った黄芩・羌活・蒼朮を用い、上半身に症状があるものには、羌活・威霊仙・桂枝を加え、下半身に症状があるものには、牛膝・防已・木通・黄柏を加える。痛風を治療するに、桂枝の若い枝で味の薄い物を取り、これだけが能く手臂（前腕）を巡り、南星・蒼朮などの薬を導いて痛む処に至るのである」と書かれた後、臂痛方が載っている。実は臂痛方という方名は二朮湯のもともとの方名であり、後世勝手に二朮湯と改称されたのである。

3．我が国の江戸時代の本には、「肩臑（上腕）の痛みは多くは広義の痰に属する。二朮湯を用いるのがよい」とも書かれている。

4．ではそもそも一体、臂痛とはどこの痛みなのか。別の江戸時代の本には、「さて、この臂痛は俗に云うヒジの痛みである。そもそも肩より肘までを臑と云い、肘より腕まで一尺の処を臂と云う。又、俗にウデと云う。故にこの臂痛の中には臑痛のことも兼ねて言うのである」とあるので、臂痛＝上肢痛の意味であり、五十肩のみでなく、前腕・肘・上腕・肩のいずれにも適応しうることが分かる。またその後に、「二朮湯は広義の痰によって手や臂の痛むのに好い。それ故に痰を取り、気の滞りを行らすのである」と、ここでの解説は語句の意味までよく説明してくれている。

〔実際の症例〕

52歳の男性で、1ヶ月前、登山中に転倒して2メートルほどの距離を転落し、左肩を強打した。幸いにもレントゲン検査で骨折等はなく、当初は打撲痛の治療に専念していた。痛みが完治した頃から左肩の関節可動域制限を自覚するようになり、左手が挙上しにくくなった

とのことで受診した。腱板損傷は認めないが、左肩挙上制限のみでなく、左肩凝りも強い。そこで筆者は、葛根加朮附湯（50頁）と二朮湯を合わせ、そこに炮附子末３グラムを加えて、必ず熱服するようにと指示したところ、１週間後には９割方よくなったと言う。以後は二朮湯のみを処方して１ヶ月後に廃薬した。ここでの薬の組み合わせは著者の好みである。

二　陳　湯

〔主な効き目〕

　二陳湯は小半夏加茯苓湯（212頁）に陳皮・甘草が入った薬である。小半夏加茯苓湯は胃内停水が過剰にあって嘔吐がしばしば起こるとき、一方で制吐するとともに、もう一方では胃内の過剰な偏在した水分を利水して排除する薬である。二陳湯の半夏・陳皮・茯苓は、共に体内の湿痰（希薄なあるいは粘稠な余分な水分）を正常化する作用があるので、この薬は消化器系および呼吸器系をはじめとする全身の湿痰を正常化することを第一義とする薬である。なお、この薬の方名の元になった二陳とは、陳皮・半夏はその陳久なるものがよいということから来た命名である。また、橘皮の陳久のものを陳橘皮＝陳皮というので、橘皮と指示されていても陳皮を用いる方がよい。

〔主な病気〕

　小半夏加茯苓湯の適応証のほか、感冒、気管支炎、喘息様気管支炎、気管支拡張症、肺気腫、軽度の気管支喘息など。

〔色々な解説〕

1．小半夏加茯苓湯についての中国の後漢時代の本からの引用文については既述した。

2．中国の南宋時代の本には、「二陳湯は痰飲（湿痰と同じ）が病をなし、あるいは嘔吐や悪心、あるいは目まいや動悸、あるいは上腹部が気持悪く、あるいは痰飲によって発病して寒や熱を起こし、あるいは生の冷たいものを食べることによって胃腸が不調になったのを治す」とあり、二陳湯は痰飲を治療する薬として昔から有名である。

3．我が国の江戸時代の本には、「二陳湯は諸々の痰飲を治す第一の薬である。故に諸々の漢方書にはこの薬を少し変えた薬が多いのである。痰は血が変化して停滞して濁ったものであり、あるいは痞えたり、あるいは痛みをなしたり、あるいは頭痛をもたらしたり、あるいは目まいを起こしたり、あるいは嘔吐させたり、あるいは知覚麻痺を来たし、あるいは運動麻痺で痛みをなし、あるいは寒かったり熱かったりし、あるいは背中の1ヶ所に氷のような冷えを覚え、あるいは背中で人が押すような感じがし、あるいはげっぷや胸焼けをし、あるいは奇怪な夢を見、あるいはお腹の中より煙が立ち上るように、気が上昇するように感じ、あるいは頭や顔面が急に熱く感じ、あるいは胸騒ぎや驚きで動悸をし、その他にありとあらゆる奇怪な症状を見わす変化は極まりない。皆、二陳湯を加減するがよい」とあって、諸々の症状変化の多様性に対する二陳湯を処方する有用性を語っている。

4．戦前の専門誌には、二陳湯の応用が載っている。「二陳湯単独で用いる場合よりも加減することの方が多い。(1)気鬱。胸膈不快を覚えるもの。(2)感冒。頭痛、発熱、悪寒、咳嗽、くしゃみ。(3)食傷（消化器を傷めること）。(4)咽喉痛。(5)酒客病（飲酒過度による

309

病）。⑹脳溢血。概ね多くは痰がある。⑺頭痛、嘔吐、肩や背中が強ばり張って痰を原因とするもの」と、実際の各項目にはそれぞれ追加する薬とともに書かれている。

5．実際、二陳湯は確かに多くの薬の中に含まれている。医療用エキス製剤の内では、この薬をそっくり含む薬としては五積散（125頁）、参蘇飲（222頁）、竹筎温胆湯（264頁）、釣藤散（274頁）、二朮湯（306頁）、六君子湯（380頁）があり、二陳湯の５味の内の４味を含む薬は９処方もあり、如何に汎用性があるかが一目瞭然である。

〔実際の症例〕

　42歳男性で、風邪を引いて６日目である。他医での投薬を経て、もう初期の症状はないが、頑固な白色〜黄色粘稠痰の絡む咳が頻回に起こり、１回発症すれば痙攣するように、なかなか咳が止まらない。著者はまず五虎湯（122頁）を熱茶服で指示した。２日後、３割方しか治っていないとのことで再診。今度は五虎湯に二陳湯を加えて五虎二陳湯の形で処方し、今度も熱茶服で指示したところ、今回は３日目に完治したと後日談で患者さんから聞いた。

女神散

〔**主な効き目**〕

　女神散の中の当帰・川芎・桂皮で血流を改善し、子宮 —— 卵巣機能を調整し、香附子で気病の鬱滞を散じるとともに、蒼朮・人参・香附子で消化管機能の異常を様々な効能で改善する。更には檳榔子やも

ともとの本に含まれていた三黄瀉心湯（156頁）によって上半身の充血や上逆・顔面紅潮などを鎮静して、それらの症状の元を下に導いて安定させるとともに、木香・甘草・丁子で檳榔子の副作用を除くべく期待されている。どちらかと言えば、躁的、興奮的諸症状を緩める薬であるが、もともとの明治時代の本には大黄が加えられていた。しかしながら、この薬は約500年前の室町時代の金瘡（刀傷のこと）薬である山田の振薬に由来した我が国独自の薬であり、後世色々と改変され、その一環として女神散も位置付けることができる。

〔主な病気〕

月経痛、月経不順、月経困難症、血の道症、更年期障害、不正性器出血、婦人不定愁訴症候群、ノイローゼ、全般性不安障害、ヒステリー、産後神経症、気鬱症、神経性食思不振、自律神経失調症、神経性胃腸炎、消化管機能異常症、動脈硬化症、高血圧症、腰痛症、坐骨神経痛、大腿神経痛、肩凝り症、頭痛、頭重感、上衝感、眩暈症、耳鳴症、不眠症、冷え症など。

〔病気の説明〕

上衝感とは、気が上逆して精神不安になる病状をいう。

〔色々な解説〕

1．まず女神散は我が国の明治時代の浅田宗伯著『勿誤薬室方函』に、「女神散は血が原因となる諸々の症状が上半身に上って、目まいを起こすのを治す。更には出産前後によく処方する一般的な薬でもある」と書かれ、同じく宗伯著『勿誤薬室方函口訣』には、「この薬は元安栄湯と名づけて、戦場での不安・恐怖・郷愁等々の諸々の敗退的感情を治す薬である。我が家流では、血が原因となる婦人の諸々の病状に用いて特に効験があるために、今の名称としたのである。世に称する実母散、婦王湯、清心湯は皆同類の薬である」とも書か

311

れている。

2．宗伯は安栄湯がもともとの薬であると主張するが、明白な間違いである。実は安栄湯が安土桃山時代の吉益半咲斎著『換骨抄』に、安栄湯という名称で世に知られるよりも半世紀以上前に、山田定怡著『山田流金瘡之事』において、同じ薬が振薬（ティーバッグの紅茶の要領）として処方されていて、後世山田の振薬として有名になった。室町時代の1500年頃のことである。恐らく当初から特別に命名されていなかったためであろう。

3．一方、『山田流金瘡之事』には、元の山田の振薬に対する幾つかの薬を加えたり、減らしたりする方法が載っている。そこで、女神散は元の山田の振薬の加減法の一部を採用し、かつ『換骨抄』の加減法から一味を採用した薬であり、宗伯は以上の諸薬を整理したに過ぎず、山田の振薬の貢献こそ大である。

4．さて、女神散と言えば血の道症との関連は欠かせない。血の道症は我が国独自の捉え方で、古くは南北朝時代にまで遡る。当時の『金瘡療治鈔』には、「もし疵を熱くして洗い、もしくは湯をも浴びるようになれば、反りと云う病に成って過ちをしてしまう。血の道が定まらないときには、熱の物や湯を浴びてはいけない」と書かれている。即ち、金瘡を受傷したとき、熱い湯で洗ってはいけないのは、破傷風に罹ってしまうからである。特に止血しない内に洗ってはいけないというのが当時の見解である。

当時は血の道とは文字通りの血の通り道＝血管の意味だった。室町時代の『金瘡秘伝』には止血目的で、「血の道は父と母とのためなれば、血の道止めよ、脈の神」という呪文まで登場した。そして更に、「産後もお腹の疵と同じことである」と、金瘡と産後の出血も同一病態と認識されて、金瘡医が金瘡薬をもって女科医をも兼ねた

のである。戦乱の世が安定すれば、むしろ臨産薬として処方される
ことが増えるとともに、臨産薬の婦人一般への処方の有用性が認識
されて行くようになり、やがて江戸時代には我が国独自の家制度に
伴う婦人の気鬱・気病（きやまい）の薬として確立するようになって行く。こ
こまで来れば今日の血の道症と同義と言えよう。

5．結局のところ、血の道は金瘡→産後の出血→女人の血症→女人の
気病（きやまい）へと変遷して今日に至るのである。従って、山田の振薬は金
瘡に処方され、女神散は女人の血症と気病に適応となる。

6．血の道症は成人女性にあって、女性の正常な生理（月経、妊娠、
出産、閉経）または異常な生理（無月経、不正出血、流産、人工妊
娠中絶等々）に基づく精神的・神経的症状群と定義される。一般的
には月経期や更年期に、婦人が上衝感、目まい、耳鳴り、頭痛、頭
重、火照り、肩凝り、動悸、不眠、冷え症などの身体症状とともに、
いらいら、怒りやすい、情緒不安定、憂鬱、精神不安、神経過敏な
どの精神的・神経的症状を来たすものである。

〔実際の症例〕

　55歳女性で、主訴はホットフラッシュである。ホットフラッシュ
は更年期前後の女性に対して、周囲の環境に関係なく、上逆、火照り、
発汗などの症状が突然発症する病状である。一般的治療としてはホル
モン補充療法であるが、乳癌の危険性があり、この患者さんは実際に
血縁者で乳癌のため死亡した人がいるので使いたくないと言う。この
患者さんは喫煙者で、普段から便秘気味であるが、第一線で元気に働
いているので、女神散に三黄瀉心湯を合わせて処方した。三黄瀉心湯
は便秘の程度をみて、加減しても良いと指示したところ、２週間後に
は、ここしばらくは症状が出ないだけでなく、便秘も改善し、全体の
調子が非常に良好と言うので、これからも続薬することとした。ただ

313

し、喫煙者はホットフラッシュに罹りやすいとも話しておいた。

人参湯

〔主な効き目〕

　人参湯は四君子湯（172頁）から茯苓を去って乾姜が入ったものであり、また苓姜朮甘湯（391頁）から茯苓を去って人参が加わったものでもある。人参湯はまず消化管を温めるという意味では、人参が乾姜の熱性を先ず胃腸に作用させるような働きがあり、この意味では人参湯はむしろ大建中湯（250頁）に近いように思われる。総じて、人参湯は急性期には乾姜が主薬で、胃腸を温めて冷えを散じるのを第一義とし、それに伴って消化管機能や全身機能を活性化するのを第二義とするが、その後に外からの冷えの原因がなくなっても、後の作用は有意義である。

〔主な病気〕

　急性胃炎、急性胃腸炎、慢性胃炎、急性消化不良症、急性下痢症、冷蔵庫病、胃・十二指腸潰瘍、胃切除後症候群、機能性ディスペプシア、鉄欠乏症貧血、回虫症、肋間神経痛、自家中毒症、夜尿症、妊娠悪阻、出血性内痔核、大病後、手術後など。

〔色々な解説〕

1．中国の後漢時代の本には、「急性の嘔吐・下痢の病で、頭痛と発熱を来たし、身体に疼痛をもたらしている。熱が盛んで水を飲もうとしているならば五苓散（130頁）が良い。一方、寒が盛んで水を飲むことをためらうならば理中丸が良い」と書かれている。ここ

314

で云う理中丸は人参湯を丸剤化したものであるが、その文の後には理中湯（人参湯）としての用法にも触れている。更には、「この湯を服用して後、しばらくして熱い粥を摂れば微し自然に温かくなる。衣服を脱いではいけない」と、物理的にも温めるべく指示される。

2．また、別の後漢時代の本には、「胸に異常な感じがし、心臓が痞えるようで、滞った気が結集して胸にあり、それで胸が膨満し、脇の下を通って心臓を突くのは枳実薤白桂枝湯が良い。人参湯もまた良い」とあって、ここでは心臓の異常病変、即ち不整脈に対する不快な自覚症状または狭心痛を適応としている。なお、心筋梗塞は真心痛と表現されるので、ここでは対象ではない。

3．我が国の江戸時代の本には、「人参湯はみぞおちが痞えて堅くなって嘔吐・下痢をし、小便が出ず、あるいは急に胸が痛み、あるいは胸に異常な感じがするのを治す。このとき、みぞおちに薄い板を押すようにべったりと堅くなっているのを心下痞硬と言う。痞えているようで、あるいは痛み、あるいは食が進まず、または胸からみぞおちにかけて急に痛むのによい。諸々の病で、急にみぞおちが刺し込んで息苦しくなるのによい」と解説される。

4．戦前の専門誌には人参湯証として、「顔色が蒼く、血色が悪くて生気のない人が多い。唾液が希薄で、口内に溜まる傾向がある。小便がよく出ると訴える者が多い。人参湯証では下痢をしていても、小便がよく出る傾向があり、浮腫があっても小便がよく出る症状のある者が多い。又、足が冷えると小便が近くなる。手足の冷えを訴える者が多い。目まいを訴える者が多い。心下痞硬、心臓や肺の痛み、胸が張るなどの症状がある。腹部が全体に膨満して軟弱か、腹壁が薄くて堅いかのどちらかである」とも詳しく解説される。

315

〔実際の症例〕

　28歳女性で、昨日から下痢していると言う。性状は水様性でなく、ベトベトの軟便であると。昨日は冷たい飲み物を多飲し、アイスクリームを２ヶ食べたとのことで、昨晩からトイレによく行くとも言う。自宅にある整腸剤を昨晩服用したが効かないとのこと。腹壁は軟らかくて冷えていて、腸雑音は亢進し、著者の手指を腹底にまでグッと押し込んでも温感はない。冷蔵庫病である。人参湯を２日間多い目に、必ず熱服するようにと指示し、身体を温める消化の良い物を食べるようにも指示して、事実上１日で治った。

人参養栄湯
にん　じん　よう　えい　とう

〔主な効き目〕

　この薬には桂枝加黄耆湯 (84頁)、四君子湯 (172頁)、苓桂朮甘湯 (394頁) が含まれている。桂枝加黄耆湯は皮膚機能を強くし、また腎性浮腫を治す薬であり、四君子湯は全般的機能低下のときの基本薬であり、苓桂朮甘湯は身体の上半身に偏在した水分を正常化する薬である。ただし、この薬は桂枝加黄耆湯よりも、実際的効用上は遠く黄耆建中湯 (32頁) から展開して来た薬と表現した方が妥当である。また、よく十全大補湯 (192頁) を少し変化させた薬として対応されるが、成立の経緯上は十全大補湯とは全く無関係である。ただ、薬の性格を検討する上では比較するのは有意義である。総じて、陳皮・五味子・遠志が加わることによって十全大補湯よりも鎮咳去痰作用と精神安定作用を強めた薬であり、かつ川芎が入っていないことで肺結核

などからの出血にも対処しえる薬である。

〔主な病気〕

　十全大補湯の適応証のほか、慢性呼吸器疾患、不眠症、精神不穏、出血（喀血）後の体力低下、月経過多症など。

〔色々な解説〕

1．中国の南宋時代の本には、「養栄湯は疲労が積もって身体を弱らせて害し、手足を動かすのが億劫で、骨も筋肉も甚だ痛み、ハーハーと息切れし、身体を動かす度にゼーゼーと呼吸し、小便して急に痙（ひきつ）るようになり、腰も背中も強ばり痛み、心臓も弱って驚いて動悸しやすく、咽も乾いて唇も燥き、飲食しても味無く、全身が衰弱し、悲しみや憂いに悩まされ、寝ること多くて起きることが少なく、慢性の者は年月を経て、急性の者は百日にして痩せ衰えた姿となり、五臓の機能が尽きてしまい、元気を回復できないのを治す。又、肺と大腸とともに衰弱して、咳と下痢を来たし、ゼーゼーと喘息して息切れし、痰や唾とともに嘔吐するのを治す」と書かれている。

2．その後の同じく南宋時代の本に至って、今日云う人参養栄湯と改名され、後世まで伝わることとなった。

3．中国の明の時代の本には、「人参養栄湯は胃腸も肺も共に衰弱し、発熱したり悪寒したりして、手足が倦怠して身体が痩せ衰え、顔色も貧血状で息切れし、食べる量も少なく、下痢をし、もしくは気血共に虚弱となったために諸々の病状を来たし、一つ一つ挙げることができないほどの病を治す。その病気を論じることなく、その脈を論じることなく、ただこの薬を用いればその病気は尽く退散する」と、この文は我が国でもよく引用された。

4．我が国の江戸時代の本には、「人参養栄湯は大病に罹った後、身体が疲労し、精神がボーッとして空ろで、顔色も不良で、忘れっぽ

くなり、またずっと横になっていたがる者を治す」とあって、その後に先の3.の文が引用されている。

5. 江戸時代の別の本には、「人参養栄湯は身体の必要な水分の枯渇を目的にし、十全大補湯は気血の不足の上に虚寒を帯びているのを目的にし、帰脾湯（68頁）は心と胃腸が虚弱となっているのを目的にするがよい」とあって、特に「人参養栄湯を諸病に用いる目的は、(1)毛髪が抜け落ちる、(2)顔の色に沢が無い、(3)忘れっぽい、(4)あっさりした物しか食べない、(5)動悸が打って眠られない、(6)全身から水分が枯渇している、(7)爪にも生気がなく、筋肉も痩せている、以上を云う」とあり、具体的な病状が書かれている。

6. 更に同時代の別の本には、「人参養栄湯は痔漏を治す専用の薬である」とあり、その直後には、「大黄牡丹皮湯（248頁）は痔疾で炎症性の熱がある者、瘀血による痛みを持っている者を治す」とも書かれている。

7. 戦前の専門誌には人参養栄湯の応用として、「(1)肺結核、(2)肋膜炎・腹膜炎、(3)遺精、(4)産後の衰弱、(5)腫瘍の壊症（悪液質）、(6)病後の衰弱」と挙げられ、先の5.の文との組み合わせで一層理解しやすい。

〔実際の症例〕

76歳男性で、難治性肺炎で入院となり、退院後より訪問診療開始となった。昔はヘビースモーカーだったとのこと。退院時には白血球11,000／μl、ＣＲＰ2.3mg／dl、SpO$_2$92％と、ようやくここまで漕ぎ着けたとの病院主治医の弁である。当分は退院時指示分の抗菌薬を続行して欲しいとの要望があった。帰宅後は全く元気がなく、いまだに白色～黄緑色の混濁粘稠痰がよく絡まり、痰が切れるまで咳が続き、時に血痰も喀出すると、入院中からの症状が続いている。著者は人参

養栄湯を指示分の抗菌薬とともに処方することにした。1週間後は不変で、2週間後に採血したが、白血球8,600／$\mu\ell$、ＣＲＰ1.5mg／dℓ、SpO$_2$96％と改善しつつある以上に、患者さんの顔色が明らかに良くなり、食欲も湧いて来たので、抗菌薬を中止し、人参養栄湯のみを続行して更に2週間後、それまでの排痰量が明白に改善していたので、このまま今の漢方薬を続行することとした。

排 膿 散 及 湯

〔主な効き目〕

　この薬は排膿散（枳実・芍薬・桔梗）と排膿湯（甘草・桔梗・生姜・大棗）とを合わせたもので、共通薬は桔梗である。それ故、この薬は桔梗湯（63頁）に枳実・芍薬・生姜・大棗を加えたものと考えてもよい。この薬の枳実・芍薬・桔梗・甘草共々、それぞれ単独では炎症性・化膿性病変に対してさほど強い効果を持たないが、排膿散、排膿湯、あるいは排膿散及湯として処方されると、単独よりも遥かに強い効果をもたらすとして有名である。総じて、排膿散と排膿湯との適応処方時期を、両薬を合わせて排膿散及湯とすることにより、相互に補完することになるので、結局は急性化膿性炎症の極く初期～極期～後期～終期に亘って、消炎排膿的に作用しうる。

〔主な病気〕

　癤、癰、面疔、毛嚢炎、感染性粉瘤、蜂窩織炎、皮下膿瘍、波及性リンパ管炎、化膿性リンパ節炎、扁桃炎、扁桃周囲膿瘍、歯齦炎、歯周炎、歯槽膿漏、副鼻腔炎、蓄膿症、外耳炎、中耳炎、気管支炎、肺

炎、肺膿瘍、麦粒腫、乳腺炎、肛門周囲炎、痔瘻、直腸炎、虚血性大
腸炎、急性虫垂炎、骨盤腹膜炎、ダグラス窩膿瘍、悪露残留など。

〔病気の説明〕

　感染性粉瘤について、粉瘤は皮下に袋状の構造物が出来、その中に
角質と皮脂が溜まって行き、独特の臭気を発する皮膚の良性腫瘍で、
これが化膿したものを感染性粉瘤という。

　虚血性大腸炎とは、大腸への血液の循環が悪くなり、大腸粘膜に炎
症やただれ、潰瘍を生じる病気で、突然の腹痛（主に左下腹部）、下
血がみられるが、動脈硬化があって便秘が誘因になって起こりやす
い。

　ダグラス窩膿瘍について、ダグラス窩とは男性では直腸膀胱間、女
性では直腸子宮間をいい、そこに膿が溜まり、膿瘍が発症する。

〔色々な解説〕

1．中国の後漢時代の本には、排膿散に続いて排膿湯が載っているが、
　特に解説文はない。というより、その本を再編纂するときに既に散
　逸してしまっていたのであろう。

2．我が国の江戸時代の吉益東洞著『類聚方』には、「排膿湯は粘っ
　こい痰あるいは膿血が有って、症状が急に切迫する者に良い」、「排
　膿散は皮膚の化膿病変が有って、胸や腹が堅くなって膨満する者に
　良い」と書かれていて、前者は胸部病変に、後者は胸腹部病変に奏
　効するとの考えは後世継承されて行く。

3．さて、実は東洞著『東洞先生投剤証録』に、「排膿散及湯合方」
　と書かれている。合方とは2つ以上の薬を合わせることである。実
　例として応鐘散（大黄・川芎）が兼用され、「20歳余りの患者で、
　昨年右の耳の下が腫脹し、それが春になると潰れて膿が出て、少し
　は減ったが、まだ治るまでには至っていない」という症例に処方さ

れていて、これは言うまでもなく、排膿散及湯の先駆的用法である。しかし、元の「排膿散及湯合方」の意味は、「排膿散及び排膿湯の合方」ということで、ここでは単に排膿散及び排膿湯と書くのを簡略に排膿散及湯と書いただけなのである。

4．同じく東洞著『薬徴』には、「排膿湯及散は中国の後漢時代の本の腸癰部に載っている」と書かれていて、ここでも単に排膿湯及散は排膿湯及び排膿散と書くのを省略しただけの意味である。

5．また、別の江戸時代の本には、「排膿散は腸癰で腹中に痛みが有る者、また便毒で甚だしい痛みが腹中に迫る者を治す」、「排膿湯は肺癰や背中の化膿創の者はこの薬に兼ねて伯州散（蝮蛇・津蟹・鹿角の黒焼きの粉）を用いてしばしば経験する」とあって、ここでは前者は一層腹部に、後者は一層胸部に焦点が置かれる。

6．江戸時代末期の本には、「東洞先生は排膿湯と排膿散を合わせて排膿散及湯と名づけた。諸々の皮膚病変を治療する薬である」とあるが、先にも見て来たように、東洞は排膿散及湯と命名したのではない。さもないと、『薬徴』では排膿湯及散と命名したことになる。

7．排膿湯は極く初期の発赤や局所熱感を来たす時期と後期の排膿促進に用い、排膿散は極期前期の熱膿しかけつつある時期と極期後期の排膿開始後の硬結のある時期に処方する。しかし、排膿散及湯として処方すれば、全期間を通じて投与できる。

〔実際の症例〕

30歳男性で、腰背部の癰である。目下は右腰背部全体が発赤、腫脹、熱感、硬結、自発痛、圧痛を来たしているが、いまだ切開は時期尚早である。そこで抗菌薬と排膿散及湯を処方し、2日後に波動（押すと軟）を認めたので切開し、排膿した。2日後に排膿はほとんど終熄したので抗菌薬を中止し、排膿散及湯のみを服用し続け、更に2日後に

321

は硬結形成もなく、切開口もほとんど閉鎖したが、特に再開口する必要も認めず、後5日間排膿散及湯のみ処方した。著者の経験上、抗菌薬のみを続行すると硬結を形成してしまうからである。

麦門冬湯

〔主な効き目〕
　この薬は麦門冬と半夏によって性格付けられる。半夏以外の薬（麦門冬・人参・甘草・粳米・大棗）は全て身体を潤す作用のみならず、気道粘膜も潤し、粘稠痰を溶解しやすくして喀出しやすくする。半夏は逆に潤った水分を乾かして鎮咳する作用がある。総じて、喀痰を潤すとともに鎮咳性に作用するので、決して水様痰の多い状態には用いられない。また全体としては身体を潤す作用の方が強い。

〔主な病気〕
　感冒、咽喉炎、遷延性嗄声、百日咳、急性・慢性気管支炎、喘息非発作時、肺結核、肺気腫、気管支拡張症、遷延性咳嗽、妊娠中の咳嗽、乾燥性角結膜炎、唾液分泌減少症、シェーグレン症候群、老人性乾燥性皮膚炎など。

〔病気の説明〕
　乾燥性角結膜炎は一般にドライアイといい、不適切な涙液層の操作による両眼の結膜及び角膜の慢性的な乾燥で、日常的にはパソコン作業やコンタクトレンズ（特にソフト）の使用によることが多い。

　唾液分泌減少症は一般にドライマウスといい、種々の原因による唾液分泌量減少による口腔内の異常な乾燥症状で、口が渇く、ネバネバ

する、しゃべりにくい、食物を嚥下しにくい等々の症状を来たす。

　シェーグレン症候群とは、中年女性に好発し、主に唾液腺及び涙腺が侵される自己免疫機序による慢性炎症性の病気である。

〔色々な解説〕

1．中国の後漢時代の本には、「大逆上気（大いに気が上逆）して、咳が盛んで、息を吸うのが苦しいときに、咳を止めて、上逆した気を下すには麦門冬湯が良い」と書かれている。これは甚だしい咳と呼吸困難を表現している。

2．服用方法はもともとの本には、昼間3回、夜に1回とあるので、本来は眠前にも服用した方がよい。実際、遷延性咳嗽などでは夜就眠のため蒲団に入ってから咳込むことがよくあるので、この点を配慮したものか。

3．先の文の大逆上気が火逆上気の間違いであるとの指摘も昔からあった。中国の清の時代の本には、「咳をして上気し、咽喉に水鳥の鳴くような声が続く者は、冷えた水分が上って来たからである。今、咳をして上気しても、咽喉に水鳥の鳴くような声が無くて呼吸困難になる者は、これは火気が上って来たからである。呼吸困難は咽喉に物が詰まっていて息がしにくく、やっと呼吸をしてもスッキリしないのを謂う。この状態を治すのは麦門冬湯をもってして、その火気が上るのを止め、上った気を下すのである」と解説される。結局のところ、理屈はともかく、臨床的には麦門冬湯の有用性は不変である。

4．山本巖先生は「息を吸うとき、咳が込み上げて吸気が下にさがって行かないのは気が順でなく逆している。気逆の甚だしいのが、大逆上気である」と解説される。

〔実際の症例〕

　著者の数例の経験例を解説する。著者の経験によれば、気管支喘息の発作に至る症状悪化過程は多様で、必ずしも麻黄中のエフェドリンなどの β_2 受容体刺激作用（気管支拡張作用）のみで対応できるとは限らない。場合によっては喘息発作に至る前には、粘稠痰の溶解・喀出がより大きな比重を占めているか、あるいは併用している β_2 受容体刺激作用によって気管支拡張作用にはよく奏効しても、粘稠痰の溶解・喀出には充分に奏効していないのかもしれない。いずれにしても、タイプによっては喘息発作に至る症状悪化過程で、麦門冬湯の頻回の投与がよく奏効し、夜間の救急病院受診回数が激減した症例を実際経験しているので、麦門冬湯の適応証者を選んでおく必要もある。患者さんにとってもその方が楽である。ただし、麦門冬湯は発作状態にまで至ってしまうと無効である。

八味地黄丸

〔主な効き目〕

　この薬は歴史的には全く逆でも、構成上は六味丸（396頁）に桂枝・附子が入った薬である。六味丸は腎精不足（腎の物質的・形態的面の虚弱）を補うとともに、虚熱（物質代謝による熱状）を清する薬である。八味地黄丸はここに桂枝（実際は肉桂の方が有用）・附子を加えて、血液循環の促進と全身機能の改善が加わった薬であるから、腎精不足を補うのみでなく、腎気虚（腎の機能的面の衰退）を補い、更に虚寒（機能低下による冷え症状）があればこれを温める効果も含んで

324

いる。総じて、欠乏した体内の津液を潤わせて滋養強壮し、衰弱した
生理機能を鼓舞しつつ、下痢に対する予防と利尿作用の加味された薬
である。一言でいえば、腎虚（腎の機能面および物質面・形態面の不
足）を補う薬であると表現しうる。

〔主な病気〕

　慢性鬱血性心不全、慢性腎臓病、萎縮腎、慢性尿路感染症、膀胱括
約筋麻痺、前立腺肥大症、動脈硬化症、高血圧症、肺気腫、糖尿病、
尿崩症、脚気様症候群、慢性腰痛症、骨粗鬆症、坐骨神経痛、大腿神
経痛、変形性脊椎症、下肢運動麻痺、下肢知覚障害、自律神経失調症、
ノイローゼ、認知症、老人性健忘症、インポテンツ、遺精、精力減退、
無力性便秘症、小児夜尿症、不妊症、白色帯下、難聴、耳鳴、老人性
白内障、眼の調節障害、老人性瘙痒症、慢性湿疹など。

〔色々な解説〕

1．中国の後漢時代の本には、「崔氏八味丸は脚気が上って、お腹に
　入って少腹不仁（下腹部の鈍麻または下腹壁の軟弱。本来は少腹で
　はなくて小腹）を治す」、「全身疲労して腰痛を来たし、左右下腹部
　がキューッと痛んで小便が出ないならば八味腎気丸が良い」、「男子
　で消渇（多飲多尿の病）で小便が反って多く、飲むこと一斗、小便
　すること一斗なれば腎気丸が良い」等々と書かれている。なお、八
　味地黄丸はここで見るように、崔氏八味丸、八味腎気丸、腎気丸な
　どとも称される。

2．中国の唐の時代の本には、「八味腎気丸は全身疲労して機能が
　衰え、大いに咽が渇いて水を飲もうとしたり、腰痛や下腹部の
　キューッとする痛みや小便が出ないのを治す薬である」と書かれた
　後、「仲景が云うに、常服するには附子を去り、五味子を加えると」
　とも書かれているが、恐らく当時は今日既に亡佚した、後漢時代を

継承する文献が残っていたのであろうと推測する。

3．中国の北宋時代の本には、「腎臓を暖め、虚弱で衰退した機能を補い、顔色を良くし、骨や筋肉を丈夫にする地黄円」とあって、ここでは八味地黄丸が地黄円と変名されている。なお、これまでの地黄は乾地黄であったが、ここでは熟地黄であり、今日の一般的な処方と一致する。

4．我が国の江戸時代の本には、「八味丸を考えるに、腎を補う薬にして腎精を益し、腎気を強くする薬である。しかし後世は、小便を通利する薬とみなす者がいる。これは遥かにこの薬の主たる効き方を読んで、その背景の本旨を理解するに及ばない者である」と、八味丸は単に利水する薬ではなく、補腎の薬である点を強調している。

5．戦前の専門誌には、「あるときは左右下腹部の急な痛みを目標にし、またあるときには一見これに反するような同部の不仁を目標にし、またあるときは小便が出ないのに用い、あるときは小便がよく出るのに用いるなど、この証は甚だ複雑多岐で摑み処がないようである」と書かれ、症状・症候だけを目標にする限界が明記されているように思われる。先の〔主な病気〕はほとんど、加齢による病変＋泌尿生殖器科的病変に尽きると言えよう。

6．山本巌先生は腎精虚と腎気虚の具体例を挙げられる。腎精虚は、皮膚の老化、舌の萎縮、眼の水晶体の硬化や白内障などであり、それに対する腎気虚は、知覚の鈍化、味覚の鈍化、視力の減退などであり、物質的・形態的面の虚が腎精虚で、機能的面の虚が腎気虚であると解説される。

〔実際の症例〕

83歳女性で、グループホームに入居して来たばかりである。ずっ

と以前から腰痛及び腰部倦怠感のために湿布を続けていて、著者の訪問診療時にも同じ湿布薬の処方を希望する。当初は患者さんの希望通り対応したが、著者はこの患者さんが動作の機敏性も失っていることも考慮し、八味丸を熱服指示した。2週間後、相変わらず湿布薬を続けているが、特に胃腸の具合は悪くないと言う。更に2週間後、職員によれば数日来必ずしも毎日湿布薬を貼ってくれと希望されなくなったので、湿布薬は余っているとのこと。そこでもう一度同量分の湿布薬を処方しつつ、八味丸を続薬したが、湿布薬はそれ以後処方することはなくなった。

半夏厚朴湯

〔主な効き目〕

　この薬は小半夏加茯苓湯（212頁）に厚朴・蘇葉が入った薬である。小半夏加茯苓湯は嘔吐を止めて、上部消化管に偏在した水分を利水して捌く薬である。厚朴は消化管や気道の平滑筋の過緊張を弛めて下痢を止めたり、呼吸困難を緩解したりする。また蘇葉は胃腸の動きを順方向性に促進し、沈滞した気分を発散させる。総じて、上部消化管由来の諸症状を正常機能を促進させることにより安定させるとともに、呼吸器症状を緩和するほか、梅核気他の種々の鬱的症状に対しても効果を発揮する。

〔主な病気〕

　小半夏加茯苓湯の適応証のほか、咽頭炎、喉頭炎、食道アカラシア、機能性ディスペプシア、気管支炎、気管支喘息、声帯浮腫、嗄声、咽

喉頭異常感症、ノイローゼ、ヒステリー、鬱病、血の道症、陰嚢水腫
など。

〔**病気の説明**〕

　食道アカラシアとは、食道で食物が前進するための収縮運動が障害
され、特に下部食道の括約筋が充分に開かなくなり、食物の通過障害
と食道の拡張が起こる病気である。食道癌の合併頻度も高い。

　声帯浮腫とは、主に風邪を引いた後などに声帯が炎症を起こして腫
れる病気である。声を出そうとしてもピッタリと声帯を閉じることが
出来ずに、低音のだみ声になる。

　咽喉頭異常感症とは、咽喉頭部や食道の狭窄感、異物感、不快感な
どを訴えるが、検査しても特に異常や器質的病変がみられないものを
いう。ヒステリー球、梅核気、咽中炙臠ともいう。

〔**色々な解説**〕

1．中国の後漢時代の本には、「婦人で咽の中に炙臠が有るようなと
　きは半夏厚朴湯が良い」と書かれている。咽中炙臠はもともとは咽
　の中の炙った肉片という意味で、梅核気とかヒステリー球とも言
　い、咽の奥に不快な肉片が付着しているようで、吐き出そうとして
　も呑み込もうとしても埒の明かない症状をいう。

2．中国の唐の時代の本には、「婦人で胸が張ってみぞおちが堅く、
　咽の中にネバネバと炙臠が有るようで、これを吐こうとしても出
　ず、これを咽もうとしても下せないのを治す半夏厚朴湯」とあって、
　この「吐けども出でず、咽めども下らず」は後世有名な語句となっ
　た。

3．中国の清の時代の本には、「梅核気病は七情（喜怒憂思悲恐驚）が
　鬱積して病となり、涎が凝固して生じる」とも解説される。

4．我が国の江戸時代の本には、「この薬は裏病に適応する。咽中に

328

痰飲が有って気が循らない者を治す。その証に、炙臠が有るようだ
というのは、これは実は痰飲なのである」とあって、痰飲が本態で
あると解説される。これも一つの説である。

5．戦前の専門誌には、「半夏厚朴湯証の患者はいわゆる働き盛りの
男女に多い。即ち、30歳より40歳位の人が一番多く罹る。これは
七情の気を乱すような境遇、即ち激烈な生存競争裡に生活している
人が多いからであろう。患者の体質には一定の型はないように思わ
れる」と書かれている。

〔実際の症例〕

　ある年の1月から2月にかけて、グループホームに入所する著者の
十数人の患者さんの多くが感染性胃腸炎に罹った。著者は下痢を発症
した人にはビオフォルミン® 6〜9錠を、嘔吐には半夏厚朴湯7.5グ
ラムを冷服してもらい、また症状によっては両方を服用させながら、
粥食と多い目の梅干を主とした易消化性の食物を提供して対応した。
途中からノロウイルスが原因と判明したが、大抵は2〜3日間の服薬
で安定した。一方、著者の非担当患者さんは近医病院を受診して抗菌
薬を処方され、症状が安定するまでにその倍位の日数を要したが、こ
の間著者は抗菌薬を全く処方せず、もちろん輸液を施すこともなかっ
た。

半夏瀉心湯
<small>はん げ しゃ しん とう</small>

〔**主な効き目**〕

　この薬はエキス製剤の範囲では、黄連湯（37頁）や小柴胡湯（203頁）との類似性は大きく、黄連湯から桂枝を抜いて、黄芩が入った薬であり、小柴胡湯から柴胡・生姜を抜いて、黄連・乾姜が入った薬である。黄連湯は悪心や吐き気が強いときの上部消化管炎の薬であり、小柴胡湯は急性熱性感染症の軽症または重症の初期と極期の中間期にあって、熱を清して胃を健やかにし、精神不穏を鎮め、咳も止めて、更には肝臓を庇護する作用のある薬である。半夏瀉心湯は比較的寒熱に片寄らない薬なので、傷寒以外の場合にも胃薬として処方しうる。総じて、嘔気・嘔吐と軟便または下痢を伴う消化管炎に対応する薬であるが、みぞおちが痞えて硬くなっていればよく効く。

〔**主な病気**〕

　急性胃炎、慢性胃炎、感冒性胃炎、感染性胃腸炎、急性大腸炎、虚血性大腸炎、胃・十二指腸潰瘍、胃下垂症、急性消化不良症、機能性ディスペプシア、口内炎、口角炎、二日酔い、妊娠性嘔吐、吃逆、逆流性食道炎など。

〔**色々な解説**〕

1．中国の後漢時代の本には、「急性熱性感染症に罹って5、6日が経ち、嘔気があって発熱すれば柴胡湯の証が具わっている。しかし、他の薬を用いて瀉下させても柴胡湯の証がなお具わっていれば、また柴胡湯を与えてよい。これは已に瀉下させたといっても、逆治ではない。必ずムシムシとして身体を振るわせて発熱し、汗が出て治る。もしみぞおちが脹って硬くなって痛めば、これを結胸という。

大陥胸湯（大黄・芒硝・甘遂）が良い。ただ脹って痛まないのを痞という。柴胡湯はここでは投与するのは不適当である。半夏瀉心湯に宜しい」と書かれ、ここでは小柴胡湯が適応にならない場合の否定的選択の1つとして、半夏瀉心湯が挙げられている。

2．また、別の中国の後漢時代の本には、「嘔気がして腸もゴロゴロと音がし、みぞおちが痞えれば半夏瀉心湯が良い」と書かれていて、この文では腸雑音が強くなっていて、恐らく下痢するであろう。

3．我が国の江戸時代の本には、「心下痞（みぞおちの痞え）は正に心下痞鞕（みぞおちが痞えて硬い）に作るべきである」とあって、心下痞を診断するには必ずしも腹診（腹部の診察）を要しないが、心下痞鞕を診断するためには腹診を必要とするので、我が国での腹診の発展とともに、正に日本流の漢方が確立されて行く。

4．また、別の江戸時代の本には、「この薬を用いる目的は心下痞鞕に嘔気と下痢を兼ねるものに用いるのである。心下痞鞕とは、痞はつかえることで、鞕はかたいということである。今、半夏瀉心湯の症を主症、客症と分ける時は、心下痞鞕は主症で、嘔と瀉の2つは客症である」とあって、心下痞鞕こそ大事であると解説される。

5．著者は一般的な胃薬を漢方薬に当てはめると、六君子湯（380頁）か半夏瀉心湯かが最も相応しいと考える。概ね六君子湯は普段から胃が弱い場合で、半夏瀉心湯は普段は特変ないが、何かの契機で一寸胃の調子が悪くなったという場合である。

〔実際の症例〕

40歳女性で、感冒性胃腸炎のため午前中に来院した。昨晩から1回嘔吐した後は吐き気が今も残り、また下痢で頻回にトイレに行っているが、トイレから出て直ぐにまた行きたくなることはないと言う。腹診して心窩部は少し緊張していて、そこを押さえると気持悪いと言

う。そこで著者は、毎食前に半夏厚朴湯（327頁）を冷服させ、食事は粥食と梅干と白身魚など、消化の良いものとし、食後に半夏瀉心湯を温服させることとした。結局、翌日の夕方には安定したが、食事は後2日間同じ注意を守るように指示した。

半夏白朮天麻湯

〔主な効き目〕

　この薬には二陳湯（308頁）から甘草を抜いた薬と、人参湯（314頁）から甘草を抜いた薬とが含まれている。二陳湯は全身、特に消化器系および呼吸器系をはじめとする湿痰（希薄なあるいは粘稠な水分）を燥することを第一義とする薬である。人参湯は急性期には腹部の冷えの改善を第一義とする薬であるが、ここでは消化管機能の改善を主目的としている。半夏白朮天麻湯は湿痰に作用する薬（黄柏・茯苓・沢瀉・白朮・半夏・陳皮・蒼朮）が最も多く、また内風（頭痛、ふらつき、目まいなど高血圧症、動脈硬化症などでみられる諸症状）を鎮静する薬（天麻）もあり、麦芽・神麴・生姜は消化吸収と健胃に働き、更には元気を補う薬（黄耆・人参）も含まれている。総じて、消化・吸収作用の低下によって湿痰が形成され、それが中枢神経系の諸症状の元（広義の痰）になっているときに、対症的にも根治的にも対応する薬である。

〔主な病気〕

　メニエル症候群、良性発作性頭位眩暈症、起立性低血圧症、自律神経失調症、常習性頭痛、片頭痛、慢性脳循環不全症、脳卒中後遺症、

慢性胃腸炎、消化管無力症、胃下垂症、更年期障害、血の道症など。

〔病気の説明〕

　良性発作性頭位眩暈症とは、頭を特定の方向に動かすと起こる激しい回転性の目まいであるが、数秒～数十秒で治まって来る、中～高年の女性に多い目まいをいう。難聴や耳鳴りは伴わない。

〔色々な解説〕

1．中国の金の時代の李東垣撰『脾胃論』にこの薬は載っているが、長文の解説なので、要点だけを抜き書きする。「ある婦人は素より胃腸が弱かった。初冬に外出して晩に帰って来たところ、寒気のために大いに悶乱した。某医が下剤を処方したが、症状は却って悪化し、粘っこい唾や痰が止まらず、眼前暗黒となり、頭の中がグルグル回り、吐き気も強く、呼吸もゼーゼーと頻回となり、しゃべることも出来ない。精神不穏も来たし、また目を開くことが出来ず、雲の中にいるようにフワフワとする一方で、頭痛が甚だしく、身が重く、四肢は冷え切ってしまっている。この状態は胃気が既に損傷し、湿痰が上逆して頭痛が起こったので、半夏白朮天麻湯を作って与えると治った」という主旨である。

2．ここで云う胃腸が素より弱い、唾や痰が粘っこい、眼前暗黒で頭の中がグルグル回る、雲の中にいるようにフワフワ、頭痛が甚だしい等々の語はそのままで半夏白朮天麻湯の証を構成する。中でも胃腸が素より弱いのは、最も基本になる素因的証である。

3．同じく東垣の他の著書には、この薬を服用すると食前の一、二服で治るとも書かれている。

4．我が国の江戸時代の本には、「痰が有って頭痛するに、湿痰ならば半夏白朮天麻湯を用いるがよい。外邪のある頭痛には無効である」とか、また別の同時代の本には、「外邪の頭痛及び気血が虚弱

となっているものには用いてはいけない」とも書かれているが、ここでは気血の虚というより、血虚（血とその栄養作用の低下）の頭痛には用いられないという主旨に改めるべきであろう。なお、外邪の頭痛に不可というのは、この薬には外邪を駆除する薬が配合されていないからに過ぎない。

5．更に別の同時代の本には、「食後、胸中が熱く悶え、手足が倦怠して頭が重く、睡眠してしまいそうになるのを治す。神のように効く」とあって、この食後の倦怠感や睡眠傾向は今日でもよく用いられる口訣である。

6．別の同時代の本には、「概ね風呂の上がり場などにて起こる者にて、甚だしき者は暫く目まいして倒れたままになる位の者もある。この症状を痰厥頭暈（広義の痰が上逆して起こった目まい）という」とあり、他の箇処には痰厥頭痛の解説も書かれている。

〔実際の症例〕

　75歳女性で、訪問診療として初診となった人である。独居で、一見した所、明白に単純性肥満症（水太り）の人で変形性膝関節症のため、近所に住む妹夫婦とヘルパー介護により日常の生活手段を入手し、自身はディサービスも拒否してほとんど外出することはない。初診後、回転性目まいを訴えたので臨時で往診し、メリスロン®、セファドール®を処方した。が、治まらないとのことで、3日後に初めて採血し、腹診によって心下停水（胃の辺りを軽く叩いてポチャポチャ音がする）と、また両下肢の著明な冷感も認めた。そこで、半夏白朮天麻湯を処方し、手足の保温に努めるようにと指示したところ、間もなくして目まいは治まった。続服を説いたが、薬嫌いの人なので、症状が治れば直ぐ服薬を中止してしまった。実のところ、3ヶ月後に再発したが、今回も半夏白朮天麻湯を処方して間もなくして治った。

白虎加人参湯
びゃっ こ か にんじんとう

〔主な効き目〕

　この薬の作用は大きく２つに分けられる。１つは清熱作用で、この薬はもともと白虎湯に人参が入ったものであり、白虎湯は高熱を清することを主目的として処方されたものである。もう１つは滋潤（身体に不足する水分の補充）作用で、高熱に必然的に伴う脱水傾向に対して必要な水分の喪失をなるべく防止すべく、白虎湯中の甘草・粳米だけに対して、この薬には人参も加わっているので一層水分を保持すべく作用する。しかも、知母・石膏は清熱作用はあっても、水分喪失的に作用しないので、結局、この薬の五味は全て水分保持的に作用する。総じて、炎症などの高熱を清して身体の必要水分をなるべく喪失しないように防止する薬である。

〔主な病気〕

　感冒、インフルエンザ、腸チフス、日本脳炎、流行性脳脊髄膜炎、その他のウィルス性感染症、咽喉炎、気管支炎、肺炎、感冒性胃腸炎、急性口内炎、脳卒中後遺症による煩熱感、自律神経失調症による煩熱感、痒夏病、熱中症、熱傷、日光皮膚炎、湿疹・皮膚炎群、アトピー性皮膚炎、温熱蕁麻疹、糖尿病、不明熱など。

〔病気の説明〕

　痒夏病は胃苓湯（17頁）の項で解説した。

　温熱蕁麻疹とは、温水や温風などの温熱刺激で発症する蕁麻疹で、低温環境から高温に移動して身体が温まる度に発疹が出現し、皮膚の発赤、腫れ、強い痒みを発症するとともに、局所皮膚温は40 ～ 50度位にも上昇する。

335

〔色々な解説〕

1．中国の後漢時代の本には、「桂枝湯（81頁）を服用して、大いに汗が出た後、大いに咽の渇きに苦しんで治らず、脉が大きく力強ければ白虎加人参湯が良い」、「急性熱性感染症で、場合によっては嘔吐したり、または瀉下したりした後でも、7、8日間治らず、熱の症状が裏（消化管）に移り、それが逆に表にも及び、表も裏も共に熱し、時々ゾクッとするが、大いに咽が渇き、舌も乾燥して苦しみ、水を数升飲もうとするならば白虎加人参湯が良い」などと書かれている。

2．また、別の中国の後漢時代の本には、「熱に当たった病の初期は痓夏病である。汗が出て悪寒し、身体には熱があって咽が渇く。白虎加人参湯が良い」とあるが、当時でもまず飲水したはずだが、塩分補給の考えはなかったようである。

3．中国の南宋時代の本には、「白虎化斑湯は皮疹が赤黒く、出現しても気持がスッキリせず、毒の勢いが強くて悶え苦しむのを治す」と書かれていて、白虎化斑湯は白虎加人参湯のことであり、皮疹に対する最初の処方例である。なお、恐らくこの皮疹は痘瘡であろう。

4．中国の明の時代の本には、「化癍湯は傷寒での発汗・嘔吐・瀉下の治法の後に、癍が発症して脉が虚弱となるのを治す」と、ここでは白虎加人参湯が化癍湯と命名されている。癍も皮疹である。

5．我が国の江戸時代の本には、「石膏は大量に用いるのでなければその効果はない。何故ならば石膏はその性が強くないからである。それ故に、石膏の入る薬はいずれも他薬とはその量は格別である」と説かれるものの、また同時代の別の本には、「石膏は全て外邪の痘疹などに用いるには心得がある。妄りに用いてはいけない。それ故、白虎湯を用いようとするときは、先ず試みに1椀の冷水を与え

て飲ませるのがいい。それによって、大いに汗が流れるように掻いて、却って癒えることがある。これは白虎湯の軽法である」と対立的である。確かに著者も患者さんに、「水は天然の解熱剤です」と話すことはよくある。

6．昭和時代初期の本には、この薬は「知母6.0・石膏20.0 ～ 100.0・甘草1.8・粳米12.0・人参3.0」と指示されている。

7．戦前の専門誌には、「白虎湯に於ては一言も渇に及んでいないが、白虎加人参湯に於ては必ず渇を挙げている。白虎加人参湯証に渇を挙げるものは、薬の中に石膏がある為ではなく、人参がある為である」と書かれているので、この人参には竹節人参を用いることは不可である。

〔実際の症例〕

27歳女性で、アトピー性皮膚炎で顔面に特に皮疹が強い。若い女性でもあり、顔面病変に最も悩んでいる。著者はまず白虎加人参湯を処方しようとしたところ、他の病院でその薬を処方され、顔面はその時は良くなったが、他の箇処の皮疹が却って増強したと言う。検査をして甘草・粳米にアレルゲン反応陽性であるが、白虎加人参湯が顔面病変に効くことは分かった。そこで著者は、紅参末と石膏エキス散（現在は製造中止）のみを処方したところ、1週間後、顔面病変は著明に改善した。しかも他の箇処に新たに皮疹が悪化することもなかった。

茯苓飲

〔主な効き目〕

　この薬の中で、人参・枳実・陳皮・生姜は上腹部の痞えて塞がる感じや膨満感、および嘔気・嘔吐などの消化管の動きの異常を正常化し、一方では茯苓・白朮・陳皮で消化管、特に胃に過剰に偏在した水分を矯正する。総じて、上部消化管の動きを正常化しつつ、停滞した消化管内の痰飲を改善する薬で、主に胃に働きかける。

〔主な病気〕

　急性胃炎、急性消化不良症、感冒性胃炎、幽門痙攣、機能性ディスペプシア、逆流性食道炎、食道裂孔ヘルニア、食道憩室、胃液分泌過多症、胃心気症、呑気症、胸焼け、悪心、吃逆、噫気など。

〔病気の説明〕

　幽門痙攣とは、胃の出口にある幽門の平滑筋が痙攣的に収縮し、これによって胃の内容物が鬱積する状態をいう。水逆の嘔吐は一過性の幽門痙攣である。

　食道憩室とは、食道の一部がポケット状に外側に突出した半球状の構造で、先天性のものと後天性のものがある。

　胃心気症について、心気症は自分が重大な病気に罹っているのではないかと思い込む神経症の１つで、特に胃に関する強い心気的傾向を持つものをいう。

　呑気症は空気嚥下症ともいい、空気を大量に飲み込んでしまうことによって、げっぷやおならをよく排出したり、腹部膨満感を来たす病気である。

　吃逆はしゃっくりのこと。

噫気はげっぷのこと。

〔色々な解説〕

1．中国の後漢時代の本には、「外台の茯苓飲は、胸部に痰が停まったり、水が蓄えられていたりして、自然に嘔吐し、水を吐き出した後、胸部に元気が全くなくて、食欲も湧かないのを治す。痰を生じるような胃腸障害を治して食欲を増進させる」と書かれている。外台とは唐の時代の『外台秘要方』である。

2．ただし、『外台秘要方』には延年の茯苓飲と書かれていて、『延年秘録』から採用した薬だと分かる。したがって、後世は一部の書で延年茯苓飲として載っている。

3．中国の清の時代の本には、「この薬は痰飲を治療する対処法の最も穏当な薬である。胸部は大いに嘔吐し、グタッとして元気がなくなっているから人参を加える。もし大いに嘔吐するのでなければ人参は不要で、枳実を減らすことも可能である。俗医が謂うに、陳皮を用いたら人参の力を減らしてしまうと。しかしここでは、単に陳皮を用いるだけでなく、枳実を加えている。この薬は補う治療と瀉する治療とを併せて行なって、何と巧妙ではないか」と書かれている。確かに虚実併存・補瀉併行の面は事実である。

4．我が国の江戸時代の本には、「為則が考えるに、正に心下痞鞕（みぞおちが痞えて硬い）証が有るはずである」と書かれ、吉益東洞の云う半夏瀉心湯（330頁）と同じ心下痞鞕は妥当だろうか。なお、為則は吉益東洞のことである。

5．茯苓飲は六君子湯（380頁）と類似するが、最大の差は枳実と半夏である。枳実は消化管の動きを順方向性に促進するが、半夏は制吐・止嘔作用を主にしている。即ち、六君子湯は胃の口側にも肛側にも効くが、茯苓飲は胃の肛側の方に一層効くように構成されてい

る。また、六君子湯は胃の排出能低下と貯留能低下の両方共に効く
が、茯苓飲は胃の排出能低下に重点が置かれている。

〔実際の症例〕

　43歳女性で、感冒性胃炎で今日の朝食後位から何回も嘔吐してい
るとのことで、昼前に来院した。自ら言うには、食べた物が胃から出
て行かない感じがすると。みぞおちは少し押さえると不快感を訴える
が、硬くはない。そこで著者は茯苓飲を頓服として少量ずつ、必ず冷
たい水で服用するように指示したところ、その日の晩には嘔吐・嘔気
共消失したので、消化のいい物を食べたとのことであった。なお、患
者さんは2、3日来風邪を引いていて、そのため胃の調子が悪くなっ
たと言っていたが、一般市販薬の感冒薬による胃炎だったかもしれな
い。

茯苓飲合半夏厚朴湯

〔主な効き目〕

　この薬は文字通り、茯苓飲（338頁）に半夏厚朴湯（327頁）を合わ
せた薬である。茯苓飲は上腹部消化管の動きを正常化し、停滞した消
化液・分泌液・飲水などを捌く薬である。半夏厚朴湯は上部消化管お
よび気道の痰飲による諸症状と梅核気ほかの種々の鬱状に対する薬で
ある。結局、茯苓飲の大きく2つに分けた効能のうち、一方は過剰に
偏在した水分、具体的には胃内停水を捌く作用と、もう一方は上腹部
の痞えて塞がる感じや膨満感、および嘔気・嘔吐などの消化管の動き
の異常を正常化する作用に対して、いずれにもそれぞれ加味して強め

た薬である。特に厚朴（こうぼく）は、消化管および気管支の平滑筋の過剰な緊張に対して鎮痙的に作用する。総じて、茯苓飲の薬の効果を更に多面的に発揮するように配慮された薬である。

〔主な病気〕

　急性胃炎、急性消化不良症、感冒性胃炎、機能性ディスペプシア、食道アカラシア、幽門痙攣、神経性嘔吐症、逆流性食道炎、食道裂孔ヘルニア、食道憩室、咽喉頭異常感症、胃心気症、呑気症、ノイローゼ、不安障害、ヒステリー、気鬱症など。

〔実際の症例〕

　他の薬の項目と順序は逆であるが、この薬の最も古い文献は大塚敬節（おおつかよしのり）先生の治験例である。昭和13年の専門誌から引用する。年齢は不詳であるが、中年女性であろう。附添いを要する病人ではないに拘らず、主人を随伴したところに、半夏厚朴湯証らしい匂いがするのである。ただし、半夏厚朴湯証のようにして、食欲不振、胃内停水著明の者には、私は習慣上、茯苓飲を合わせて処方しているので、この患者もまた半夏厚朴湯合茯苓飲として投薬する。7日分服し終わると再び来院した。患者が言うには、非常に具合がよいが、いまだ1人では外出する気にはなれないと。よって、更に7日分を服し、今度は1人で来院した。その後3週間分、前後合わせて5週間の服用で、発作性心悸亢進、目まいは消散し、食欲も出て来たので、一旦服薬を中止した。

〔色々な解説〕

1．茯苓飲合半夏厚朴湯は我が国において創意工夫された薬であり、これを本朝経験方という。

2．我が国の江戸時代末期の本には、「老人、常に痰飲に苦しみ、みぞおちが痞えて脹り、飲食物を消化せず、下痢しやすい者を治す。また、小児で乳食を消化しえず、嘔吐・下痢が止まず、並びに百日

間も咳をし、みぞおちが痞えて脹り、咳症状が甚だしい者を治す。共に半夏を加える。殊に効果がある」とあって、ここでは茯苓飲に半夏を加えるべく指示されている。即ち、茯苓飲合半夏厚朴湯の方向と一致する。

3．昭和時代初期の本には茯苓飲について、「茯苓・人参・朮各7.0・枳実5.0・橘皮6.0・生姜9.5、私は常に半夏7.0以上を加えて用いる。これは小半夏湯（半夏・生姜）を合わせた意味である。妙効ある所以とする」と書かれ、半夏を加えることは小半夏湯を合わせることになると云うが、実際は小半夏加茯苓湯（212頁）を合わせることになるのである。

4．先の〔実際の症例〕には、半夏厚朴湯証については、「舌は湿濡している者が多い。苔は全くないか、あっても薄い白苔の程度である。もし厚い白苔がある様な時は、茯苓飲を合わせて用いる」とも書かれている。

5．戦前の専門書には心臓性喘息の項に、「茯苓飲合半夏厚朴湯は呼吸が促迫し、胸中が痞えて塞がる症状があり、みぞおちが痞えて脹り、硬くないものに用いて効を得ることがある」と書かれている。

6．山本巖先生は「厚朴と枳実が合えば、消化管の痙攣を除き、その運動を調整し、胃部の膨満感と逆流を防ぐのである。この薬は茯苓飲の証の上に、悪心・嘔吐（嘔吐反射）があるときに用いる」と解説されている。

附子人参湯

〔主な効き目〕

　この薬は人参湯（314頁）に附子が入ったものである。人参湯はお腹の冷えを第一義とする薬である。それ故に、人参湯に附子を加えることによって、全身に一層の冷えが及んだときの薬となる。この薬の五味の構成を四逆湯証の面から検討する。四逆湯（甘草・乾姜・附子）は急性または慢性の全身の機能衰弱による冷え症状が適応となり、通脈四逆湯は四逆湯より乾姜・附子の配合量が多く、四逆湯より更に重篤な症状に用いられる。四逆加人参湯は四逆湯証で、血や身体に必要な水分を増量させる必要があるときに人参が加えられる。附子人参湯は四逆加人参湯に白朮が加わり、全身の過剰に偏在した非生理的水分を捌いて胃腸機能を温補する。この流れからすれば、四逆加人参湯から白朮の加味は必ずしも必要度の高い配合とは言えない。よって、附子人参湯は人参湯に四逆湯を合わせた薬である。

〔主な病気〕

　人参湯証で冷え症状の強い場合、人参湯証に全身の機能衰弱を伴う場合など。

〔色々な解説〕

1．人参湯が中国の後漢時代の本に書かれていることは既に解説した。ただし、その文の後には、個々の症状に応じて薬を加減する方法が載っている。その中で、「お腹が脹る者は白朮を抜いて、附子を加える。湯を服しての後、しばらくして熱い粥一升ばかりを飲めば微しは自然に温かくなる。衣服を脱いではいけない」と書かれ、この箇処が取りも直さず、附子人参湯の元になっているのである。

343

２．中国の唐の時代の孫思邈撰『千金翼方』には、「理中円は霍乱（上げ下しの病）を治療する臨時の薬」とあって、日に10回服用することが書かれている。そしてその後には個々の症状に応じて薬を加減する方法が載っていて、その中には、「もし体が冷え、微し汗を掻き、お腹が冷たいときには、附子１枚を取って炮じて皮を去り、四つに破りて水２升を煮て１升とし、１丸を混ぜて服用する。嘔吐したり下痢したりすることが尽く止まって、それでも脉がはっきりと触れず、体がなお冷えるような者は、諸々の薬を服して補うべきである」と書かれ、ここに附子人参湯が初めて見出される。

３．我が国の江戸時代の本には、「人参湯証にして自然に下痢や嘔吐があり、手足が冷えて、急に引き付けたり、あるいは胸腹部が絞るように痛むものには附子を加える。即ち、いわゆる附子理中湯である」とあって、今日でも方名は附子人参湯より附子理中湯の方がよく通用している。

４．戦後の専門誌には、附子理中湯に依る神経症の治療で「『寒気により五臓（内臓）が侵される』などと云う『寒』というのは、いわば体内代謝の低下した状態をいい、病名の分類にはならない。従って、『腹が冷たい』、『声が出ない、手足が引き付ける』などと言えば、神経症とする他はない。このような場合、しばしば低血圧症候群といわれ、低血圧、頭痛、頭重、目まい、手足の冷えのほか、脉が遅い、尿量の増加ないしは頻尿を訴えることが多い」と解説される。

〔実際の症例〕

45歳女性で、ここしばらくずっと軟便が続いているとのことである。しかもよく聞けば、更にそれ以前から身体全体に元気がなく、一寸したことでも疲れやすく、腰もだる痛く、昼間もついウトウトしてしまいやすいと言う。腹診では、とにかくお腹が冷たい。しかも著者

の手指を腹底にまでグッと押し込んでも温かさを感じない。そこで筆者は、人参湯に炮附子末を加えて処方した。もちろん、炮附子末の代りに附子末や加工附子末でも構わない。そして必ず熱服すべく指示した。1週間後に来院したときは便の性状もよくなり、何よりも元気が出て来て、何かをしようという意欲が湧いて来たと言うので、当分の間続服することとした。

平胃散

〔主な効き目〕

　平胃散は厚朴・陳皮で消化管の動きを正常化し、蒼朮で消化管内の過剰な水分を吸収し、適正量に調整する。甘草・生姜・大棗は衰えた消化管機能を助ける。この薬はもともとは平胃と命名されているが、実際はどちらかと言えば、急性で軽症用、かつ胃が対象ではなく、腸が主対象である。この薬に五苓散（130頁）を合わせると、胃苓湯（17頁）になることは既述した。

〔主な病気〕

　急性胃腸炎、急性消化不良症、急性大腸炎、感冒性胃腸炎、感冒後食欲低下、消化管無力症、消化管アレルギー、食べ過ぎ、飲み過ぎ、水あたり、食中毒など。

〔病気の説明〕

1．中国の北宋時代の本には、「平胃散は胃腸の機能が調和せず、飲食したいと思わないのを治す」とあるが、薬としては厚朴・甘草・陳皮・人参・蒼朮・茯苓と指示されているので、今日の平胃散そ

345

のものではないことになる。

2．また、別の北宋時代の周応編『簡要済衆方』には、「胃の機能が調和しないのを治し、機能を調整し、食欲を増進させる平胃散方」とあって、ここで今日の平胃散が指示されている。ただし、『簡要済衆方』は既に失われていて、李氏朝鮮の時代の本の中に引用されて今日まで伝わっているだけである。

3．しかしながら、更に後世の北宋時代の本に掲載されて有名になった。「平胃散は胃腸が調和せず、飲食したいとも思わないで、胸から脇や腹にかけて脹って刺すように痛く、口の中が苦くて味も分からず、胸が膨満して呼吸が短く、むかついたり、えずいたりし、おくびやげっぷをし、顔色も貧血状で、体も痩せ衰え、体もだるくて横になっていたくなり、体も重くて節々が痛むのを治す。常によく自然に下痢をし、あるいは霍乱（上げ下しの病）をし、更には呑み込んだ物をすぐ戻したり、胃が痞えたり、胃の中の物を嘔吐し続けたりするには、共にこの薬に宜しい」と書かれ、更に最後には「常に服すれば全身機能を調和し、胃を暖め、既に食べた物を消化し、痰飲を消し去り、更には自然の外界の病邪や季節的な、または非季節的な病邪を避けることが出来る」とも書かれている。

　　この本では大きく2つの用法が記されている。1つは実際に胃腸の調子が悪くなったときの治療で、もう1つは将来の胃腸障害に対する予防である。

4．また同じ本には、平胃散と構成薬味が同じ薬で、対金飲子や棗肉平胃散という薬も載っている。また、他書には天下受拝平胃散という方名も見掛ける。

5．我が国の明治時代の本には、「この薬は後世家（漢方の流派の内、金・元時代の流れを重視する立場）は称美するけれども、顕著な効

果はない」と、有名な発言がある。

6. 山本巌先生は「この薬は食傷の基本薬である。食傷とは飲食物によって身体が傷られたという意味で、平たくいえば食べ過ぎ、飲み過ぎ、冷たい物、刺激物などによって消化器がおかされること、又、軽症の食中毒のことである。名称が平胃散となっているが、（急性）胃腸炎のことである」と語られる。

〔実際の症例〕

戦後の専門誌より引用する。売薬のシロンを常用していたある国鉄マンは平胃散を常用して2ヶ年になるが、胃腸の機能が狂ったことがないと、平胃散を礼賛している。食後にいわゆる消化剤を用いて胃腸の自然消化力を弱めるよりも、食前に平胃散を用いて胃腸の機能をフルに働かす方法が生理学に基づいた正しい健胃法ではないかと考える。以上、平胃散という極くありふれた処方ながら、職業上食事に充分時間をかけられない交通労働者及び交通機関を利用している筋肉労働者には、繁用して喜ばれる薬であると思う。

防已黄耆湯

〔主な効き目〕

この薬では防已が主薬で、身体の余分な水分を尿に導く作用を主眼とし、白朮・黄耆が過剰に偏在した水分を血管内に引き入れて利尿することを高めるべく作用する。総じて、もともと黄耆を必要とするような全身機能の低下状態の人で、身体に水分貯留や停滞を認める場合に処方する薬である。

〔主な病気〕

　肥満症（水太り）、多汗症、変形性膝関節症、下腿浮腫、陰嚢水腫、下腿潰瘍、妊娠腎、慢性腎炎、ネフローゼ症候群、関節リウマチ、下肢神経痛、下肢知覚障害、陳旧性足関節炎、急性浮腫など。

〔病気の説明〕

　多汗症とは、エクリン腺（液体のみを分泌する汗腺）の機能亢進によって病的に多量の発汗を生じる状態で、全身性と局所性がある。前者は運動時、高温環境下で肥満の人に発症しやすく、後者では手掌と足底に特異的に多汗となるが、これは精神的要因が関与する。なお、多汗症と腋臭症（わきが）は関係ない。

〔色々な解説〕

1. 中国の後漢時代の本には、「風湿（風邪と湿邪）に侵され、脉が浮いて身体が重く、汗が自然に出て、風に当たるとゾクゾクすれば防已黄耆湯が良い」、「風水（風邪による身体表面の浮腫）を来たし、脉が浮いて身体が重く、汗が自然に出て、風に当たるとゾクゾクすれば防已黄耆湯が良い。更に腹痛があれば芍薬を加える」と書かれている。最初の文の後には、「服薬して後、正に虫が皮中を這うような感じがするはずである。腰より下は氷のようである。敷物の上に座らせ、また布地をもって腰以下を覆うようにして温めて微し汗を出させると治る」と、この皮中に虫が這うような感は、服薬後の好ましい反応の1つとされている。

2. 中国の清の時代の本には、先の最初の文に対して、「脉が浮いて汗が出ずに悪風する者は実邪となす。麻杏薏甘湯（365頁）を与えて汗を出すべきである。脉が浮いて汗が出て悪風する者は虚邪となす。防已黄耆湯を用いる。この証は風湿が皆表より受けるのである」と解説され、後の文に対しては「風水の病は外の風と内の水に

よるのである」とあって、２つの文の風湿と風水は異なっている。

3．我が国の江戸時代の本には、「黄耆は水道を通じる効能がある。防已黄耆湯は皮水を散らせ、皮膚を暖め、皮膚の知覚異常を改善する」と書かれている。

4．戦後の専門誌には、「防已黄耆湯証は、男子より婦人に多く、殊にいわゆる有閑マダムに多くみられる。色の白い水太りの婦人にこの証がある。もっと痩せたいとの希望を持っている人が多い。この種の人は身体が重くて、起居動作がものうく、掃除や炊事をまめまめしくすることを好まないというよりは、それをするのが大儀である。外出しても自動車を利用し、身体を動かさないので、ますます肥満して来る。食事の量は少なく、１回位食事をしなくても平気である。湯茶を好む人が多い。大便は大抵毎日ある。便秘することはまれである。月経の量の少ない人がある。また不眠を訴える。多汗症で夏の汗は流れるようである。この種の婦人で、50歳を越すと、膝関節の痛みを訴えるものがかかなりある。また夕方、足に浮腫が来る」と解説される。

〔実際の症例〕

60歳女性で、水太り気味で変形性膝関節症と診断され、右膝痛を訴える。整形外科でアルツ®を右膝関節内に注射されているが、注射後しばらくすると元通りになると言う。体型的のみならず、日常生活状況も先の〔色々な解説〕4.に類似している。著者は防已黄耆湯を処方したが、最初の１週間位は多い目に熱服するように指示して２週間後、安定しているように思うとのことなので、また２週間分処方し、その後は当分の間続けましょうと話した。

防風通聖散

〔主な効き目〕

　この薬は五積散（125頁）とともに最も多味剤のエキス製剤である。この薬は非常に複雑な構成をしていて、もともとは風から生じる諸々の症状に対処するために作られた薬である。この薬は扶正去邪（生体を扶助して病邪を除去する）という点からは、扶正の薬と去邪の薬とが配合されている。去邪の内では、防風・荊芥・麻黄・薄荷・生姜で発汗して表の病邪を解したり、麻黄・桔梗で袪痰したり、大黄・連翹・芒硝・石膏・黄芩・山梔子で解熱したり、大黄・芒硝で瀉下したり、あるいは滑石・白朮で利尿したりするのに対し、扶正は川芎・当帰・芍薬・甘草・生姜・白朮でもって本来の生体の機能を補うよりも、病邪の侵襲を軽くしたり、薬の効果を助けたり、副作用を防止するのが主である。総じて、生体に侵襲した病邪を発汗解表、袪痰、瀉下、利尿によって排除することを主目的に、その補助および副作用防止なども加味され、全身の炎症を鎮めて解熱する薬である。

〔主な病気〕

　感冒、インフルエンザ、咽喉炎、結膜炎、気管支炎、肺炎、胃腸炎、肝炎、胆囊炎、膵炎、腎炎、腎盂炎、膀胱炎、化膿性皮膚炎、高血圧症、動脈硬化症、糖尿病、単純性肥満症、常習性便秘症、脚気、関節リウマチ、気管支喘息非発作期、脳卒中予防、痔核、禿髪症、蕁麻疹、頭部湿疹、湿疹・皮膚炎群、臓毒症体質改善など。

〔病気の説明〕

　臓毒症体質については〔色々な解説〕4.で概説する。

〔色々な解説〕

1. 中国の金の時代の劉完素撰『黄帝素問宣明論方』に防風通聖散が載っているが、解説文は非常に長文である。最初の箇処は「経典が曰うに、風は諸々の病の最初である。その変化によって他の病となるが、常に一定の形はない。皆風気が起こることによる」とあって、以下様々な症状が列記されている。

　そこで、簡略のために後世の明の時代の本より引用すると、「防風通聖散は急性熱性感染症の軽症や一切の風による熱症状で大便が閉止し、小便が赤く、出渋り、頭や顔面に瘡を生じ、眼目が赤く充血して痛み、あるいは熱症状によって内風（一般には病的に体内から醸し出され、目まい、ふらつき、痺れ、痙攣などの症状をもたらす）を生じ、舌が強ばり口を噤み、あるいは鼻が酒皶で紫紅となり、熱症状後に色々な発疹を生じて肺病となり、あるいは癩病となり、これを世に大風と云い、あるいは感染性腸炎となって痔瘻となり、あるいは腸の働きが鬱積して諸々の熱症状を来たし、錯覚・幻覚や大いに驚いたりするのを治す。同様に皆これを治す」という文は、我が国でもよく引用されている。

2. 中国のまた別の明の時代の本には、「仲景の調胃承気湯（271頁）を後人が一変して、連翹・山梔子・薄荷・黄芩を加えて凉膈散と謂う。そして河間（完素）に至ってまた一変して、凉膈散の中において、防風・川芎・当帰・芍薬・麻黄・石膏・桔梗・滑石・荊芥・白朮を加えて防風通聖散と謂う。昔の処方を直した薬である」とあって、調胃承気湯→凉膈散→防風通聖散の流れであると云う。

3. 我が国の江戸時代の本には、「この薬は古い用法では、表裏の邪の熱状や全身の感染症の熱状に用いると言っても、その感染症の熱状には黄連解毒湯（40頁）を用い、胃腸の感染症の熱状には大承気

351

湯（258頁）を用いる。そして風邪による熱状にはもっぱら防風通
聖散を用いる」とも書かれている。

4．漢方一貫堂ではこの薬は臓毒症体質の改善薬である。そこでは、
「先ず防風通聖散を投与すべき体質者は皮膚黄白色（即ち、日本人
にて色白き人を指す）を呈するを特色とする。壮年期以後の飲酒家
は、あるいは顔面赤ら顔を呈する者もあるが、他の部分の皮膚はや
はり白い。体格は一般に骨格逞しく脂肪型、あるいは筋肉型が多い。
労働者は労働の結果、脂肪の沈着なく筋肉型となり、有閑階級また
は美食家は脂肪型を来たす事は誰しも想到する処である。一見して
将来、脳溢血を起こす危険を感じる風貌を備えた者を標準に取れ
ば、臓毒症体質の望診としては大過ない。故に解毒症体質者とは反
対で、青年期・壮年期までは比較的健康な体質の所有者で、罹病率
は解毒症体質者に比して遥かに少ないが、壮年期以後は却って死亡
率を高めるのである。なんとなれば、この体質者は結核等に対する
危険は少ないが、壮年期以後は臓毒（特に食毒、水毒）に起因する
脳溢血、動脈硬化症、腎臓疾患等の危険が多いからである」とあっ
て、「腹症として腹内に吾が門が命名している臓毒が充満している。
一般に腹内脂肪沈着と称せられるものがそれである」とも解説され
ている。

5．この薬はもともとの金の時代の本に云う全身の感染症の熱症状を
瀉下したりなどする場合と、一貫堂で云う臓毒証体質改善薬である
場合に加えて、我が国での独自の用法がある。それはこの薬の少量
投与によって補中益気湯（353頁）の代薬としうるという発想があ
る。いわば防風通聖散の少量投与によって生体を一寸冷却させるこ
とによって刺激し、その刺激を契機として生体に回復力を取り戻さ
せようという機転である。ただし、これは高齢者向きではない。

〔実際の症例〕

　45歳男性で、5日前に風邪を引いて一時期の悪寒・発熱は過ぎ、頭痛、咽頭痛、嘔気、嘔吐もないが、37〜37.5度の微熱が取れないとのことで来院した。呼吸音も問題ないが、腹部は全体に緊満していて、いわゆる重役型のデップリした体格で、82キログラムあると言う。また、普段から便秘気味だが、ここしばらく一層便秘に傾いているとも言う。著者は防風通聖散に少量の調胃承気湯を加えて5日分処方したところ、便通もすっきりし、微熱も解消したとのことである。向後の生活習慣病のことを考えて、一度色々と精査した方がいいと話す一方で、防風通聖散を継続すべく勧めたところ、1日5グラム〜7.5グラムで続けることになった。

補中益気湯

〔主な効き目〕

　この薬の作用は大きく2つに分けられる。1つは黄耆・甘草・人参・陳皮・当帰・白朮・生姜・大棗で、補気（全身の機能を高めること）を目的とし、低下した消化管機能を回復し、消化吸収を高め、血液循環を促進して内分泌系・神経系共に機能を高めるべく作用し、全身の物質代謝を活発にして抗病力を高めるとともに、全身の筋肉の緊張を保って筋力を強化する。もう1つは升麻・柴胡で、消炎・解熱・解毒作用を主とするが、もともとの本では、一方で先の補気薬の補助的作用も示唆されている。総じて、補中益気湯は四君子湯（172頁）などと異なり、単に補気薬ではなく、補気薬およびその作用を強

化する種々の効能の中にあって、消炎・解熱・解毒作用を含む薬である。いわば多くの補気薬を配する中で、清熱薬をも含む薬である。

〔主な病気〕

感冒、感冒後症候群、急性疲労、慢性疲労症候群、手術前体力低下防止、手術後・大病後体力低下、胃切除術後貧血、ダンピング症候群、痒夏病、非開放性肺結核、内臓下垂症、消化管無力症、慢性胃腸炎、慢性肝炎、慢性下痢症、慢性腹膜炎、弛緩性便秘、老人性膀胱・肛門括約筋緊張低下、子宮脱、産後脱肛、下部消化管手術後膀胱・肛門括約筋緊張低下、腹壁緊張低下、骨盤底筋群症候群、遊走腎、低血圧症、起立性調節障害、自律神経失調症、遅発月経、過少月経、不正性器出血、帯下、血小板減少性紫斑病、慢性遷延性出血、小児アトピー性皮膚炎、多汗症、脳卒中後遺症、半身不随、眼精疲労、弱視、インポテンツ、男子不妊症、不明熱、ＭＲＳＡ感染症、抗癌剤による副作用防止、放射線照射時の副作用防止など。

〔病気の説明〕

慢性疲労症候群とは、今までの病気では説明できない激しい疲労や倦怠感が６ヶ月以上続き、多種多様な自覚症状、精神・神経症状とともに、他覚的所見である微熱、頸部リンパ節腫脹、筋力低下などが一定範囲に認められる病気である。

ダンピング症候群とは、胃切除術後に摂取した食物が胃から早く排出されるため起こる弊害である。早期ダンピングは食後30分以内に生じ、高浸透圧性の食物の急速な小腸への移行により、冷汗、動悸、目まいや腹痛、腹満感、下痢を起こす。後期ダンピングは食後２～３時間後に生じ、炭水化物の急速な小腸への移行により高血糖に続く低血糖発作をいう。

骨盤底筋群症候群とは、骨盤底を支えている複数の筋肉や靭帯・結

合組織の全体を骨盤底筋群といい、特に女性は出産を重ね、加齢によって一層脆弱となり、尿失禁を起こす病気をいう。

小児アトピー性皮膚炎とは、乳児期には顔面、特に頬部や口囲から始まるジケジケした紅斑が、幼少児期には頸部や四肢関節屈側の乾燥性の紅斑や軀幹の鳥肌様の乾燥性皮疹が特徴的である。乳幼児期には食物が主なアレルゲンである。乳児では2ヶ月以上、それ以降では6ヶ月以上継続した場合に診断しうる。

〔色々な解説〕

1．中国の金の時代の李東垣撰『内外傷弁惑論（ないがいしょうべんわくろん）』に補中益気湯が載っているが、解説文が長文なので、一部だけ抜粋する。「内、胃腸を傷れば、即ちその機能を傷害することになる。外、風寒邪に感じれば、即ちその形体を傷害することになる。外を傷るのは病邪が有って傷るのであり、病邪が有れば之を排除する。内を傷るのは機能が不足するためであり、足らないものは之を補う。汗・下・吐・剋するは皆排除することであり、温・和・調・養するは皆補うことである。内傷の不足する病を、仮にも間違って外感の病邪が有る病と判断して、逆に之を排除する治療を取れば、これは虚しているものを更に虚すことになる。ではどうすればよいのか。曰く、ただ正に甘くて温める薬をもってその中を補い、その不足する陽気を上に升らせ、甘くて冷やす薬をもってその火を排除するときは即ち治癒しうる。今、補中益気湯を立方する」と、立方の主旨を語っている。

2．即ち、東垣は金末期に都が敵の包囲を受け、囲いが解けた後も都人は極度の栄養不良、体力不足、非衛生環境のため、健康な者は1万人中、1人か2人というほどである。その時、疫病に罹患したとしても、発汗したり瀉下したりすれば、却って病状の悪化をみて死亡する。このような時は既に進行している内傷の病と考えて対応

355

する必要性があると説いている。しかし、実際は内傷に外感を兼ねた病なのである。

3. 東垣の弟子・羅天益は補中益気湯を処方するに際し、東垣よりも升麻・柴胡を少量で処方している。今日の処方ではもともとの補中益気湯と比べて、甘草・升麻・柴胡の配合量が少ないが、その方向への傾斜は既に天益において開始していた。即ち、もともとの配合量は清熱薬＝補気薬であったが、今日では明らかに清熱薬≪補気薬であっても、天益では既に清熱薬＜補気薬の傾向を示していた。

4. 我が国の江戸時代の本には、「速やかに胃の機能を補い、もともとの陽気を回復すると云うには、黄耆・升麻・柴胡など却って入らない方がよい。人参の功用が薄くなる。故に速やかに功用を取るには、四君子湯に乾姜・肉桂・附子と知るがよい」と、ここでは補気薬といっても胃腸の虚弱を補うのが主な場合は、この薬は第一選択の薬ではないのである。

5. また別の同時代の本には、有名な8つの口訣が載っている。「手足がだるい、喋る声が軽い、眼の勢いがない、口中に泡状の唾、食事をしても味気がない、熱湯を好む、臍で動悸を触れる、脉は大きく散っているようで力がない」とのことである。

6. 明治時代の本には医王湯の方名で載っていて、「種々の口訣あれども、詰まる所、小柴胡湯（203頁）の適応者で虚弱の症候を帯びる者に用いるとよい。補中とか益気とか升提（胃の気を上に升らせること）だのと云うことに泥んではいけない」と解説される。なお、医王湯との表現は我が国で安土桃山時代から用いられていた。

〔実際の症例〕

66歳女性で、慢性疲労症候群と慢性頭痛で受診となった。とにかく大分前から身体、特に軀幹がだるい。腰や手足が特に重いことはな

い。若い頃から季節の変わり目になるといつも身体が重く感じる。初診は５月９日なので、特に梅雨時ではない。腹診しても特徴はないが、全体にボテッとしている。他医で桂枝茯苓丸（107頁）を処方されたが、全く無効である。著者は補中益気湯と五苓散（130頁）を２週間分処方した。次回の診察時、あの薬を１回服用しただけで身体が軽くなったと言い、更に２週間分処方した後は調子が非常にいいので、ついつい薬も途切れ途切れになってしまうものの、何とか続けている。

麻黄湯

〔主な効き目〕

この薬は麻黄・桂枝で発汗して表の病邪を駆除し、麻黄・杏仁で鎮咳去痰して、ゼーゼーと喘鳴するのを鎮めるべく作用する。総じて、急性熱性感染症初期で汗無く、悪寒発熱するときに、皮膚温を高めて発汗解表および解熱するのみならず、平熱時においても鎮咳・去痰・平喘に働く薬である。

〔主な病気〕

感冒、インフルエンザ、気管支炎、気管支喘息、アレルギー性鼻炎、夜尿症、乳児鼻詰まり症、乳汁分泌不全、急性仮死状態など。

〔病気の説明〕

乳児鼻詰まり症について、赤ん坊は咽頭や鼻の分泌物が非常に多い上、鼻腔が狭い構造に加え、絶えざる授乳のため、一層鼻が詰まりやすくなる。

乳汁分泌不全とは、分娩後の乳汁分泌が不充分な状態をいう。原因

として最も多いのは、乳汁分泌が正常であっても、正しい授乳が実施されないので、二次的に乳汁が分泌されなくなることである。

急性仮死状態とは、ここでは〔色々な解説〕3．に云う鬼撃や飛尸のように、人事不省に陥った状態をいう。

〔色々な解説〕

1．中国の後漢時代の本には、「急性熱性感染症初期で頭痛して発熱し、身疼いて腰痛、節々も疼痛を来たし、風に当たればゾクッとして、汗が出ず、ゼーゼーと呼吸すれば麻黄湯が良い」とある。桂枝湯（81頁）と異なるのは、薬を服用した後で熱い粥を摂取しないように指示されている点である。また別の箇処では、「太陽病と陽明病の合病で、ゼーゼーと呼吸して胸が脹った感がすれば瀉下してはいけない。麻黄湯に宜しい」とも書かれている。太陽病と陽明病は急性熱性感染症初期と極期で、合病は感染症が最初から2つの領域に亘って発症する場合をいう。

2．中国の唐の時代の本には先の最初の文に対して、「急性熱性感染症の重症で、頭と腰が痛み、身体中の関節も疼き、発熱・悪寒して、汗が出ずにゼーゼーと呼吸する状態を治療する麻黄湯方」と書かれていて、先の文と比べて悪風が悪寒になっているが、実際の状況からは悪寒の方が適当である。恐らく、ここで云う悪風には悪寒も含んでいると思われる。

3．一方、同じ本の別の箇処には、「還魂湯は卒かに乱れて人事不省に至り、そのまま目が覚めず、あるいは既に首を絞められて死んでしまった者に対処する。口噤んで開かなければ、歯を去って還魂湯を流し、湯が口に入っても咽に下らない者に対しては、病人の髪を左右に分けて、術者が手に持って病人の肩を踏みつけて、髪を引っぱり、薬が咽に下ったらまた同様に口に注ぎ、一升を尽くせばしば

らくして忽ち蘇る薬」とあって、麻黄湯が還魂湯の方名で掲載されている。この用法は、要は麻黄湯には仮死状態の人を呼び戻すという効用が昔から認められているからである。確かに麻黄の昇圧作用、中枢性の精神興奮作用を考えれば、理に適っているように思われる。なお、引用文中の死という用語は、必ずしも今日の死と同義ではなく、気絶した状態をも死と呼んだことによる。したがって、当時の死から甦ったという表現は、実際は失神状態から回復したということである。

4．中国の明の時代の本には、「麻黄湯は性質が熱だから、ただ冬及び春の始め、しかも病人が素より寒気の有る者に用いる。夏至の後で服用すれば必ず黄疸が出て、狂って悶えるようになる」と、暑日には禁忌である。

5．我が国の江戸時代末期の本には、「初生児が時々発熱し、鼻が詰まって通じないので、乳を吸うことが出来ない者が有る。この薬を用いれば即ちに治る」と書かれ、この薬を用いて鼻詰まりから解放されれば、哺乳も進み、栄養も回復するようになる。また、「麻疹に罹り、脈が浮いて頻数、発熱して身体が疼き、また腰も痛み、ゼーゼーと咳をして未だに発疹が出斉わない者を治す」とあり、当時は麻疹が内攻することを極端に恐れた。

6．戦後の専門書には、「麻黄湯は発汗剤だと考えられているが、熱のある場合に、これを飲んで発汗せず、尿量が増加して下熱することがある」と、麻黄湯が利尿剤の効用を示すことも書かれている。

〔実際の症例〕

31歳女性で、今朝方より38.7度、悪寒戦慄、節々がだるいとのことで、午前中に受診した。インフルエンザワクチンは接種していないが、検査では陰性である。汗ばんだ感触はなく、脈は浮いて力強い。著者

は発汗療法を患者さんに説明した。麻黄湯5グラムを1回分として頓
服で5回分処方し、1〜2時間毎に熱服を指示した。その間は全身を
蒲団蒸し状態にし、発汗したら必ず着替えて3回位繰り返せば治るで
しょうと話した。果たしてその日の内に略治した。

麻黄附子細辛湯

〔主な効き目〕

　この薬の3味共に温〜大熱薬で、基本的に温熱薬である。この薬で
の麻黄は少陰病での表の病邪を発散させ、細辛は麻黄を補助し、附子
は少陰病としての裏の冷えを温めて陽気を回復する。もともとの用法
では、微し発汗させることによって少陰病の表の冷えを解消しつつ、
また裏の冷えを温めて内臓機能を活性化し、全身の物質代謝の沈滞を
改善する。また、傷寒以外の用法としては、過剰に偏在した水分を利
尿によって除くほか、これら3味共に鎮痛作用も持っているので、鎮
痛薬としても有用である。

〔主な病気〕

　感冒、インフルエンザB型、気管支炎、肺炎、気管支喘息、慢性副
鼻腔炎、慢性鼻炎、蓄膿症、急性腎炎、腎性浮腫、クインケ浮腫、特
発性浮腫、関節リウマチ、神経痛、腰痛症、アレルギー性結膜炎・鼻
炎、ヘルペス後痛、ヘルペス後神経痛など。

〔病気の説明〕

　ヘルペス後痛とは、急性期のウィルスによって直接的に皮膚や神経
に炎症を起こす侵害性の痛みをいう。

360

ヘルペス後神経痛とは、皮疹出現後２週間目以降、即ち亜急性期以降の時期に神経を損傷することによる障害性の痛みをいう。

〔色々な解説〕

１．中国の後漢時代の本には、「少陰病を煩ったばかりで、反って発熱し、脉が沈んでいれば麻黄細辛附子湯が良い」と書かれている。なお、同じ本には「少陰病という病状は脉が微かで細く、ただ横になっていたいということである」と、状況が説明される。

２．中国の北宋時代の本に、上記の麻黄細辛附子湯が麻黄附子細辛湯と書かれ、それ以後今日でも通用している。

３．我が国の江戸時代の本には、「麻黄甘草湯は喘息が急迫し、額に汗を掻くが、全身には汗を掻かない者を治す。麻黄附子細辛湯は麻黄甘草湯の証にして、悪寒し、あるいは身体が微し痛む者を治す」と、甘草麻黄湯（麻黄甘草湯と同じ）との比較で解説している。

４．戦後の専門書には、「この薬は少陰病の最初で、裏の症候がまだ備わらず、表気が僅かに邪と抗争して、表熱の微候を挟むが、脉は已に陰病本来の沈を現わす等の証に対する薬であって、主として寒邪を温散し、表熱を緩和な発汗によって治療する等の効能を持っている」と解説されている。

５．山本巌先生は麻黄附子細辛湯証について、Ⓐ体がだるくてしんどい、Ⓑ治りにくい、Ⓒ発汗療法がやれない、Ⓓ脉は浮でも熱も高くないし、浮であるということはわかるが、強い浮脉ではないことが多いと。以上のように解説され、太陽病と間違いやすい少陰病についての注意を喚起されている。

６．著者はこの薬をヘルペス後神経痛に用いるとき、何よりもヘルペス皮疹が治癒したときの局所の皮膚温が対側と比べて冷たいかどうかが決定要因になるように思う。

361

〔実際の症例〕

　戦後の専門誌より引用する。小生（藤平健先生）、28歳、38歳、32歳、18歳の女性と、一様に麻附細辛湯が効いたようである。そしてその症状は、ノドの痛みまたはいがらっぽさ、頭痛、発熱、悪寒、腰痛、セキと、皆ほぼ共通している。そしてこの症状は、全ての点でほとんど麻黄湯（357頁）と区別出来ない位によく似ている。一体どこで区別したらいいのだろう。強いて区別すれば、ノドが痛い、最初からセキが出始める、軽い寒気が背中全体ばかりでなく、臀部の方にまで及んでいる、麻黄湯をのんでみても全く応じないなどの点であろうか。とにかく、少陰の麻黄附子細辛湯と太陽の麻黄湯証との相違は、理論の上ではうんと懸け離れているが、実際の上では、紙一重の違いに過ぎない場合もあるということを嫌というほど思い知らされた。

麻杏甘石湯

〔主な効き目〕

　この薬は麻黄湯（357頁）から桂枝を抜いて石膏が入った薬である。麻杏甘石湯は麻黄・杏仁で鎮咳去痰してゼーゼーと喘鳴するのを鎮め、麻黄・石膏で肺の炎症を抑え、上半身および身体表面の炎症による浮腫を無くし、石膏・甘草で肺の炎症による咳を鎮めて喘鳴を安定させ、麻黄・杏仁・石膏で呼吸器の炎症を抑えて浮腫を無くし、喘鳴を安定させる。総じて、感冒や気管支炎、肺炎などによる咳・胸痛・粘稠痰などの諸症状を緩めるとともに、気管支平滑筋を弛めて粘稠痰の排出を促して喘鳴を鎮める薬である。

〔主な病気〕

　小児喘息、気管支喘息、心臓性喘息、感冒、インフルエンザ、気管支炎、肺炎、喘息様気管支炎、百日咳、痔核発作、嵌頓痔核、睾丸炎、遺尿症など。

〔病気の説明〕

　痔核発作とは、外痔核が急に腫れて激痛を来たした状態で、本態は血栓性外痔核である。

　嵌頓痔核とは、進行した内痔核が排便時などで肛門外に脱出して元に戻らず、肛門括約筋で締めつけられ、鬱血して血栓を形成し、益々腫れて元に戻らなくなった状態で、激痛を伴う。

〔色々な解説〕

1．中国の後漢時代の本には、「発汗した後では、それ以上桂枝湯（81頁）を与えてはならない。汗が出てゼーゼーと喘鳴し、大熱（身体の表面の熱）が無いならば麻杏甘石湯を与えるがよい」とあり、別の箇処には「発汗した後では」を「瀉下した後では」に変更した文も載っている。

2．中国の清の時代の本には、「麻杏甘石湯は発汗療法をした後で、汗が出てゼーゼーと喘鳴し、大熱の無い者を治す」とあって後、「この薬は麻黄湯から桂枝を去って、越婢湯の意を兼ねたものである。専ら上半身の水分異常を伴う炎症性の熱や痰を去り、苓桂朮甘湯（394頁）と互いに功用を争うものである。苓桂朮甘湯は茯苓・白朮を駆使して専らみぞおちの滞った水を去り、この薬は石膏を駆使して専ら横隔膜より上の水分異常を伴う炎症性の熱を去るのである」とあり、実は後漢時代の本には麻黄杏仁甘草石膏湯と書かれているが、ここに至って麻杏甘石湯とも称されるようになった。

3．我が国の江戸時代の本の痔疾には、「出血・脱肛・疼痛があって

363

大便が困難、あるいは肛門の周囲に李の種のように腫れ痛み、忍ぶことが出来ない者を治す」と書かれている。即ち、ここでは痔核発作による腫れ痛みに効くと、古矢知白は云っているのである。

　昭和時代になって大塚敬節先生が、これを実際に患者に投与して、「知白の云うことが偽りでないことを知った」と報告された。

4．山本巌先生は麻杏甘石湯の用法について、「①外感病、胸部に炎症がある場合。②咳嗽、立ち続けに出て途中で止まらない痙攣性の場合。③気管支喘息、呼気の延長があり、起座呼吸している場合。④痔核の血栓による疼痛。⑤肺癰、発熱・喘咳して臭いの強い痰や膿血のある場合」と解説される。

5．五虎湯（122頁）はもともとは麻杏甘石湯に細茶が入った薬であった。それ故、著者は麻杏甘石湯を処方する場合でも、細茶の効用を加える目的で、「可及的に上等なお茶で服用するように」と指示している。

〔実際の症例〕

　もう30年以上前の症例であり、細かいことは記憶にないが、著者は外科医として夜診を担当していた。そこに血栓性外痔核で腫大・疼痛を来たした男性が受診し、著者は局所麻酔下に切開して血栓除去術を実施した。その1時間後、また同じ病状の男性がやって来た。腫大程度は同じ位だったが、今度は麻杏甘石湯5グラムを直ちに内服させて、15分後ストンッと椅子に座ることが出来たので、3日間多い目に処方した。3日後、最初の人はもう切開口が閉鎖し、もう何ともないと言うので、乙字湯（42頁）を処方して治療終了とした。その少し後で切開しなかった人が来院して、やはりもう何ともないと言うので、同様に乙字湯を処方した。以上より、切開して血栓除去をした人と、麻杏甘石湯を処方した人とは同一治療期間だったことは、非常に興味深い。

麻杏薏甘湯

〔主な効き目〕

　この薬は麻黄湯（357頁）から桂枝を抜いて薏苡仁が入った薬であり、また麻杏甘石湯（362頁）から石膏を抜いて薏苡仁が入った薬でもある。麻杏薏甘湯は麻黄・杏仁でもって鎮咳去痰してゼーゼーと喘鳴するのを鎮めるとともに四肢の浮腫を減らし、薏苡仁で筋肉や関節の水を無くしつつ鎮痛し、冷えとその原因である身体に滞った水分を取り除くための薬である。総じて、体表や体内に偏在して滞った水分を発汗や利尿によって排除する薬である。

〔主な病気〕

　感冒、インフルエンザ、気管支炎、肺炎、肺化膿症、気管支喘息、急性腎炎、妊娠腎、肩凝り、寝違い、頸肩腕症候群、外傷性頸部症候群後遺症、腰痛症、筋・筋膜性腰痛症、筋肉痛、変形性関節症、偽痛風、関節リウマチ、痛風性関節炎、神経痛、坐骨神経痛、四肢知覚異常、疣贅、手足白癬菌症、掌蹠膿疱症、頭部粃糠疹、肌荒れ、湿疹・皮膚炎群など。

〔色々な解説〕

1．中国の後漢時代の本には、「病人が全身尽く疼き、発熱が夕方に劇しいのならば、これは風湿と名づける病である。この病は汗が出て風に当たって傷られたり、あるいは長い間冷えていて傷られたりするのである。麻杏薏甘湯を与えるがよい」とあって後、「もし微し汗が出たら風を避けよ」とも書かれている。

2．この薬はもともとの麻黄杏仁薏苡甘草湯の他に、薏苡麻黄湯、杏仁薏苡湯、薏苡仁湯、そして麻杏薏甘湯と、色々と呼称される。

3．中国の明の時代の本には、「麻杏薏甘湯は微し汗を取って身体を治すのである。辛く疼いて身体の向きを変えることが出来ず、額に微し汗を掻いて服を脱ぐことを希望せず、あるいは身体が少し腫れ、大便は困難であるが、小便は出て、熱が夕方に至って劇しさを増し、脉は浮いて虚弱にして渋っている」と書かれ、実はここで初めて麻杏薏甘湯と命名されたのである。

4．我が国の江戸時代の本には、「この薬は風邪と湿邪とが相争って全身が尽く痛んで、発熱が夕方に劇しくなる者で、夕方の発熱を標準とすべきである。もし身体が疼痛するといっても、夕方に発熱のない者には効果はない」と、夕方の発熱を強調している。

5．また、別の同時代の本には、「湿毒（梅毒のこと）による骨の痛みに対して、解毒剤の類にしても一向に動かないものがある。これには桂枝附子湯、甘草附子湯を用いて動かすのである。桂枝附子湯より一段軽いものには麻杏薏甘湯を用いる。これは初発のときに使うのである」と、ここでは梅毒による骨の痛みの初期の軽症に麻杏薏甘湯を処方しているのである。

6．更に同時代末期の本には、「この薬は胸中の痰飲を元とした水分異常を伴う炎症性の熱を取る薬である」と解説される。

7．山本巌先生は関節リウマチの治療で、「前駆期でまだ関節に固定した強い炎症を起こしていない時期、発熱・頭痛・倦怠・脉浮があれば発汗療法を行なう。午後発熱のあるときには防已黄耆湯（347頁）か麻杏薏甘湯に蒼朮を加えた薬がよい」と解説されている。

〔実際の症例〕

戦後の専門誌より引用する。7歳女児で7月下旬初診。3ヶ月前から顔に小さい疣が無数に出始めたという。全く粟粒大の扁平のものである。額など数え切れないほど多く、手足にも出来始めたという。食

事・便通は変りなく、渇くと見えて水をよく飲み、小便が近い方であり、時々夜尿をして床を濡らすという。私はこれに麻杏薏甘湯エキス末1.0に薏苡仁末を更に0.3加えて、1日2回服用させた。すると、1ヶ月であの無数の疣はぬぐうように消失し、9月になると疣が取れたばかりでなく、夜尿がすっかり治ったといって喜んでくれた。

麻子仁丸

〔主な効き目〕

　この薬は小承気湯（大黄・厚朴・枳実）を含む。小承気湯は、一言でいえば大承気湯（258頁）よりも症状の軽い場合に用いる薬である。また、麻子仁丸を加減して潤腸湯（198頁）が成立するに至った。麻子仁丸は小承気湯で腸管の動きを強くし、麻子仁・杏仁でそれに加えて同時に糞便を潤して軟らかくする作用がある。芍薬は主に消化管の痙るような痛みに対する配慮である。それ故に潤腸湯と違い、補益性はほとんどない。総じて、燥便を潤して腸管の動きを強めることを主眼にした便秘薬である。

〔主な病気〕

　老人性便秘、弛緩性便秘、術後・熱病後の便秘、鼓腸、Ｓ状結腸過長症など。

〔色々な解説〕

1．中国の後漢時代の本には、「足背動脈（足の甲で触れる）が浮いて渋っている。浮いているのは胃の機能が充分で、渋るのは小便が頻回である。浮と渋とが併存すれば大便は硬く、その腸の動きによっ

て、約（たばねること）を為すのである。麻子仁丸が良い」とあって、10丸から漸次加増して「薬が効き始めたら限度とする」とも指示される。

2．中国の金の時代の本には、「足背動脈は胃腸の脉である。診察するに浮は陽であり、胃の機能が充分であると知る。渋は陰であり、脾（腸）が約を為すと知るのである。約とは倹約の約、また約束の約である」と解説されるが、ここで云う倹約は約やかにすること、即ち小さく手短く、簡約にすることであり、約束はたばねること、しばることである。いずれも今日用いる意味とは少し異なる。また、脾が約を為すという表現より脾約丸という方名も用いられる。

3．我が国の江戸時代の本には、「麻子仁丸は仲景の薬ではないのではないかと疑う」と書かれ、この考えは後世まで影響している。

4．また、別の同時代の本には、「脾約の症に用いる。小便がよく通じて大便が秘結するという症である。必然的に腸の中の血が燥き、また水分も乾き気味になるために、麻子仁丸をもって潤し和らげて通じるようにするのである。老人、あるいは胸の病の後に、胃腸内が燥いて渋り、大便が秘結し、小便が多くなる症に用いるのである。後世の潤腸円の祖である」と、老人の便秘に奏効するとの表現がみられる。潤腸円とは潤腸湯のことである。

5．戦後の専門書には、「老人、体力のあまり頑丈でない人、大病後の人などで、尿の回数が多くて量も多く、便秘するものに用いる。作用が緩和でひどく下痢しないで通じるので、常習便秘の人に長期に亘って用いるのに適する」と解説される。

6．麻子仁丸は〔主な効き目〕のように、糞便を不快感なく排出するためだけの配合であり、いわば補益性がない。一方、潤腸湯は以上の作用を一層多角的に強化する他に、もともとの老人性の血虚に対

しても、血虚を補うべく配慮されている。要は麻子仁丸は全身状態まで細かく配慮する必要のない、比較的便通にのみ限定した漢方薬と考えればよい。

〔実際の症例〕

58歳女性で、便秘とのことで受診した。今まで医療機関で処方された一般的な便秘薬や薬局で買った市販の便秘薬では効き過ぎて、下痢に陥ってしまうとのことである。著者は患者さんの全身状態をチェックするが、特に不具合を見出せず、ただ便秘にだけ限定しているように思われた。そこで次に、患者さんに一般的な薬に対する過敏性（常用量で充分よく効くかどうか）を尋ねたところ、風邪薬でもいつも常用量よりも少ない目でよく効くとの返答を得たので、麻子仁丸を自らの身体に合う程度まで減量しても可と話したところ、麻子仁丸2.5グラム〜3.75グラム／日で充分効いているとのことであったので、その分量で続けている。

木防已湯

〔主な効き目〕

この薬は防已・石膏・桂枝で過剰な水分の偏在を矯正し、桂枝で軽度の強心作用を発揮し、人参でもともとの本に云う吐下に因る虚を補うとともに、石膏の副作用を防ぐ作用も期待される。石膏は本来、咽が渇いたり、煩わしい胸騒ぎがしたり、濃い尿が出たりするなどの熱証による不快症状を鎮静すべく作用するが、ここでは虚熱に対する作用でもあるので、人参によってその副作用を軽減するように配慮され

ている。総じて、胸郭部の過剰水分の貯留を利水して排除する薬であるが、強心作用は弱い。それ故、本来は蟾酥（いわゆるガマの油の近縁）などの強心薬を配合する必要がある。

〔主な病気〕

慢性心不全、鬱血性心不全、弁狭窄症、弁閉鎖不全症、肺水腫、心臓性喘息、胸水、湿性胸膜炎、急性腎炎、ネフローゼ症候群、妊娠腎、特発性浮腫など。

〔病気の説明〕

弁狭窄症とは、血液の流路が狭くなって、心拍動時、充分な血液が送られないことによって弁膜障害をもたらすが、心臓の4箇所のどの弁が障害されるかによって症状は異なりうる。

弁閉鎖不全症とは、血液の流路が心拍動時、一時的に完全に閉鎖されるべきであるのに、閉鎖が不充分となることによって弁膜障害をもたらす。

なお、弁狭窄症、弁閉鎖不全症について、自覚的には僧帽弁膜症では、息切れ、疲労感、動悸、浮腫、腹水、心不全等々はほぼ共通し、大動脈弁膜症では、息切れ、動悸、狭心症、失神発作、心不全はほぼ共通しうる。

〔色々な解説〕

1. 中国の後漢時代の本には、「胸郭内の水分の貯留で、その人がゼーゼーと喘鳴して胸が満ち、みぞおちが痞えて堅く、顔面はどす黒い容貌を呈する。その脉は沈んで緊張し、この状態になって数十日、医者が治療しようとして嘔吐させたり、瀉下させたりして治らなければ木防已湯が良い。軽症の者は直ぐに治る。重症の者は3日するとまた再発する。再発する者と治らない者とは木防已湯から石膏を抜いて茯苓・芒硝を加えるのが良い」と書かれている。

2．この文は西洋医学的にも比較的理解しやすい。胸郭内の水分の貯
　留とゼーゼーと喘鳴して胸が満ちるのは左心不全から肺水腫に至る
　心臓性喘息のことであり、みぞおちが痞えて堅いのは右心不全によ
　る肝腫大のこと、顔面のどす黒い容貌はチアノーゼ（動脈血中の酸
　素飽和度が低い状態）のこと、脉が沈んで緊張しているのは左心送
　血量がまだ確保されていること、ここに治療として吐下しても治ら
　ないのは、瀉水には役立っても、体力の消耗が激しいことを表現し
　ている。そこで木防已湯を投与して、軽症ならば治癒し、重症なら
　ば３日して再発するとの意味であるが、木防已湯にはもともと強心
　作用を発揮する薬は含まれているとは言い難いので、単に利尿に資
　するだけであり、廃薬すれば忽ち再発することになる。

3．我が国の江戸時代の本には、「その症状の始めは日々咳をし、そ
　れ以後は段々と喘満したり、呼吸が早くなったりし、小便も困難に
　なり、手足も腫れて来て、横に寝ることが困難となり、みぞおちが
　堅く、石のようになるのである。この薬を用いて小便がよく出るよ
　うになれば、追々によくなるのである。症状の中に云う虚なる者、
　実なる者とは人の体力・気力の虚実ではなくて、病の虚実（軽重）
　である」と解説される。

4．戦後の専門誌には、「木防已湯は疲れた心臓を鞭打つことなく、
　負わされた重い荷物を取り除いてやる薬である。この薬を用いて効
　果のある場合、多くは尿量が増加して症状が緩解するのである」と
　解説される。

〔実際の症例〕

　83歳女性で、訪問診療で初診となった。患者さんは一寸動いても
動悸・息切れをするとのことで、前医は慢性心不全と診断し、ハー
フジゴキシンＫＹ®、ラシックス®、アルダクトンＡ®、シグマート

Ⓡ、ノイキノンⓇを処方していた。著者は収縮期雑音を認めたので近医病院で心肺のチェックをしたところ、僧帽弁狭窄症を僅かに認めるとのことで現薬続行とのことであった。しかし、自覚症状は改善しないので、著者は茯苓杏仁甘草湯を煎じ薬で処方した。これで自覚症状は大分改善された。ある日、親孝行な息子が1週間ほど旅行に連れて行きたいと希望したので、旅先で煎じる訳にも行かず、その間だけ木防已湯を服用するように指示した。旅行から帰って来て、患者さんは動くことが多かったにも拘らず調子よかったというので、煎じ薬もエキス製剤も両薬共に、患者さんにとって同等に有効であることが分かった。

薏苡仁湯

〔主な効き目〕

　この薬は麻杏薏甘湯（365頁）を起源とし、麻杏薏甘湯から杏仁を抜いて、当帰・芍薬・桂枝・蒼朮が入った薬である。麻杏薏甘湯は体表や体内に偏在して滞った水分を発汗や利尿によって排除する薬であり、麻杏薏甘湯の杏仁の水分を捌く作用を欠く代わりに、当帰・芍薬・桂枝・蒼朮が入っているのである。薏苡仁・蒼朮は過剰に滞った水分を排除して利尿し、鎮痛するが、麻黄・桂枝はこの作用を強くし、麻黄・桂枝・蒼朮は外邪による悪寒・発熱型の感染症のときに、発汗して表の病邪を駆除する。また、当帰・桂枝は血流を促進させ、芍薬でそれらの過剰な行き過ぎを抑えて身体に必要な水分を保持する。総じて、四肢・関節・筋肉などの滞った水分による痺れ痛みや運動麻痺

372

に対して、過剰な水分を排除して鎮痛するが、消炎作用はあまり期待
できない。

〔主な病気〕

　肩凝り、諸筋肉痛、寝違い、腰痛症、筋・筋膜性腰痛症、頸肩腕症
候群、肩関節周囲炎、変形性関節炎、諸関節痛、多発性関節炎、関節
リウマチ、諸神経痛など。

〔色々な解説〕

１．麻杏薏甘湯が中国の後漢時代の本に載っていることは既述した。
　　麻杏薏甘湯は風湿の治療薬であり、これから発展して内風によって
　　もたらされた痺証の治療薬としての薏苡仁湯が創製された。内風
　　とは外邪としての風ではなく、体内の病状によって醸し出される風
　　で、外風と同様な働きをすると考えられている。実際上、内風の症
　　状発現の結果としての痺証（知覚障害・運動麻痺）の形成には多か
　　れ少なかれ、風寒湿の三つの邪、特に風湿の邪が合わさっているこ
　　とは必須なので、その点でも麻杏薏甘湯の意義は必要不可欠であ
　　る。

２．さて、薏苡仁湯は中国の明の時代に、董宿と方賢による『奇効良
　　方』に初めて載った。「薏苡仁湯は内風が手足に流注して疼痛を来た
　　し、また麻痺して知覚鈍麻し、そのために手足が屈伸し難いのを治
　　す」とあり、更には「自然に汗が出れば麻黄を減らし、熱があれば
　　官桂を減らす」とあって、もともとの薬では桂枝ではなく、肉桂が
　　指示されていることが分かる。即ち、体表ではなく、体内の血液循
　　環を目的とした薬だからである。

３．また、別の同時代の本には、簡単に「寒湿（冷えと水分）から来
　　た痺れ痛みには薏苡仁湯」と書かれていて、同じ箇処にはまた、「古
　　典に云うには、風湿寒の三つの気が雑じり至って痺を為すのであ

る」と引用しているが、薏苡仁湯はここでは寒湿の痺痛の薬ということになる。

4．しかしながら、中国の清の時代の本には、「薏苡仁湯は風寒湿が流注して手足が疼痛したり、麻痺して知覚鈍麻し、そのために手足が屈伸し難いのを治す」とも書かれていて、実際の効用上では風寒湿の痺痛と捉えてよいと考えられる。

5．我が国の江戸時代の本には、「薏苡仁湯は風や水分による痺れや関節の疼痛を治す」と書かれ、ここでは風湿を主要因としている。

6．また、別の同時代の本には、「疣の多く出たものに、薏苡子を与えると効果がある。肩や肘の痛み、普通の吹出物にも、これを用いて効果があるということは、確かに試みて得た結果であるが、しかしながら、いくらその人に語っても、あまりに薏苡子の味が無味なものだから、私の話を受け入れない人が多い」とあって、ここでは薏苡仁が疣に有効である他に、肩や肘の痛みにも有効であると述べられている。

7．明治時代の本には、「この薬は麻黄加朮湯（麻黄・桂枝・甘草・杏仁・白朮）、麻杏薏甘湯の一等重い所へ用いるのである。その他、桂芍知母湯（113頁）の症にして、附子を用い難い者に用いて効果がある」と、有名な口訣として残っている。

8．戦後の専門書には、「この薬は関節リウマチの亜急性期及び慢性期に入った場合に多く用いられる。麻黄加朮湯、麻杏薏甘湯よりも重症で、これらの薬を用いても治らず、熱や腫れ痛みがいつまでも消退しないもの、また慢性となって桂芍知母湯の一歩手前のものに用いてよい」とも書かれている。

〔実際の症例〕

56歳女性で、ようやく完全に閉経に至ったばかりである。何ヶ月

か前から右肩関節痛を来たし、右肩関節可動域制限があり、右肩〜右上腕にかけての痛みと右肩凝りとを訴える。体格的にはやや肥満気味で水太りである。著者は当初、二朮湯（306頁）を考えたが、患者さんが錠剤のある漢方薬と希望するので、薏苡仁湯を処方した。症状の強い時は多い目に熱服するようにと指示した。当初は多い目に服用して１週間後、大分楽になったと。右肩関節可動域も大幅に拡大したので、以後は常用量で対応し、２ヶ月後に廃薬した。

抑肝散

〔主な効き目〕

　この薬の柴胡・釣藤鈎は中枢神経系に働き、鎮静作用を発揮し、甘草も加わって平滑筋・骨格筋の痛みや引きつりをも鎮める。また当帰・川芎は全身の栄養不良状態を改善する。一方、中枢神経系の興奮による消化管機能への影響に対して、白朮・茯苓は甘草の働きも加わって、消化管機能を回復し、消化吸収を促進するのみならず、全身の痰飲を化し、過剰な水分を捌いて利尿に導く。以上の諸薬は、白朮・茯苓以外は全て肝気（怒りやすく、眠られないなどヒステリー類似の性癖）を調え、肝血（肝は血を蔵すという）を潤す作用があり、白朮・茯苓は消化管機能を回復する作用がある。総じて、中枢神経系の興奮を鎮静することを第一とし、それによって傷害された消化管機能を回復し、全身の血流も促進して栄養状態も回復する薬である。

〔主な病気〕

　乳幼児の夜啼き・引き付け・癇癪持ち・夜驚症・不眠症、小児疳

375

症・神経過敏症・夜間歯ぎしり、佝僂病、神経性斜頸、癲癇、神経症、自律神経失調症、チック症、不明熱、血の道症、ヒステリー、更年期障害、脳血管障害、動脈硬化症、高血圧症、脳卒中後遺症、パーキンソン病、認知症など。

〔病気の説明〕

佝僂病とは、ビタミンDの摂取・吸収・利用が不充分なために起こる骨の発育・骨化不全を来たす小児期の病気である。

神経性斜頸について、神経性斜頸のうち、痙性斜頸は頭・頸部が左右上下のいずれかに傾く、捻じれるといった不随意運動を引き起こし、中枢神経の異常によって発症すると思われる。心因反応やヒステリーとの鑑別も重要である。

チック症とは、乳幼児期から学童期にかけて、突発的に不規則な体の一部の速い動きや発声を繰り返す状態（チック）が固定化・慢性化してしまう病気である。

〔色々な解説〕

1．抑肝散が初めて書かれた本は、従来間違って伝承されて来た。実は中国の明の時代の薛己撰『保嬰金鏡録』に、「抑肝散は肝経（肝と連なる気血の通路）の物質代謝に伴う熱で引き付けを起こし、あるいは発熱して歯を咬みしめ、あるいは驚いて動悸し、寒がったり熱がったりし、あるいは肝の働きが強過ぎて胃腸を傷害し、そのため痰や涎を嘔吐し、お腹が脹って食事量も少なく、安らかに睡眠できないのを治す」と書かれているのである。

2．抑肝散の治療対象は、第一に肝経の問題、即ちここでは中枢神経系、自律神経系、運動系などの働きで、感情を伸びやかにする精神機能の他に、全身の種々の神経機能や筋肉・関節などの円滑な運行を司ることを主眼とし、次いで肝の働きが強過ぎるために傷害した

胃腸機能を回復することにある。

3．我が国の江戸時代の本には、「この薬は小児の肝血が不足して感情が高ぶり、発熱・驚いての動悸・引き付け・歯の咬みしめなどの証を治す為に設けられた薬である。小児の生まれつきの性が至って虚弱の者は、顔色も身体も至って色白で、少しばかり怪我をしても出血しないのは血が不足するからである。この薬を普段から服用すべきである。また、それ程の血虚もなく、お腹が虚弱で軟らかくして正中線の左か右の脇の下に筋肉の緊張がある」と書かれている。

4．また、別の同時代の本には、「この薬には芍薬がない。甘草の分量もまた少ない。考えるに、この薬は専ら肝気を潤して緩めるのを主とする。それ故、常に芍薬甘草湯（187頁）を合わせてこれを用いる」とあり、これは後世にまで影響を及ぼした一文である。

5．戦後の専門書には「明治天皇と漢方」と題して、「まず第一に、母君の中山慶子典侍が天皇をご懐妊されたとき、抑肝散を服用されている。抑肝散をお飲みになっている点からみて、母君は癇癪の強いおひとであったと推察される」とのことである。

6．抑肝散はもともと小児の薬であったが、我が国での工夫によって、この薬は本格的に大人に対しても用いられるようになった。

〔実際の症例〕

85歳女性で、グループホームに入所したばかりの人である。一般的には元気であるが、アルツハイマー型認知症でアリセプト（5）®が処方されていて、訪問診療開始となった。まだ入所環境が不慣れなこともあり、他の入所者とのトラブルや職員のみならず、診療医に対しても反抗的である。機嫌のいい時にはゆっくり話せば納得してくれるが、一寸気に食わないことがあれば、忽ち排他的、反抗的になってしまう。著者は抑肝散を処方した。2週間後、職員の印象では多少ま

しかどうかという程度であったが、4週間後には職員全員が認めるほどに適応性を発揮しているというので、抑肝散を続けてもらうことにした。

抑肝散加陳皮半夏

〔主な効き目〕

　この薬は抑肝散（375頁）に陳皮・半夏が入った薬である。抑肝散は中枢神経系の興奮を鎮静することを第一とし、それによって傷害された消化管機能を回復し、全身の血流も促進して栄養状態も回復する薬である。抑肝散加陳皮半夏は、抑肝散の中枢性の鎮静作用、消化管の機能改善作用、全身の血流改善作用の中で、消化管機能改善作用を一層強くしたものであり、ほとんど二陳湯（308頁）を合わせた薬と同一である。従って、抑肝散加陳皮半夏は六君子湯（380頁）から人参を抜いた薬をも含んでいることになり、消化管機能改善作用を重視していることになる。総じて、抑肝散証で湿痰を伴う場合か、あるいは抑肝散証で一層の消化管機能の改善を図る薬である。

〔主な病気〕

　抑肝散証で、湿痰がみられる位に消化管機能が低下している場合。

〔色々な解説〕

1．抑肝散はもともとは小児に処方された薬であり、『保嬰金鏡録』にも、「子母同服」と指示があり、これは母親と子供が一緒に服用する方法が指示され、薬を服用できない乳児に対しては母親だけが内服し、薬の有効成分が乳汁を介して乳児に移行する方法でも対応

されていた。治頭瘡一方（266頁）での〔実際の症例〕はこの方法の具体例である。

2. 一方、抑肝散加陳皮半夏は我が国で創意工夫された本朝経験方で、大人用の薬である。江戸時代の本には、「臍の左の辺よりみぞおちまでも動悸が盛んな症状とは、肝木の虚（ここでは肝血が不足して肝気が高ぶって、全身状態は虚弱を意味する）に、痰症状を伴う虚熱の甚だしい症である。北山人は常に抑肝散に陳皮中・半夏大を加えて効果を得たことは数百人に及ぶ。一子でなければ伝えてはならない」とあって、臍の左の辺よりみぞおちまで動悸を触れる病状に適応する。

3. また、同じ本には「臍の左側に限局して動悸を触れる者は肝気の虚（意味は肝木の虚と同じ）である。治法は直ちに抑肝散である。その他の症状があれば症状に従って加減するがよい」とあって、これは臍の左の辺に限局した動悸を触れる病状に適応する。

4. さて、北山人が誰であるかは目下不明である。他の箇所では『㞒要神方』の著者であることも明白であるが、姓名は分からない。

5. 戦前の専門誌には、「結論として、抑肝散加陳皮半夏の運用に当たって、その大略の標準を挙げると、西洋医学的診断の多くは神経衰弱、ヒステリー、脳梅毒。脉は多くは沈んで微、舌は多くはみぞおちが痞えたり、胃内停水があるがため、薄い白苔があるが、咽が渇くことはない。腹症は両腹直筋は萎弱し、腹筋全体に陥没し、一種特有の肌ざわり（例えば、搗き立ての餅を真綿にて薄く包み、その上を撫でるような感じ）を呈し、左側臍の傍らよりみぞおちに及ぶ大動悸を触れる」と述べられている。

6. 戦後の専門誌には、「抑肝散の証には2つの型があり、1つは緊張興奮型で、他の1つは弛緩沈鬱型である。和田東郭は前者に抑肝

散を用いて芍薬を加え、甘草を増量した。北山人は後者に抑肝散を
用いて、芍薬を加えずに陳皮・半夏を加えた」と解説されている。

〔実際の症例〕

　抑肝散の〔実際の症例〕と関連する内容である。実は同じグループ
ホームで抑肝散を処方した効果に、職員が敏感に反応して、著者の非
担当患者さんにも処方して欲しいと希望した。その人の主治医や家族
への了解を得た後に診察したのは、82歳女性である。その主治医よ
りアリセプト®、メマリー®が処方されているが、この人も排他的、
反抗的であるという。腹診で胃内停水を認め、お腹が全体に軟らかく、
腹筋はほとんど萎縮してしまっている。著者は抑肝散加陳皮半夏を処
方した。2週間後には既にかなり反社会性は薄れたので、以後は主治
医に継続投薬を依頼した。

六君子湯

〔主な効き目〕

　この薬は四君子湯（172頁）と二陳湯（308頁）とを合わせた薬とし
て理解されている。四君子湯は気虚の基本薬であり、気虚とは各臓器
の生理的機能が不充分で、特に消化器系と呼吸器系の機能低下によ
り、全身倦怠・食思不振・消化不良・呼吸困難・動悸・息切れなどを
生じた状態である。また、二陳湯は消化器系および呼吸器系をはじめ、
全身の一切の湿痰を燥することを第一義とする薬である。四君子湯は
気虚に対する本治療法の薬であり、二陳湯は痰飲に対する標治療法の
薬である。従って、両薬を合わせると、気虚によって生じた全身の一

切の痰飲を標本共に治療する薬となる。具体的には機能性ディスペプシアなどの上部消化管機能異常状態に、胃内停水によるみぞおちの痞えた感じ、食欲不振・悪心・嘔気・嘔吐などの症状が出現しているとき、標本両治を行なう薬である。

〔主な病気〕

　慢性胃炎、消化管無力症、機能性ディスペプシア、慢性消化不良症、胃酸分泌過多症、胃・十二指腸潰瘍、慢性腹膜炎、神経性食思不振、自家中毒症、術後・大病後食思不振、老人性感冒性胃腸炎、慢性下痢症、慢性気管支炎、肺気腫、気管支拡張症など。

〔色々な解説〕

1．六君子湯は従来、最初に掲載された本について色々と誤解があり、今日でも誤った知識が広く蔓延している。

2．実は六君子湯は中国の元の時代の李 仲 南撰『永類鈐方』に、「四君子湯は胃腸が不調で飲食する気にならないのを治す」と書かれた後、「一方、橘紅を加えて異功散と名づける。又夫、陳皮・半夏を加えて六君子湯と名づける」と書かれている。今日一般的には、橘紅と陳皮は同一物として扱われることが多いが、厳密には陳皮の方が補う力が強く、橘紅の方が瀉する力が強い。

3．中国の明の時代の本には、「六君子湯は機能が低下して、痰気（痰を化す働き）が不充分な者に良い。古典に曰うには、元気な者は痰があっても、機能が回復すれば治る。衰弱した者は痰が固定して病気となる。中国東南地方は土地が低くて湿気に満ち、人々には痰が有る。しかし、病気にならない人は元気が旺盛でその痰を化す働きがあるからである。もしその元気が一旦虚弱となるときは、痰を化す働きが及ばないので、痰の症状が出現する。六君子湯という薬は、まず人参・白朮・茯苓・甘草は四君子湯であって、これは元気を

381

補うためである。半夏は余分な水分を排除し、それで痰の生成を抑制する。陳皮は胃腸機能を回復し、それで痰を消散させるのである。この薬を名づけて六君子湯と曰うのは、半夏が無毒であること、陳皮が荒々しくないことを表わしていて、しかも先の四味とその効用は比肩しうるからと云うのである」と解説されている。

4．我が国の江戸時代の本には、「胃腸を補うということで、四君子湯と六君子湯との区別は、理論的には四君子湯は腸の薬、六君子湯は胃の薬である」と解説される。ただし、厳密には原文では、漢方で云う消化器を意味する脾を、ここでは腸と変換して用いている。

5．明治時代の本には、「この薬は理中湯（314頁）の変方で、消化管機能を扶け、胃を開いて食物を収める効果がある。故に老人で胃腸虚弱にして痰があって、飲食したいとも思わず、あるいは大病の後、胃腸が虚弱となって、食べても味気ない者に用いる。陳皮・半夏は胸中〜胃の入り口に停まる飲水物を推し開くことに一層力があって、四君子湯に比べると最も活用しうる」と書かれ、機能性ディスペプシアのみでなく、ここの文意では食道アカラシアにも有効との表現である。食道や胃の逆流を抑え、正常な消化管の動きを促進し、胃内停水を消退するのを最も主眼とするのである。

6．戦前の専門誌には、「慢性胃カタル、慢性腸カタル、病後の食欲不振、虚弱者の頭痛・眩暈、嘔吐、下痢、腹膜炎の虚症、虚弱者の感冒咳嗽、悪阻、食後嗜眠、神経衰弱、中風の一症（養生薬として）、胃癌・胃潰瘍等の一症」と、多方面に亘っての用途である。

〔実際の症例〕

戦後の専門誌より引用する。69歳男性で、脳塞栓、軽症の糖尿病で、胃癌の手術を既往している。患者の希望は、胃が丈夫になるようにして欲しいということであるが、この他に若い頃から何十年と乳糜尿が

出ていて、これは色々調べ、また治療もしたが、原因不明でどんな手当をしてもよくならないという。しかし別に苦痛はないので、この方は治らなくてもよいという。舌は乾燥している。大便は3日に1行。腹部は軟弱。六君子湯を与える。これを飲み始めて、7日目から乳糜尿が出なくなったという。初診後4ヶ月来続服して、乳糜尿は出ず、食が進み、疲れないと。

立 効 散

〔主な効き目〕

　この薬は直接的には、細辛の口腔内粘膜に対する局所麻酔作用によって痛みを緩める。また多くはこのような場合、炎症を伴い、酷くなれば顔面、頸部〜肩部にまで炎症が及び、炎症性の腫れを来たすことがある。そのため、升麻・竜胆で清熱解毒を図り、また痛みから来る筋緊張を防風・竜胆によって和らげる。総じて、主として口腔内の疼痛性疾患に対し、痛みを鎮めるとともに、痛みの原因を清熱解毒する薬である。

〔主な病気〕

　齲歯、歯根膜炎、抜歯後の疼痛、アフタ性口内炎、歯齦炎、歯槽膿漏、舌痛症、顔面痛など。

〔病気の説明〕

　齲歯とは虫歯のこと。

　アフタ性口内炎とは、口腔内粘膜に単発性または多発性の境界明瞭な円形〜楕円形の浅い潰瘍を形成し、触れたときの痛みが強いのが

383

特徴である。通常1〜2週間で自然治癒する。慢性再発性であれば、ベーチェット病のチェックも必要である。

〔色々な解説〕

1．立効散という方名は立ちどころに効くとの意味で、同じ名称の薬は頗る多い。

2．この薬は中国の金の時代の李東垣撰『蘭室秘蔵』に、「立効散は歯が痛んで忍ぶことが出来なく、頭部や項背部にまで響き、冷たい物を飲むのを微し嫌がり、熱い物を飲むのを大いに嫌がるのを治す。その脉は全身の上部・背部・表面においては弱いが、下部・腹部・内部においては強い。これは五臓が内部においては勢いがあっても、六腑や男性の生殖器の脉が微小で、小便が淀みなく頻回であることを表わしている」とあり、更に「匙をもって煎液を抄って口の中に置き、痛む処に当てがえば、少しの間を置いて痛みは止まる」と書かれ、ここに云う用法は今日でも守られている。更には、「もし更に多く熱い物を飲むのを嫌がれば、更に竜胆を加える。この法は定まっていない。冷たい物か熱い物かの多少に従って、時に応じて薬を加減する」とも書かれている。なお、五臓とは肝・心・脾・肺・腎であり、六腑とは胆・小腸・胃・大腸・膀胱・三焦をいう。三焦は実体ではなく、機能を表わしている。

3．中国の明の時代の本には、「立効散は一切の歯の痛みが元となって頭部や項背部に響き、全て耐えられないのを治す」とあり、「全ての痛みには、あるいは温めてうがいをした後で吐き出すか、あるいは口に含んで暫くして嚥下するかする。2回目をするときには治る」とも書かれている。

4．我が国の江戸時代の本には、『蘭室秘蔵』と同一の文が引用され、「考えるに、この薬は東垣の創製したもので、歯痛を治すのは神の

ようなものである」とも評価している。

5. 著者は口腔内粘膜表面の痛みに対しては、立効散よりも細辛末をそのまま局所に含ませる。キシロカインゼリー®を含ませるよりよく奏効する。標治療法ではあるが、……。

〔実際の症例〕

42歳女性で、反復性アフタ性口内炎のため、ビタノイリン®、ピリドキサール®、肝油ドロップを内服し、デキサルチン軟膏®を外用している。患者さんは痩せているが、血色はよく、月経も安定しているものの、職場や家庭での色々な出来事が直接的発症要因となっていることが推測しえた。腹診で胃内停水や臍部に動悸を認めた。著者は半夏瀉心湯（330頁）を定期服用で指示するとともに、立効散を頓服指示し、少量の熱湯で溶いてその後に冷水を加えて口に含む旨を説明した。2週間後、悪化はしていないが、昨日来風邪を引いたとのことで、麻黄附子細辛湯（360頁）を熱服指示した。その後再び従来の定期薬と頓服薬を続け、1ヶ月半後よりようやく口内炎の出現個数と頻度が減って来たので、そのまま続けることとした。

竜胆瀉肝湯

〔主な効き目〕

この薬は五淋散（128頁）とともに、エキス製剤メーカー間において、最も大きな差のある薬である。あるメーカーの薬は、当帰・地黄・黄芩・山梔子・竜胆・沢瀉・木通・車前子・甘草で、『薛氏医案』方である。また別のメーカーの薬は上記の他に、川芎・芍薬・

黄連・黄柏・連翹・薄荷・浜防風が入っていて、一貫堂方である。『薛氏医案』方は多味剤の五淋散の加減方で、多味剤の五淋散から茯苓・芍薬・滑石を抜いて竜胆が入った薬である。一貫堂方は一貫堂の四物黄連解毒湯から柴胡を除いて、『薛氏医案』方を合わせ、更に薄荷・浜防風が入った薬である。総じて、『薛氏医案』方は五淋散と同じく、泌尿生殖器系の急性炎症に対して利尿を促進しつつ、消炎する薬であり、一貫堂方は四物黄連解毒湯より一層深い身体内の炎症を鎮め、血とその栄養作用の低下を補い、主として薬の効く方向を泌尿生殖器や肛門などの慢性炎症に向かわせ、また頭・顔面部の風邪による諸症状を駆除する薬である。

〔主な病気〕

　尿道炎、膀胱炎、腎盂腎炎、淋病、前立腺炎、睾丸炎、副睾丸炎、バルトリン腺炎、腟炎、帯下、腟トリコモナス症、子宮内膜炎、卵管炎、子宮頸管炎、陰部湿疹、骨盤腹膜炎、鼠径リンパ節炎、陰部化膿性炎などの急性炎症に『薛氏医案』方。

　一貫堂方は以上の慢性炎症の他、壮年期解毒証体質改善薬、自律神経失調症、高血圧症、結膜炎、中耳炎、扁桃炎、急性胆嚢炎、肝炎、胆管炎、痔核、痔瘻、慢性肛門周囲炎など。

〔病気の説明〕

　腟トリコモナス症とは、腟トリコモナスによる性行為感染症で、女性では悪臭の強い帯下の増加、外陰部瘙痒感・刺激感が典型的に認められるが、男性ではほとんど自覚症状はない。

　陰部湿疹とは、陰部に発症した湿疹であるが、女性の場合は帯下の色調変化や痒み・痛み・悪臭・水泡など、多彩な原因によってそれぞれ特徴を呈することが多い。また、精神的要因によって痒みを呈することもありうる。

陰部化膿性炎とは、陰部に発症した滲出性炎症の中で、滲出物中に多数の白血球を混じ、そのため滲出物が膿性である病気をいう。

　壮年期解毒証体質とは、〔色々な解説〕4．と5．に詳しい。

　慢性肛門周囲炎について、肛門周囲炎は肛門の周囲が多くは痒くなる病気をいうが、帯下、下着、生理用品などによる単純な接触性皮膚炎でも、治療の不適切性によって悪化することが多く、また真菌やウィルス感染、痔核、痔瘻のこともある。

〔**色々な解説**〕

1．中国の明の時代の薛己撰及訂『薛氏医案』のうち、1つには「竜胆瀉肝湯は肝経（肝と連なる気血の通路）の湿熱（水分代謝異常を伴う炎症性の熱）で下半身が熱をもって腫れて痛みをなし、小便が渋って滞り、陰部が不潔で虫が巣食ったような病状を治す」とあり、また1つには「竜胆瀉肝湯は肝経の湿熱で陰茎に化膿瘡を生じ、あるいは横痃（鼠径リンパ節の炎症による腫物で多くは性行為感染症による）、垂れ下がる腫物、睾丸炎にて腫れ痛み、あるいは爛れて痛みをなして小便が渋って滞り、あるいは陰嚢が垂れ下がるのを治す」とあり、前者は女子の、後者は男子の症状が描かれている。

2．ただし、中国の金の時代の本には既に、「竜胆瀉肝湯は陰部が時に炎症を起こして熱く、また痒く、更には腥い臭いがするのを治す」とあって、『薛氏医案』の竜胆瀉肝湯から黄芩・山梔子・甘草を去って柴胡が入った薬であったが、後世竜胆瀉肝湯といえばこの薬もよく処方されていた。

3．また、別の中国の明の時代の本には、先の『薛氏医案』とほぼ同様の解説文とともに、『薛氏医案』の竜胆瀉肝湯に連翹・黄連・大黄が入った薬が処方されている。

4．一貫堂方として、「竜胆瀉肝湯症は同じく解毒証体質でも、結核

性疾患とは比較的無関係である。稀に壮年期の肺尖カタル、腎膀胱結核、睾丸結核、結核性痔瘻、女子の軽症腹膜炎等に応用される事もあるが、概して婦人病並びに泌尿生殖器病、花柳病に運用される。そして薬の構成上、下焦（臍部より以下）の疾患に好んで用いられる。竜胆瀉肝湯は元来下疳門の薬であるが、これを四物黄連解毒剤（しもつおうれんげどくざい）加減と変薬したものが吾が門の用いる処のものである。泌尿生殖器病は肝臓の解毒作用を必須とし、腹診上著明な肝経の緊張ないしは肝臓腫大を認める」と解説される。なお、花柳病は花柳界で感染する病、即ち性病のことである。

5．山本巌先生は「一貫堂医学では、解毒体質者は基本的に痩せ型、筋肉質、色は浅黒く汚い。皮膚は粗で、腹筋の緊張は強く、くすぐったがりで腹診を拒否する傾向があり、手掌足蹠は湿潤する。性病、尿路感染症に罹りやすく、結核症になりやすく、竜胆瀉肝湯で体質改善が必要である」と述べられている。

〔実際の症例〕

　71歳男性で、膀胱癌のため経尿道的膀胱腫瘍切除術後に初診となった。近々ＢＣＧ膀胱内注入療法を開始することになっているが、ＢＣＧ注入による副作用としての膀胱炎様症状を発症しないようにして欲しいとのことで来院した。患者さんは痩せ型で色は浅黒く、解毒証体質独特の皮膚の斑模様を見出しうる。著者は高齢期解毒証体質と診断し、煎じ薬で一貫堂方の竜胆瀉肝湯に薏苡仁（よくいにん）を加えて処方を開始した。何回かのＢＣＧ注入が実施されたが、その間１回も副作用は発症せず、病院の施行医は副作用が必発（発現率97.8パーセント）と考えていたので、煎じ薬のお蔭だろうと話していたと、患者さんから聞いた。その後、６回のＢＣＧ注入療法を無事終了した後も、定期的に泌尿器科に通院し、何回もの再発チェックで検査を受けるも特に問題は

なく、その都度煎じ薬を多少加減しながら続服した。

苓甘姜味辛夏仁湯
りょうかんきょうみしんげにんとう

〔主な効き目〕
　この薬は小青竜湯（209頁）の加減方であり、小青竜湯から麻
黄・芍薬・桂枝を抜いて、茯苓・杏仁が入った薬である。小青竜湯
は悪寒発熱を呈する外邪による病気であって、発汗解表するととも
に、水様性の鼻汁・痰の分泌を抑え、気管支を拡張して喘鳴を和らげ
る。また一方、傷寒以外の病気にあっても、全身に滞った水分に対し
て利水する効果を発揮する。即ち、急性期にあっては水様性の鼻汁・
痰を治癒に導き、慢性期にあってはその基になる全身に滞った水分を
利水する効果を発揮する薬である。苓甘姜味辛夏仁湯は麻黄・芍薬・
桂枝が除かれていて辛温解表作用は明らかに低くなる反面、茯苓で湿
痰を捌く作用は強化され、杏仁で鎮咳去痰作用を補い、茯苓の作用も
補足される。この薬は麻黄を用いたくとも用い難い場合にも適用す
る。

〔主な病気〕
　慢性気管支炎、喘息様気管支炎、気管支拡張症、肺気腫、老人性遷
延性感冒、慢性腎炎、ネフローゼ症候群、動脈硬化症、脳卒中後遺症、
脚気様症候群、慢性鬱血性心不全、上記で麻黄の不適応者など。

〔色々な解説〕
1．中国の後漢時代の本には、「胃から水がなくなったので嘔吐も止
　んだけれども、身体が腫れている者には杏仁を加えて浮腫を取る。

その証は、本来は麻黄を入れるべきであるのだが、実際に入れてしまうと、その人は遂には痺するから麻黄を入れないのである。もしこれに逆らって麻黄を入れる者は、必ず血管収縮して冷えてしまう。その理由として、その人は血管収縮して、麻黄がその身体に必要な陽気を奪ってしまうからである」との解説文に続いて、苓甘姜味辛夏仁湯が指示される。しかし、この薬に対する文は実際上、「胃から水がなくなったので嘔吐も止んだけれども、身体が腫れている者」というだけである。要は浮腫に対して杏仁を処方するに尽きる。

2．しかし、そもそもこの薬に係わる一連の文の最初は、「青竜湯を服用し終わって多唾し、口燥き、寸の部位の脉は沈で、尺の部位の脉は微で、手足厥逆する。気が小腹より胸咽に上り衝いて手足痺れ、その顔面は翕熱して酔っている状況のようで、よってまた陰股に下って流れ、小便が出にくく、時にまた冒する者は茯苓桂枝五味甘草湯（茯苓・桂枝・甘草・五味子）を与えて、その気が上り衝くのを治す」と書かれている。橈骨動脈を医師の3本の指で押えて診察するとき、寸は手首側、尺は肘側の部位で、真中は関という。

3．著者はここには麻黄の副作用症状が列記されていると考える。「多唾」は悪心によって唾液分泌が亢進すること。「口燥」は口渇。「脉は沈、脉は微、手足厥逆」は血管収縮。「気が小腹より胸咽に上り衝いて」は心悸亢進。「手足痺れ」は振戦（手足などの無意識な震え）を含む神経症状。「その顔面は翕熱して酔っている状況」は血圧上昇と赤ら顔。「陰股に下って流れ、小便が出にくく」は排尿困難。「冒する者」は精神興奮症状。以上、いずれも麻黄のエフェドリンによる副作用である。

4．今まで、先の「青竜湯を……」以下の証を麻黄の副作用症状として捉えた解説はなく、著者が『古典に基づくエキス漢方方剤学』で

初めて指摘した。

〔実際の症例〕

　83歳女性で、木防已湯（369頁）の〔実際の症例〕で記載した人と同一人である。著者が他医からの西洋医薬も引き継いで、その上で茯苓杏仁甘草湯を煎じ薬で処方していたとき、患者さんが風邪を引いた。といっても高熱は発せず、やや粘稠な白い痰を頻回の咳とともに排出する症状が主であり、今まで以上に一寸した労作でも動悸・息切れを訴えるようになった。著者は茯苓杏仁甘草湯を一旦中止し、苓甘姜味辛夏仁湯を処方した。この薬は茯苓杏仁甘草湯をそっくり含んでいるからでもある。すると、丸々1日服用しただけで大分楽になったようで、1週間後の往診までそのまま続服し、それで終了とした。

苓姜朮甘湯

〔主な効き目〕

　この薬では主作用として、乾姜で身体内部を温めて冷えを除くことと、白朮・茯苓で冷えて滞った水分に対して血流促進を図って除去することにある。特に腰以下の自覚的に重たい感に対してよく奏効する。総じて、下半身の滞った水分と冷えを温めることによって利水して、結果的に腰痛症・腰部倦怠感に奏効する薬である。

〔主な病気〕

　腰痛症、坐骨神経痛、変形性腰椎症、筋・筋膜性腰痛症、腰椎椎間板ヘルニア、大腿神経痛、下肢知覚異常、下肢倦怠感、冷え症、夜尿症、慢性膀胱炎、下腿浮腫、妊娠浮腫、月経不順、遅発月経、過少月

391

経、白色帯下、不正性器出血など。

〔色々な解説〕

1．苓姜朮甘湯という方名は我が国だけの呼称である。

2．中国の後漢時代の本には、「腎著（冷たい水分を受けて腰に付着して離れない状態をいう）の病で、その人の身体が重く、腰の内部が冷えて水中に座っているようで、身体の状況は浮腫があるが、反って咽が渇くことはない。この人は小便が自然によく出て、飲食は従来通りである。この病気は下半身に属す。身体が疲労すれば汗が出て、衣服の裏がジケッと湿るので、この状態が続くと腎著の病を得るのである。腰以下が冷えて痛み、腰が重い程度は五千銭を身に着けているようである。甘姜苓朮湯が良い」と書かれている。甘姜苓朮湯は、もちろん苓姜朮甘湯の元の名称の1つである。

3．先の本では「浮腫があるが、反って咽が渇くことはない」と書かれていた。「反って」という理由は、下半身に浮腫があるのは、水分が身体の中で偏在しているので、下半身とは反対の上半身は水分が相対的に不足していると判断したのである。したがって、この程度が酷くなれば口渇を来たしうるが、ここではまだ口渇を来たすほどではないと考えている。しかし、一般的に浮腫を来たすのは水分の偏在ではなく、過剰と考えるべきであり、「反って」という発想は不合理である。

4．中国の南宋時代の本には、「除湿湯は雨に冒され、湿に著いて、それが経絡（気血の通路）に鬱して塞がってしまい、血が溢れて鼻血をなし、あるいは胃腸が調和せず、湿が経絡に著いて血が溢れ、血が流れて胃に入り、胃が一杯になって吐血するのを治す」とあり、ここでは苓姜朮甘湯は除湿湯と命名されている。1つの病気の捉え方として理解すべきである。

392

5．我が国の江戸時代の本には、「苓姜朮甘湯は原因を問わず、腰が
　重く、あるいは冷える者に効果がある。2、3日にして効果をみる
　ものである。これは古方（中国の後漢時代の本を至高とする派）の
　妙薬である。後世の方（主に金・元時代の流れを汲む派）は原因を
　論ぜずして用いて、効果を奏するものは少ない」と、古方の妙を賞
　賛している。

〔実際の症例〕

　56歳女性で、どちらかと言えば水太り肥満である。腰痛及び腰部
倦怠感を訴えて来院した。患者さん自身、今まで色々と治療を試みて
来た。整形外科での腰椎牽引は全く無効、というより悪化しうる。整
体療法での脊椎の歪みを矯正する手技も無効。ただし、ホットパック
などの温熱療法やお灸は有効。自宅での入浴は有効。下半身は確か
に冷たいが、下腿浮腫は認めない。また、朝方と夕方とどちらが辛
いかとの問いには朝方と答え、椅子から立ち上がるときの「ドッコイ
ショ！」の掛け声も参考にした。以上によって、著者は苓姜朮甘湯を
処方し、可及的に熱い生姜湯で服用し、腰〜下肢を冷やさないよう
に指示した。2週間後にはニコニコしながらやって来て、排尿量が増
加して腰も大分楽になったと言うので、そのまま現薬を続行すること
とした。

苓桂朮甘湯

〔主な効き目〕

　この薬の主作用としては、桂枝で主に頭・顔面部への血液循環を促進することと、茯苓・白朮で冷えて滞った水分を血管内に引き入れることであり、両者の作用によって頭・顔面部に滞った水分を血管内に引き入れ、循環血液量を増加する。総じて、頭・顔面部の滞った水分を血管内に引き入れて循環血液量を増加させる薬である。

〔主な病気〕

　起立性調節障害、自律神経失調症、起立性低血圧症、本態性低血圧症、眩暈症、動揺病、メニエル症候群、神経循環無力症、神経性心悸亢進症、耳鳴症、頭痛、片頭痛、肩凝り症、無力性体質、不適応症候群、脳貧血、動脈硬化症、慢性脳循環不全症、慢性胃炎、慢性胃腸炎、結膜炎、熱中症、禿髪症、外傷性頸部症候群後遺症など。

〔病気の説明〕

　不適応症候群とは、非常に広範囲に応用される言葉で、学校や職場で強いストレスを感じ、その刺激が長く続き、あるいはその体験を想像するだけで心身に異常を自覚するなどの適応傾向を総称した病気である。

〔色々な解説〕

1．中国の後漢時代の本には、「急性熱性感染症に罹って、治法としてもしくは嘔吐し、もしくは瀉下して後に、みぞおちが下から逆向きに膨満し、気が上昇して胸に衝き、そして身体を起こすときは頭がクラクラし、脉が沈んで緊張していて、汗を発する治法を取るときは経脉（経絡）を動かし、身体がフラフラと揺れるようになる者

には茯苓桂枝白朮甘草湯が良い」と書かれている。ただし、「汗を発する……なる者」はこの薬の適応ではなく、真武湯（227頁）の証であるという解釈も昔からあった。茯苓桂枝白朮甘草湯は苓桂朮甘湯のこと。

2．また、別の後漢時代の本には、「みぞおちに痰飲が有って、肋骨弓下が下から逆向きに膨満し、目まいをするのは苓桂朮甘湯が良い」、「さて、息切れをして微し胃内停水が有れば正に小便よりこれを排除すべきである。苓桂朮甘湯が良い。腎気丸（324頁）もまた良い」とも書かれている。

3．先の1．の文は少々解釈に難があるが、「身体を起こすときは頭がクラクラして」は起則頭眩として、後世この語が専ら人口に膾炙される。全般的に後の2．の文の方が理解しやすい。いずれにしても、もともと痰飲のある人への処方が暗黙の前提条件である。

4．我が国の江戸時代の本には、「この薬は動悸を的確な症候とするが、柴胡桂枝乾姜湯（146頁）の証に紛れやすい。苓桂朮甘湯の証は顔面鮮明にして表の気が引き締まっている。第一、脉が沈んで緊張していなければ苓桂朮甘湯は効かない」と解説される。

5．また、別の同時代の本には、四物湯（174頁）と合わせた連珠飲が、諸々の出血後の虚弱な動悸と目まいに処方されている。

6．山本巌先生は、人をヒバリ型とフクロー型に二分され、前者は朝から活発で早寝早起きのタイプ、後者は朝は遅くまで頭の働きが悪く、夜に強いタイプ。この後者のタイプの色々の不定愁訴に非常によく効くとのこと。

〔実際の症例〕

35歳女性で、起立性低血圧症、無力性体質等々で、身体がだるくて仕方がないとのことで受診した。貧血は正常下限程度で、甲状腺機

能低下症は認めない。最近は今までよりも僅かの労作にてもよく息切れ・動悸がすると言う。この人は山本先生の分類によるフクロー型であり、一見したところ血虚（血とその栄養作用の低下）で痩せ型である。腹診してみぞおちに胃内停水を認めた。そこで著者は、連珠飲として苓桂朮甘湯と四物湯とを処方した。幸い、気になっていた地黄が胃に泥むこともなく、2週間後には身体からだるさが抜けたようだと言うので、そのまま続けることとした。

六味丸

〔主な効き目〕

　歴史的には、腎虚（腎の機能面及び形態面の不足）を補い、虚寒（機能低下による冷え症状）を温める八味地黄丸（324頁）から、桂枝・附子を除いて銭乙が工夫した薬である。一般的に六味丸はもともとの薬では、熟地黄・山茱萸・山薬の三補（3つの補う薬）と沢瀉・牡丹皮・茯苓の三瀉（3つの瀉する薬）から成ると説明されるが、沢瀉・牡丹皮は瀉であっても、茯苓は必ずしも瀉とは言えない。三補による水分を潤す性質の行き過ぎを予防する目的で、水分量を調整する効果の他に、茯苓は胃腸の機能低下に対して改善作用があるので補の要素が大きい。また、エキス製剤では大抵は熟地黄の代わりに乾地黄が配合されているので、牡丹皮と同様に熱を清ます作用が強く、同時に熟地黄の滋養強壮及び体液保持の作用も持っている。総じて、腎精虚（腎の物質的・形態的面の虚弱）を補うとともに、虚熱（物質代謝による熱状）を清する薬である。

〔主な病気〕

　小児発育不全、小児知的障害、小児遠視、小児夜尿症、インポテンツ、遺精、精力減退、慢性腰痛症、老人性白内障、糖尿病、慢性腎臓病、萎縮腎、慢性尿路感染症、動脈硬化症、高血圧症、骨粗鬆症、原発性無月経、ノイローゼ、自律神経失調症など。

〔病気の説明〕

　小児発育不全とは、病気や適切な栄養の摂取不足が原因となり、小児の成長についての標準身長体重曲線より非常に下回っている場合をいう。

　小児知的障害とは、知的能力に障害があり、重度、中度、軽度に分けられ、何らかの支援が必要となる発達障害である。全体の約8割は原因不明で、軽度の知的障害のほとんどがこれに属する。残りの2割は染色体異常や出産時の酸素不足やトラブル、乳幼児期の高熱などが原因となる。

　小児遠視はほとんどの場合、眼の成長不足が原因である。小児の眼はまだ発育途中のため、眼球の長さが充分伸びていず、遠視は調節力で代償される。小児遠視は珍しいものではなく、異常でもないが、弱視や斜視の原因になることもある。

　原発性無月経とは、満18歳に至っても初潮のみられない無月経をいう。対象年齢も若いので、染色体異常やミュラー管（発生途中で現われる組織で、将来、子宮・卵管・腟・処女膜となる管）の分化異常など、根治することが困難な例も含まれる。

〔色々な解説〕

1．八味地黄丸の書かれた本については既述した。それを受けて、六味丸は銭乙撰『小児薬証直訣』には、「地黄円は腎が衰弱していて声を発することが出来ず、大泉門（踊り子）が開いたままで閉鎖

せず、精神作用が充分でなく、瞳孔が白膜で覆われ、顔面の色調は蒼白としているのを治す薬」と書かれている。なお、ここでは地黄円という方名であるが、その他にも地黄丸、六味地黄丸、金匱腎気丸等々と呼称されるが、金匱腎気丸という方名は誤解を招きやすい。

2．中国の明の時代の本には、「地黄丸は腎虚（ここでは腎精虚）で、大泉門が開いたまま、あるいは歩くのが遅く、喋るのが遅いなどの症を治す」とも書かれている。

3．また、別の明の時代の本には、「目が能く遠くを視ることが出来て、近くを視ることが出来ない者は火が盛んで水が少ないのである。六味地黄丸に牡蠣を加える。目が能く近くを視ることが出来て、遠くを視ることが出来ない者は水が有って火が無いのである。定志丸（遠志・人参・白茯神・石菖蒲を朱砂で衣とする）」とも書かれている。

4．我が国の江戸時代の本には、「口渇を治するには六味丸に五味子・麦門冬を加える。諸々の淋病様の病には茯苓・沢瀉を倍す。老人の夜に小便が多いのには益智仁を加え、沢瀉を去って茯苓を減らす。陰嚢が腫れるのは陰虚（物質的成分や組織的液体が不充分）に属し、湿熱（水分代謝異常を伴う炎症性の熱）にして塞がって滞るものには車前子・牛膝を加える」とあり、最後の薬は牛車腎気丸（133頁）ならぬ、牛車六味丸とでも称すべき薬である。

5．戦後の専門誌には、「八味丸や六味丸の適するのは、チビチビと洩れるという感じのおねしょが特徴である」と書かれている。

〔実際の症例〕

小学生男子で、遠視が進行していると診断され、眼科を定期的に受診し、遠視の程度をチェックされていた。今回、実は母親が漢方薬で

の受診に際して、偶々相談を受けて診察することになったケースである。著者は先の事情を聞き、眼科医が経過観察のみでの対応だったので、成長不足という観点より六味丸を処方した。1ケ月後、実際に効果があったのかどうかは不明だが、定期受診の眼科医より遠視の進行が停止したと告げられたとのことであった。この点だけでも母親は満足だった。

分量一覧

1．安中散
甘草・縮砂各1～2、延胡索3～4、良姜0.5～1、茴香1.5～2、桂皮3～5、牡蠣3～4

2．胃苓湯（五苓散合平胃散）
蒼朮・厚朴・陳皮・猪苓・沢瀉・白朮・茯苓各2．5、桂皮2、甘草1、生姜・大棗各1.5

3．茵蔯蒿湯
茵蔯蒿4～6、山梔子2～3、大黄1～2

4．茵蔯五苓散
茵蔯蒿4、沢瀉6、猪苓・茯苓・蒼朮各4.5、桂皮2.5

5．温経湯
呉茱萸1、当帰3、川芎・芍薬・人参・桂皮・阿膠各2、生姜0.5～1、牡丹皮・甘草各2、半夏・麦門冬各4

6．温清飲（黄連解毒湯合四物湯）
当帰・芍薬・地黄・川芎各3～4、黄連1.5、黄芩1.5～3、黄柏1.5、山梔子1.5～2

7．越婢加朮湯

麻黄6、石膏8、甘草2、蒼朮4、生姜0.8～1、大棗3

8．黄耆建中湯

桂皮4、甘草2、大棗4、芍薬6、生姜1～1.3、黄耆4、（膠飴10）

9．黄芩湯

黄芩4、芍薬・甘草各3、大棗4

10．黄連湯

黄連・乾姜・桂皮・人参各3、半夏5～6、甘草・大棗各3

11．黄連解毒湯

黄連1.5～2、黄芩3、黄柏1.5～3、山梔子2～3

12．乙字湯

柴胡5、黄芩3、升麻1～1.5、大黄0.5～1、甘草2～3、当帰6

13．葛根湯

葛根4～8、麻黄3～4、桂皮2～3、生姜1～2、甘草2、芍薬2～3、大棗3～4

14．葛根湯加川芎辛夷

葛根4、麻黄3～4、桂皮・芍薬・甘草各2、生姜1、大棗3、川芎・辛夷各2～3

15. 葛根加朮附湯

葛根 4、麻黄 3、桂皮・芍薬・甘草各 2、生姜 1、大棗・蒼朮各 3、
附子 0.5

16. 加味帰脾湯

人参・白朮・茯苓・竜眼肉・酸棗仁各 3、黄耆 2 〜 3、遠志 1 〜 2、
当帰 2、木香・甘草各 1、生姜 0.5 〜 1、大棗 1 〜 2、柴胡 3、山梔
子 2、（牡丹皮 2）

17. 加味逍遙散

当帰・芍薬・茯苓・白朮・柴胡各 3、牡丹皮・山梔子各 2、甘草 1.5
〜 2、生姜 0.5 〜 1.5、薄荷 1

18. 甘草湯

甘草 8

19. 甘麦大棗湯

甘草 5、小麦 20、大棗 6

20. 桔梗湯

桔梗 2、甘草 3

21. 桔梗石膏

桔梗 3、石膏 10

22. 帰脾湯

人参・白朮・茯苓・竜眼肉・酸棗仁各3、黄耆2～3、遠志1～2、
当帰2、木香・甘草・生姜各1、大棗1～2

23. 芎帰膠艾湯

川芎・阿膠・甘草・艾葉各3、当帰・芍薬各4～4.5、地黄5～6

24. 芎帰調血飲

当帰・川芎・白朮・茯苓・地黄・陳皮・香附子・烏薬各3、益母草
1.5、牡丹皮2、大棗1.5、甘草・生姜各1

25. 九味檳榔湯

檳榔子4、大黄1、厚朴・桂皮・橘皮各3、木香1、蘇葉1.5、生姜・
甘草・呉茱萸各1、茯苓3

26. 荊芥連翹湯

当帰・川芎・芍薬・地黄・黄連・黄芩・黄柏・山梔子・連翹各1.5、
甘草1、荊芥・防風・薄荷・枳実・柴胡・桔梗・白芷各1.5

27. 桂枝湯

桂皮・芍薬各4、甘草2、生姜1～1.5、大棗4

28. 桂枝加黄耆湯

　桂枝・芍薬各4、甘草2、生生姜・大棗各4、黄耆2

29. 桂枝加葛根湯

葛根6、芍薬・生生姜各4、甘草2、大棗・桂枝各4

30. 桂枝加厚朴杏仁湯

桂枝4、甘草2、生生姜・芍薬・大棗・厚朴・杏仁各4

31. 桂枝加芍薬湯

桂皮4、芍薬6、甘草2、大棗4、生姜1～1.3

32. 桂枝加芍薬大黄湯

桂皮4、大黄2、芍薬6、生姜1、甘草2、大棗4

33. 桂枝加朮附湯

桂皮・芍薬各4、甘草2、生姜1、大棗・蒼朮各4、附子0.5～1

34. 桂枝加苓朮附湯

桂皮・芍薬各4、甘草2、生姜1、大棗・蒼朮・茯苓各4、附子0.5
～1

35. 桂枝加竜骨牡蠣湯

桂皮・芍薬各4、生姜1～1.5、甘草2、大棗4、竜骨・牡蠣各3

36. 桂枝人参湯

桂皮4、甘草・白朮・人参各3、乾姜2

405

37. 桂枝茯苓丸

桂皮・茯苓・牡丹皮・桃仁・芍薬各3〜4

38. 桂枝茯苓丸加薏苡仁

桂皮・茯苓・牡丹皮・桃仁・芍薬各4、薏苡仁10

39. 桂芍知母湯

桂皮・芍薬各3、甘草1.5、麻黄・白朮・知母・浜防風各3、附子・生姜各1

40. 桂麻各半湯

桂枝3.5、芍薬・生生姜・甘草・麻黄・大棗各2、杏仁2.5

41. 啓脾湯

人参3、白朮4、山薬・蓮肉各3、山楂子・陳皮・沢瀉各2、甘草1、茯苓4

42. 香蘇散

陳皮2〜2.5、香附子4、蘇葉1〜2、甘草1〜1.5、生姜0.8〜2

43. 五虎湯

麻黄・杏仁各4、石膏10、甘草2、桑白皮3

44. 五積散

桔梗・枳殻各1、陳皮2、芍薬・白芷・川芎各1、当帰2、甘草・桂皮各1、茯苓・半夏各2、厚朴・麻黄各1、生姜0.3〜1、大棗1、（乾

姜1）、（蒼朮・白朮各2〜3）

45．五淋散

茯苓6、芍薬・山梔子各2、当帰・甘草・黄芩各3、（地黄・沢瀉・
木通・滑石・車前子各3）

46．五苓散

猪苓3〜4.5、沢瀉4〜6、白朮・茯苓各3〜4.5、桂皮1.5〜3

47．牛車腎気丸

附子1、茯苓・沢瀉・山茱萸・山薬・車前子・牡丹皮各3、桂皮1、
牛膝3、地黄5

48．呉茱萸湯

呉茱萸3〜4、人参2〜3、生姜1〜1.5、大棗3〜4

49．柴陥湯

柴胡5〜7、半夏5、黄芩3、人参2〜3、大棗・栝楼仁各3、黄連
1.5、生姜0.8〜1、甘草1.5〜2

50．柴胡加竜骨牡蠣湯

柴胡5、竜骨・黄芩各2.5、生姜0.7〜1、人参2.5、桂皮・茯苓各3、
半夏4、牡蠣・大棗各2.5、（大黄1）

51．柴胡桂枝湯（小柴胡湯合桂枝湯）

桂枝2〜2.5、黄芩・人参各2、甘草1.5〜2、半夏4、芍薬2〜2.5、

407

大棗2、生姜0.5〜1、柴胡5

52．柴胡桂枝乾姜湯
柴胡6、桂皮3、乾姜2〜3、栝楼根3〜4、黄芩・牡蠣各3、甘草2

53．柴胡清肝湯
当帰・川芎・芍薬・地黄・黄連・黄芩・黄柏・山梔子・連翹各1.5、柴胡2、甘草・桔梗・牛蒡子・栝楼根・薄荷各1.5

54．柴朴湯（小柴胡湯合半夏厚朴湯）
柴胡7、半夏5〜6、生姜1、黄芩・大棗・人参各3、甘草2、茯苓5、厚朴3、蘇葉2

55．柴苓湯（小柴胡湯合五苓散）
柴胡7、半夏5、茯苓3〜4.5、沢瀉5〜6、猪苓・白朮各3〜4.5、人参・黄芩各3、甘草2、大棗3、桂皮2〜3、生姜1

56．三黄瀉心湯
大黄・黄連・黄芩各1〜3

57．三物黄芩湯
黄芩・苦参各3、地黄6

58．酸棗仁湯
酸棗仁10〜15、甘草1、知母3、茯苓5、川芎3

59. 滋陰降火湯

当帰・芍薬・地黄・天門冬・麦門冬各2.5、蒼朮3、陳皮2.5、黄柏・知母・甘草各1.5

60. 滋陰至宝湯

当帰・芍薬・茯苓・白朮・陳皮・知母各3、貝母2、香附子・柴胡各3、薄荷1、地骨皮3、甘草1、麦門冬3

61. 四逆散

甘草1.5、枳実2、柴胡5、芍薬4

62. 四君子湯

人参・茯苓各4、甘草1〜1.5、白朮4、生姜0.5〜1、大棗1〜1.5

63. 四物湯

芍薬・当帰・地黄・川芎各3〜4

64. 四苓湯

猪苓末・沢瀉末・蒼朮末・茯苓末各0.75

65. 梔子柏皮湯

山梔子3、甘草1、黄柏2

66. 七物降下湯

当帰・川芎・芍薬・地黄・釣藤鈎各3〜4、黄耆2〜3、黄柏2

67. 炙甘草湯

甘草3、生姜0.8～1、人参3、地黄6、桂皮3、阿膠2、麦門冬6、麻子仁・大棗各3

68. 芍薬甘草湯

芍薬・甘草各5～6

69. 芍薬甘草附子湯

芍薬・甘草各5、附子1

70. 十全大補湯

茯苓・白朮各3～3.5、人参2.5～3、地黄3～3.5、芍薬3、甘草1～1.5、黄耆2.5～3、桂皮3、当帰3～3.5、川芎3

71. 十味敗毒湯

柴胡・桔梗各2.5～3、防風1.5～3、川芎2.5～3、茯苓2.5～4、独活1.5～3、荊芥・甘草各1～1.5、生姜0.25～1、（桜皮2.5～3）、（樸樕3）

72. 潤腸湯

当帰3、地黄6、麻子仁・桃仁・杏仁各2、枳実1～2、厚朴・黄芩各2、大黄2～3、甘草1.5

73. 小建中湯

桂皮4、甘草2、大棗4、芍薬6、生姜1、膠飴10～20

74．小柴胡湯

柴胡6〜7、黄芩・人参各3、半夏5、甘草2、生姜1〜1.3、大棗
3

75．小柴胡湯加桔梗石膏

柴胡7、黄芩・人参各3、半夏5、甘草2、生姜1、大棗・桔梗各3、
石膏10

76．小青竜湯

麻黄・芍薬・細辛・乾姜・甘草・桂皮・五味子各3、半夏6

77．小半夏加茯苓湯

半夏5〜8、生姜1.3〜2、茯苓5〜8

78．消風散

当帰・地黄各3、防風2、蟬退1、知母1.5、苦参1、胡麻1.5、荊芥1、
牛蒡子2、石膏3、木通・蒼朮各2、甘草1

79．升麻葛根湯

升麻2、芍薬3、葛根5、甘草1.5、生姜0.5

80．辛夷清肺湯

辛夷2〜3、黄芩3、山梔子1.5〜3、麦門冬5〜6、百合3、石膏
5〜6、知母3、枇杷葉1〜2、升麻1〜1.5

81. 参蘇飲

前胡2、人参1.5、蘇葉1、茯苓3、桔梗2、半夏3、陳皮2、枳実・甘草各1、生姜0.5、大棗1.5、葛根2、（木香1）

82. 神秘湯

麻黄3〜5、蘇葉1.5〜3、陳皮2.5〜3、柴胡2〜4、杏仁4、厚朴3、甘草2

83. 真武湯

茯苓4〜5、芍薬・白朮各3、生姜0.8〜1.5、附子0.5〜1

84. 清暑益気湯

人参・蒼朮・麦門冬各3.5、陳皮3、甘草・黄柏各1、黄耆・当帰各3、五味子1

85. 清上防風湯

防風2.5、荊芥1、連翹・山梔子各2.5、黄連1、黄芩2.5、薄荷1、川芎・白芷・桔梗各2.5、枳実・甘草各1

86. 清心蓮子飲

蓮肉・茯苓各4、黄耆2、人参3、麦門冬4、地骨皮2、黄芩3、甘草1.5〜2、車前子3

87. 清肺湯

黄芩・桔梗・陳皮・桑白皮・貝母・杏仁・山梔子・天門冬・大棗・竹筎各2、茯苓・当帰・麦門冬各3、五味子・生姜・甘草各1

88. 川芎茶調散

白芷2、甘草1.5、羌活・荊芥各2、川芎3、防風・薄荷各2、細茶1.5、香附子4

89. 疎経活血湯

川芎・当帰各2、芍薬2.5、地黄2、羌活1.5、茯苓・蒼朮・桃仁各2、牛膝・防已・陳皮各1.5、白芷1、竜胆・威霊仙・防風各1.5、甘草1、生姜0.5〜1.5

90. 大黄甘草湯

大黄4、甘草1〜2

91. 大黄牡丹皮湯

大黄2、牡丹皮・桃仁各4、冬瓜子6、芒硝1.8〜4

92. 大建中湯

蜀椒2、乾姜5、人参3、膠飴10〜20

93. 大柴胡湯

柴胡6、黄芩・芍薬各3、半夏3〜4、生姜1〜2、枳実2、大棗3、大黄1〜2

94. 大柴胡湯去大黄

柴胡6、黄芩・芍薬各3、半夏4、生姜1〜2、枳実2、大棗3

95. 大承気湯

大黄2、厚朴5、枳実2〜3、芒硝0.9〜1.3

96. 大防風湯

防風・白朮・杜仲・当帰・地黄・芍薬・黄耆各3、羌活・牛膝・甘草・人参各1.5、附子0.5〜1、川芎2、乾姜0.5〜1、大棗1.5

97. 竹筎温胆湯

柴胡3、枳実2、半夏5、竹筎3、陳皮2、茯苓3、桔梗・香附子各2、甘草・人参各1、麦門冬3、黄連・生姜各1

98. 治頭瘡一方

連翹・蒼朮・川芎各3、防風・忍冬各2、荊芥・甘草・紅花各1、大黄0.5

99. 治打撲一方

川骨・樸樕・川芎・桂皮各3、大黄・丁子各1、甘草1.5

100. 調胃承気湯

大黄2、甘草1、芒硝0.5

101. 釣藤散

釣藤鈎・陳皮・半夏・麦門冬・茯苓各3、人参・菊花・防風各2〜3、甘草1、石膏3〜5、生姜1

102. 腸癰湯

薏苡仁９、牡丹皮４、桃仁５、冬瓜子６

103. 猪苓湯

猪苓・茯苓・沢瀉・阿膠・滑石各３

104. 猪苓湯合四物湯

猪苓・茯苓・沢瀉・阿膠・滑石・地黄・芍薬・当帰・川芎各３

105. 通導散

大黄３、芒硝1.8〜２、甘草・陳皮・紅花各２、当帰３、蘇木・木通各２、枳実３、厚朴２

106. 桃核承気湯

桃仁５、大黄３、桂皮４、甘草1.5、芒硝0.9〜２

107. 当帰湯

当帰５、乾姜1.5、甘草１、芍薬・厚朴各３、黄耆・蜀椒各1.5、半夏５、人参・桂皮各３

108. 当帰飲子

当帰５、芍薬・川芎各３、地黄４、蒺藜子・防風各３、荊芥1.5、何首烏２、黄耆1.5、甘草１

109. 当帰建中湯

当帰・桂枝各４、芍薬５、生姜１、甘草２、大棗４

110. 当帰四逆加呉茱萸生姜湯

当帰・芍薬各 3、甘草 2、木通・桂皮各 3、細辛 2、生姜 1、呉茱萸 2、大棗 5

111. 当帰芍薬散

当帰 3、芍薬 4 ～ 6、茯苓・白朮各 4、沢瀉 4 ～ 5、川芎 3

112. 当帰芍薬散加附子

当帰 3、芍薬 6、茯苓・白朮各4.5、沢瀉3.5、川芎 3、附子 1

113. 二朮湯

蒼朮 3、半夏 4、天南星・白朮・黄芩・香附子・陳皮・茯苓・威霊仙各2.5、甘草 1、和羌活2.5、生姜 1

114. 二陳湯

半夏 5、陳皮 4、茯苓 5、甘草・生姜各 1

115. 女神散

当帰・川芎各 3、桂皮 2、蒼朮 3、木香 1、黄芩 2、黄連 1、人参 2、甘草 1、香附子 3、檳榔子 2、丁子 1

116. 人参湯

人参・乾姜・甘草・白朮各 3

117. 人参養栄湯

黄耆1.5、当帰 4、桂皮2.5、甘草 1、陳皮 2、白朮 4、人参 3、芍薬 2、

地黄4、五味子1、茯苓4、遠志2

118. 排膿散及湯

枳実2〜3、芍薬3、桔梗4、甘草3、生姜0.5〜1、大棗3

119. 麦門冬湯

麦門冬10、半夏5、人参・甘草各2、粳米5、大棗3

120. 八味地黄丸

地黄5〜8、山茱萸・山薬各3〜4、沢瀉・茯苓各3、牡丹皮2.5〜3、桂皮1、附子0.5〜1

121. 半夏厚朴湯

半夏6、厚朴3、茯苓5、生姜1〜1.5、蘇葉2〜3

122. 半夏瀉心湯

半夏5〜6、黄芩・乾姜・人参・甘草各2.5〜3、黄連1、大棗2.5〜3

123. 半夏白朮天麻湯

黄柏1、天麻2、茯苓3、黄耆・沢瀉・人参各1.5、白朮・半夏各3、麦芽2、陳皮3、生姜0.5〜0.65、（乾姜1）、（蒼朮3）、（神麹2）

124. 白虎加人参湯

知母5、石膏15、甘草2、粳米8、人参1.5〜3

125. 茯苓飲

茯苓5、人参3、白朮4、枳実1.5、陳皮3、生姜0.8～1

126. 茯苓飲合半夏厚朴湯

茯苓5、人参3、蒼朮4、枳実1.5、陳皮3、生姜1、半夏6、厚朴3、
蘇葉2

127. 附子人参湯

人参3、白朮4、乾姜・甘草各3、附子1

128. 平胃散

蒼朮4、厚朴・陳皮各3、甘草1、生姜0.5、大棗2

129. 防已黄耆湯

防已5、甘草1.5、白朮3、黄耆5、生姜0.8～1、大棗3

130. 防風通聖散

防風・川芎・当帰・芍薬各1.2、大黄1.5、薄荷・麻黄・連翹各1.2、芒
硝0.7～1.5、石膏・黄芩・桔梗各2、滑石3、甘草2、荊芥・山梔子
各1.2、生姜0.3～1.2、白朮2

131. 補中益気湯

黄耆3～4、甘草1.5、人参4、升麻0.5～1、柴胡1～2、陳皮2、
当帰3、白朮4、生姜0.5～0.7、大棗2

132. 麻黄湯

麻黄5、桂皮4、甘草1.5、杏仁5

133. 麻黄附子細辛湯

麻黄4、細辛3、附子1

134. 麻杏甘石湯

麻黄・杏仁各4、甘草2、石膏10

135. 麻杏薏甘湯

麻黄4、甘草2、薏苡仁10、杏仁3

136. 麻子仁丸

麻子仁5、芍薬・枳実各2、大黄4、厚朴・杏仁各2

137. 木防已湯

防已4、石膏10、桂皮・人参各2～3

138. 薏苡仁湯

薏苡仁8、当帰4、芍薬3、麻黄4、桂皮3、甘草2、蒼朮4

139. 抑肝散

柴胡2、甘草1.5、川芎・当帰各3、白朮・茯苓各4、釣藤鈎3

140. 抑肝散加陳皮半夏

柴胡2、甘草1.5、川芎・当帰各3、白朮・茯苓各4、釣藤鈎・陳皮

各3、半夏5

141. 六君子湯

甘草1〜1.5、陳皮2、白朮・人参・茯苓・半夏各3〜4、生姜0.5〜
0.7、大棗2

142. 立効散

細辛2、甘草1.5、升麻・防風各2、竜胆1

143. 竜胆瀉肝湯

『薛氏医案』方

当帰・地黄各5、黄芩3、山梔子・竜胆各1〜1.5、沢瀉3、木通5、
車前子3、甘草1〜1.5

一貫堂方

当帰・地黄・黄芩・山梔子各1.5、竜胆・沢瀉各2、木通・車前子・
甘草・川芎・芍薬・黄連・黄柏・連翹・薄荷・浜防風各1.5

144. 苓甘姜味辛夏仁湯

茯苓4、甘草2、五味子3、乾姜・細辛各2、半夏・杏仁各4

145. 苓姜朮甘湯

甘草2、白朮・乾姜各3、茯苓6

146. 苓桂朮甘湯

茯苓6、桂皮4、白朮3、甘草2

147. 六味丸

地黄5、山茱萸・山薬・沢瀉・牡丹皮・茯苓各3

あとがき

　本書をお読み下さって、副題が「古典を踏まえて」という通り、〔色々な解説〕では数多くの文献を挙げているのにお気づきになったと思います。

　私は現在、日本東洋医学会の専門医・指導医です。『葛根湯加川芎辛夷の成立事情』および『加味逍遙散、及び四物湯合方の出典』という私の論文が平成7年、『日本東洋医学雑誌』に掲載されました。その論文を皮切りに、その後も多くの漢方専門誌や私の本に、漢方薬の正しい出典の論文や記事を掲載して来ましたので、本書においてもその点に触れることが出来た訳です。

　現在私は、漢方内科はもちろんですが、訪問診療も業務としています。訪問診療とは、一般的には通院出来なくなったり、あるいは病院を退院して帰宅したり、施設に入所したりした患者さんに対して、我々医師が患者さんの所まで赴いての診療なのです。それ故、本書の〔実際の症例〕では、私の症例の1／4を訪問診療の患者さんの治療が占めるほどです。

　その場合に、ほとんどの患者さんが他の医師からの診療情報提供者（紹介状）をお持ちになっていて、私の訪問診療が開始されます。

　最近は認知症の人が多くなったためか、他医が処方中の漢方薬はそのほとんどが抑肝散か抑肝散加陳皮半夏です。面白いですね、いずれの漢方薬の適応にも認知症やその周辺症状とは書かれていないんですけどね、……。それでも保険審査は通っています。

　もともと抑肝散は小児の薬だったことは本書で既に述べて来まし

た。また、もともと抗結核薬だった漢方薬や梅毒の症状のための薬だった漢方薬は、今日ではそれらの適応を離れて処方しています。それらを含めて、漢方薬は歴史的には色々有用な使い方がされて来ましたので、単に歴史的遺産としておくのでは勿体ないと思います。

　漢方薬は長い歴史の中で活用されて来たために、これからも色々な適応が取捨選択されて行くことでしょう。ただし、薏苡仁湯が腸癰湯や麻杏薏甘湯の別名であったり、地黄円が八味地黄丸や六味丸の別名であったりするのに要注意ですが、これも長い歴史を物語っていると言えましょう。

　最後に、本文中には煩雑さを避けるため、あえて書名を挙げなかった文献が多々ありますが、御了解、御賢察下さいませ。

　本書の出版にあたりましては、㈱たにぐち書店の谷口直良社長、編集部の安井喜久江様をはじめ、関係者の方々には、先の３点の漢方専門書のときと同様、世に送る機会をいただいたのみならず、牽引作成につきましても多大な御労力をお掛けしましたことに重々御礼を申し上げますとともに、ここに細やかながら出版の喜びを共有したいと存じます。

　なお、私事になりますが、漢方内科・訪問診療クリニック開設にあたりましては、医療法人基翔会理事長・堀江基先生をはじめ、関係者の方々には多大な御好意を賜り、ここに衷心より御礼申し上げます。

漸く秋めいて来た山道に身を置いて

著者　小山　誠次

索引について

　本書に登場したほぼすべての用語を「病名および症状索引」、「漢方用語および俗語索引」、「処方薬索引」に区分して索引を作成しています。しかし、解熱剤、抗菌薬、胃切除術などの西洋医学的治療法や薬剤名および書名、著者名と生薬名などは対象外とします。

　そこで、A.「病名および症状索引」およびB.「漢方用語および俗語索引」について解説しますが、処方薬表記以外は結局、すべてAかBに属することになります。

　まず、胆石症、アレルギー反応、手術後などのように、明らかにAに属する用語やあせも、解毒証体質、瘀血などのように、明らかにBに属する用語は、言うまでもなく全ページに亘って多々登場します。もっとも、あせもは汗疹となればAに属することになりますし、同様に、尋常性痤瘡、酒皶鼻、鉄欠乏性貧血などはAに、にきび、赤鼻、萎黄病などはそれぞれBに属します。

　次に、下痢、咳、出血などはほぼ同じ意味内容で西洋医学にも漢方にも属します。一方、脚気、痛風、喘息などは西洋医学と漢方とで必ずしも同じ意味内容ではないのですが、いずれもAに記載しています。

　一方、発汗や嘔吐は一般的症状の1つですが、その反面で漢方独自の治療法としての発汗や嘔吐があり、これらは本文中の前後関係より、AあるいはBにそれぞれ区分して記載しています。

　また、痰は一般的に呼吸器症状の1つで、西洋医学でも漢方でも用います。しかし、漢方ではその他に広義の痰として、中枢神経症状や関節痛の原因となることがあります。そこで、一般的な意味での痰はAに記載し、Bには広義の痰の意味の場合に限って、痰または広義の痰と記載しています。

　同様に、風邪もかぜと読む場合にはAに、ふうじゃと読む場合にはBに記載しています。

　その他、腰が痛いと腰が重いのように、西洋医学と漢方とでどちらでも使うが、頻度的に前者はAに、後者はBに区分します。

　更には、腹満、膨満感、憂い、驚きやすいなどのように、厳密にAかBに区分するのが困難な用語も多々登場します。また、AかBに一応区分しても、著者の主観が入り込む余地があることは充分ご承知おき下さい。したがって、索引としてAで引いても見当たらない場合はBもご参照下さい。また、その逆の場合も同様にご配慮下さい。

処方薬索引

［あ］

安栄湯（あんえいとう）… 311, 312

安中散（あんちゅうさん）… **15**, 16, 17, 39

［い］

医王湯（いおうとう）… 356

異功散（いこうさん）… 173, 381

胃苓湯（いれいとう）… **17**, 19, 154, 155, 335, 345

茵陳蒿湯（いんちんこうとう）… **20**, 21, 22, 23, 24, 175, 180

茵陳五苓散（いんちんごれいさん）… **22**, 23, 24, 132

［う］

温経湯（うんけいとう）… **25**, 26, 27, 94, 159

温清飲（うんせいいん）… **27**, 28, 29, 56, 73, 79, 94, 216, 234, 294

温胆湯（うんたんとう）… 264, 265, 266

［え］

益気湯（えっきとう）… 173

越婢加朮湯（えっぴかじゅつとう）… **30**, 31, 32, 158, 193

越婢湯（えっぴとう）… 363

延年茯苓飲（えんねんぶくりょういん）… 339

［お］

黄耆建中湯（おうぎけんちゅうとう）… **32**, 33, 34, 316

黄芩加半夏生姜湯（おうごんかはんげ しょうきょうとう）… 35, 36

黄芩湯（おうごんとう）… **35**, 36, 37, 46, 59, 87, 92, 94, 116, 138, 143, 151, 169, 253

応鐘散（おうしょうさん）… 320

黄連解毒散（おうれんげどくさん）… 41

黄連解毒湯（おうれんげどくとう）… 27, 28, **40**, 41, 42, 73, 79, 149, 157, 184, 351

黄連湯（おうれんとう）… **37**, 38, 39, 330

乙字湯（おつじとう）… **42**, 43, 44, 111, 364

［か］

加工附子末（かこうぶしまつ）… 52, 227, 345

瓜子湯（かしとう）… 278

活血散（かっけつさん）… 218

葛根加朮附湯（かっこんかじゅつぶとう）… **50**, 51, 52, 59, 308

葛根湯（かっこんとう）… **45**, 46, 47, 48, 50, 51, 52, 86, 87, 88, 117, 122, 152, 208, 255

葛根湯加桔梗石膏（かっこんとうかききょう せっこう）… 208

427

葛根湯加石膏（かっこんとうかせっこう）…
208

葛根湯加川芎辛夷（かっこんとうかせんきゅう
しんい）… **48**, 49, 50, 51, 65, 68, 221

葛根湯加川芎大黄（かっこんとうか
せんきゅうだいおう）… 221

葛根湯加川芎辛夷加荊芥・金銀花・十
薬・大黄（かっこんとうかせんきゅうしんいか
けいがい・きんぎんか・じゅうやく・だいおう）… 49

化毒丸（かどくがん）… 221

化癍湯（かはんとう）… 336

加味帰脾湯（かみきひとう）… **53**, 54, 55, 57

加味承気湯（かみじょうきとう）… 284

加味逍遥散（かみしょうようさん）… **55**, 56,
57, 58, 93, 166, 167, 235

甘姜苓朮湯（かんきょうりょうじゅつとう）…
392

還魂湯（かんこんとう）… 358, 359

甘草乾姜湯（かんぞうかんきょうとう）… 188,
190

甘草瀉心湯（かんぞうしゃしんとう）… 60,
230

甘草湯（かんぞうとう）… **58**, 59, 60, 63, 64,
66, 67, 136, 184, 226, 229, 280

甘草附子湯（かんぞうぶしとう）… 366

甘草麻黄湯（かんぞうまおうとう）… 361

甘麦大棗湯（かんばくだいそうとう）… **61**, 62,
63

[き]

帰耆建中湯（きぎけんちゅうとう）… 290

桔梗石膏（ききょうせっこう）… **66**, 67, 68,
207, 209, 221

桔梗湯（ききょうとう）… 59, **63**, 64, 65, 66,
67, 146, 207, 319

枳実薤白桂枝湯（きじつがいはくけいしとう）
… 315

帰脾湯（きひとう）… 53, 54, 57, **68**, 69, 70,
318

芎帰膠艾湯（きゅうききょうがいとう）… 26,
71, 72, 73, 111, 174, 176, 282, 283

芎帰調血飲（きゅうきちょうけついん）… **73**,
74, 75, 76, 159, 296, 297

芎帰調血飲第一加減（きゅうききょうけつ
いんだいいちかげん）… 75

芎帰湯（きゅうきとう）… 300

膠艾湯（きょうがいとう）… 72, 282

杏仁薏苡湯（きょうにんよくいとう）… 365

去桂五苓散（きょけいごれいさん）… 178

金匱腎気丸（きんきじんきがん）… 398

[く]

駆風解毒湯（くふうげどくとう）… 67

駆風解毒湯加桔梗石膏（ふくうげどくとう
かききょうせっこう）… 207

九味檳榔湯（くみびんろうとう）… **76**, 77,
78, 79

[け]

荊芥連翹湯（けいがいれんぎょうとう）… **79**,
80, 81, 148, 149, 206, 233, 234, 235

桂枝加黄耆湯（けいしかおうぎとう）… **84**, 85,

86, 316

桂枝加葛根湯 (けいしかかっこんとう) … 47, **86**, 87, 88

桂枝加厚朴杏仁湯 (けいしかこうぼくきょうにんとう) … **89**, 90, 91

桂枝加芍薬湯 (けいしかしゃくやくとう) … **91**, 92, 93, 94, 95, 96, 120, 200, 201, 295

桂枝加芍薬大黄湯 (けいしかしゃくやくだいおうとう) … **93**, 94, 95, 96

桂枝加大黄湯 (けいしかだいおうとう) … 94, 95

桂枝加朮附湯 (けいしかじゅつぶとう) … **96**, 98, 99, 100, 113, 298

桂枝加附子湯 (けいしかぶしとう) … 97, 98, 190

桂枝加苓朮附湯 (けいしかりょうじゅつぶとう) … **99**, 100, 101, 114

桂枝加竜骨牡蠣湯 (けいしかりゅうこつぼれいとう) … **101**, 103, 104, 120, 140

桂枝湯 (けいしとう) … 45, **81**, 82, 83, 84, 86, 87, 88, 89, 90, 91, 92, 93, 94, 95, 96, 100, 101, 115, 116, 117, 122, 123, 125, 143, 145, 152, 161, 187, 188, 200, 288, 297, 336, 358, 363

桂枝二麻黄一湯 (けいしにまおういっとう) … 117

桂枝人参湯 (けいしにんじんとう) … **104**, 105, 106

桂枝茯苓丸 (けいしぶくりょうがん) … 26, **107**, 108, 109, 110, 111, 112, 137, 287, 357

桂枝茯苓丸加薏苡仁 (けいしぶくりょうがんかよくいにん) … **110**, 112

桂枝茯苓丸合当帰芍薬散 (けいしぶくりょう

がんごうとうきしゃくやくさん) … 109

桂枝茯苓丸料 (けいしぶくりょうがんりょう) … 109

桂枝附子湯 (けいしぶしとう) … 366

桂芍知母湯 (けいしゃくちもとう) … **113**, 114, 115, 263, 374

桂心湯 (けいしんとう) … 103

啓脾丸 (けいひがん) … 118

啓脾湯 (けいひとう) … **118**, 119, 120

荊防敗毒散 (けいぼうはいどくさん) … 196, 197, 267

桂麻各半湯 (けいまかくはんとう) … **115**, 116, 117

外台の茯苓飲 (げだいのぶくりょういん) … 339

[こ]

甲字湯 (こうじとう) … 111, 112

香蘇散 (こうそさん) … **120**, 121, 122, 152

五虎湯 (ごことう) … **122**, 123, 124, 125, 152, 310, 364

五虎二陳湯 (ごこにちんとう) … 123, 310

五積散 (ごしゃくさん) … **125**, 126, 127, 128, 211, 310, 350

五淋散 (ごりんさん) … **128**, 129, 130, 280, 385, 386

五苓散 (ごれいさん) … 17, 23, 24, 63, 78, **130**, 132, 133, 153, 154, 155, 177, 178, 179, 282, 314, 345, 357

牛車腎気丸 (ごしゃじんきがん) … **133**, 134, 135, 183, 398

429

牛車六味丸（ごしゃろくみがん）… 398

呉茱萸湯（ごしゅゆとう）… 26, **135**, 136, 137, 138, 243

［さ］

犀角地黄湯（さいかくじおうとう）… 283

柴陥湯（さいかんとう）… **138**, 139, 140, 143, 146, 151, 153

柴胡加桂枝湯（さいこかけいしとう）… 145

柴胡加竜骨牡蠣湯（さいこかりゅうこつぼれいとう）… 103, 117, **140**, 142, 143, 146, 147, 157, 198

柴胡桂枝乾姜湯（さいこけいしかんきょうとう）… 78, **146**, 147, 148, 395

柴胡桂枝湯（さいこけいしとう）… 55, **143**, 144, 145, 146, 169, 205

柴胡清肝散（さいこせいかんさん）… 80, 149, 150, 206

柴胡清肝湯（さいこせいかんとう）… **148**, 149

柴胡湯（さいことう）… 254, 256, 330, 331

崔氏八味丸（さいしはちみがん）… 325

済生帰脾湯（さいせいきひとう）… 53

催生湯（さいせいとう）… 109

柴朴湯（さいぼくとう）… **151**, 152, 153, 155, 206

柴苓湯（さいれいとう）… **153**, 154, 155

三黄散（さんおうさん）… 157

三黄瀉心湯（さんおうしゃしんとう）… **156**, 157, 158, 311, 313

酸棗湯（さんそうとう）… 162

酸棗仁湯（さんそうにんとう）… **161**, 162, 163

三物黄芩湯（さんもつおうごんとう）… **159**, 160, 161

［し］

滋陰降火湯（じいんこうかとう）… **164**, 165, 166, 167, 168, 210

滋陰至宝湯（じいんしほうとう）… **166**, 167, 168

地黄円（じおうえん）… 326, 397, 398

地黄丸（じおうがん）… 398

四逆加人参湯（しぎゃくかにんじんとう）… 343

四逆散（しぎゃくさん）… **169**, 170, 171, 172

四逆湯（しぎゃくとう）… 127, 186, 190, 343

四君子湯（しくんしとう）… 68, 118, 119, **172**, 173, 174, 176, 192, 194, 314, 316, 353, 356, 380, 381, 382

梔子湯（ししとう）… 180, 181

梔子柏皮湯（ししはくひとう）… **179**, 180, 181

七物降下湯（しちもつこうかとう）… **182**, 183

実母散（じつぼさん）… 311

四物黄連解毒剤（しもつおうれんげどくざい）… 388

四物黄連解毒湯（しもつおうれんげどくとう）… 79, 148, 386

四物湯（しもつとう）… 27, 28, 71, 72, 73, 79, 164, **174**, 175, 176, 177, 182, 183, 192, 194, 223, 234, 243, 261, 281, 282, 283, 289, 292, 294, 395, 396

炙甘草湯（しゃかんぞうとう）… **184**, 185, 186

芍薬甘草湯（しゃくやくかんぞうとう）… 35, 93, 169, **187**, 188, 189, 190, 191, 192, 291, 377

芍薬甘草附子湯 (しゃくやくかんぞうぶしとう) … **190**, 191, 192

芍薬湯 (しゃくやくとう) … 202

十全飲 (じゅうぜんいん) … 194

十全大補湯 (じゅうぜんだいほとう) … **192**, 193, 194, 195, 263, 316, 318

十味敗毒散 (じゅうみはいどくさん) … 197

十味敗毒湯 (じゅうみはいどくとう) … **195**, 197, 198, 208

順気湯 (じゅんきとう) … 173, 174

潤腸円 (じゅんちょうえん) … 368

潤腸丸 (じゅんちょうがん) … 199, 200

潤腸湯 (じゅんちょうとう) … **198**, 199, 200, 295, 367, 368

小陥胸湯 (しょうかんきょうとう) … 138, 139, 140

承気湯 (じょうきとう) … 256, 259

小建中湯 (しょうけんちゅうとう) … 32, 34, 103, 120, 150, 188, **200**, 201, 202, 203, 206, 250, 252, 295, 302

小柴胡加桔石湯 (しょうさいこかきせきとう) … 208

小柴胡湯 (しょうさいことう) … 47, 65, 138, 139, 140, 143, 145, 146, 151, 152, 153, 154, 155, 160, 197, **203**, 204, 205, 206, 207, 208, 209, 252, 253, 254, 255, 256, 257, 330, 331, 356

小柴胡湯加桔梗石膏 (しょうさいことうかききょうせっこう) … **207**, 208

小柴胡湯加石膏 (しょうさいことうかせっこう) … 208

小柴胡湯合小承気湯 (しょうさいことうごうしょうじょうきとう) … 253

小承気湯 (しょうじょうきとう) … 253, 258, 259, 260, 273, 285, 367

小青竜湯 (しょうせいりゅうとう) … 32, 90, 122, 124, 152, **209**, 210, 211, 226, 389

小半夏加茯苓湯 (しょうはんげかぶくりょうとう) … 137, **212**, 213, 214, 308, 309, 327, 342

小半夏湯 (しょうはんげとう) … 212, 213, 342

小品当帰湯 (しょうひんとうきとう) … 291

消風散 (しょうふうさん) … **214**, 215, 216

升麻葛根湯 (しょうまかっこんとう) … 88, 122, **217**, 218, 219

升麻散 (しょうまさん) … 217, 218

生脉散 (しょうみゃくさん) … 230, 231

逍遙散 (しょうようさん) … 55, 56, 57, 166, 167

除湿湯 (じょしつとう) … 392

如聖湯 (じょせいとう) … 64

四苓散 (しれいさん) … 178

四苓湯 (しれいとう) … 130, **177**, 179

辛夷清肺飲 (しんいせいはいいん) … 220

辛夷清肺湯 (しんいせいはいとう) … 49, 68, **219**, 221

腎気丸 (じんきがん) … 325, 395

参蘇飲 (じんそいん) … **222**, 223, 224, 310

神秘湯 (しんぴとう) … **225**, 226, 227

真武湯 (しんぶとう) … 120, **227**, 229, 230, 305, 395

参苓白朮散 (じんりょうびゃくじゅつさん) … 119

［す］

頭瘡験方（ずそうけんぼう）… 267, 268

頭風神方（ずふうしんぽう）… 221

［せ］

清上防風湯（せいじょうぼうふうとう）… **233**, 234, 235, 268

清暑益気湯（せいしょえっきとう）… **230**, 231, 232

清暑益気湯（近製）（せいしょえっきとう（きんせい））… 231

清暑益気湯（古方）（せいしょえっきとう（こほう））… 231

清心湯（せいしんとう）… 311

清心蓮子飲（せいしんれんしいん）… **235**, 236, 237, 238

清肺湯（せいはいとう）… **238**, 239, 240

青竜湯（せいりゅうとう）… 390

石膏エキス散（せっこうえきすさん）… 66, 216

石膏甘草散（せっこうかんぞうさん）… 67

石膏・桔梗・甘草（せっこう・ききょう・かんぞう）… 67, 207

石膏散（せっこうさん）… 67

川芎茶調散（せんきゅうちゃちょうさん）… **241**, 242, 243

千金当帰湯（せんきんとうきとう）… 291

［そ］

棗肉平胃散（そうにくへいいさん）… 346

［た］

疎筋活血湯（そきんかっけつとう）… 244

疎経活血湯（そけいかっけつとう）… 113, **243**, 244, 245

［た］

大黄黄連瀉心湯（だいおうおうれんしゃしんとう）… 158

大黄甘草湯（だいおうかんぞうとう）… 96, 109, 110, **245**, 246, 247, 271, 272, 287

大黄牡丹皮湯（だいおんぼたんぴとう）… **248**, 249, 250, 255, 277, 278, 279, 287, 318

大陥胸湯（だいかんきょうとう）… 331

大芎黄湯（だいきゅうおうとう）… 268

対金飲子（たいきんいんし）… 346

大建中湯（だいけんちゅうとう）… 203, **250**, 251, 252, 290, 314

大柴胡湯（だいさいことう）… 171, **252**, 253, 254, 255, 256, 257, 258

大柴胡湯去大黄（だいさいことうきょだいおう）… 254, **256**, 257, 258

大承気湯（だいじょうきとう）… 256, **258**, 259, 260, 261, 272, 273, 284, 285, 351, 367

大成湯（たいせいとう）… 260, 285

大青竜湯（だいせいりゅうとう）… 211, 260

大防風湯（だいぼうふうとう）… 191, **261**, 263, 264

奪命円（だつめいえん）… 109

［ち］

竹筎温胆湯（ちくじょうんたんとう）… **264**, 265, 266, 310

治頭瘡一方（ちずそういっぽう）… **266**, 268, 379

治打撲一方（ちだぼくいっぽう）… **269**, 270, 271

中建中湯（ちゅうけんちゅうとう）… 252

調胃承気湯（ちょういじょうきとう）… **271**, 272, 273, 287, 351, 353

釣藤散（ちょうとうさん）… 137, **274**, 275, 276, 310

腸癰湯（ちょうようとう）… **277**, 278, 279

腸癰を治す湯（ちょうようをなおすとう）… 277

猪苓湯（ちょれいとう）… **279**, 280, 281, 282, 283

猪苓湯合四物湯（ちょれいとうごうしもつとう）… 71, 175, **281**, 282, 283

［つ］

通導散（つうどうさん）… 260, **284**, 285, 286, 287, 289

通脉四逆湯（つうみゃくしぎゃくとう）… 343

［て］

定志丸（ていしがん）… 398

天下受拝平胃散（てんかじゅはいへいいさん）… 346

［と］

桃核承気湯（とうかくじょうきとう）… 107, 249, 255, 285, **287**, 288, 289

桃仁承気湯（とうにんじょうきとう）… 289

当帰飲子（とうきいんし）… 216, **292**, 293, 294

当帰建中湯（とうきけんちゅうとう）… **295**, 296, 297

当帰四逆加呉茱萸生姜湯（とうきしぎゃくかごしゅゆしょうきょうとう）… **297**, 299, 300

当帰四逆湯（とうきしぎゃくとう）… 297, 299

当帰芍薬散（とうきしゃくやくさん）… 17, 109, 129, 130, **300**, 301, 302, 303, 304, 305

当帰芍薬散加附子（とうきしゃくやくさんかぶし）… **303**, 304, 305

当帰芍薬散加附子湯（とうきしゃくやくさんかぶしとう）… 304

当帰湯（とうきとう）… **290**, 291, 292

独参湯（どくじんとう）… 299

土骨皮湯（どこっぴとう）… 268

［な］

内補当帰建中湯（ないほとうきけんちゅうとう）… 295

［に］

二朮湯（にじゅつとう）… 52, **306**, 307, 308, 310, 375

二陳湯（にちんとう）… 123, 125, 222, 240, 260, 264, 274, 306, 307, **308**, 309, 310, 332, 378, 380

女神散（にょしんさん）… 21, **310**, 311, 312, 313

人参湯（にんじんとう）… 34, 43, 104, 105, 106, 119, 120, 203, **314**, 315, 316, 332, 343, 344, 345

433

人参養栄湯（にんじんようえいとう）… 164,
316, 317, 318, 319

［は］

排膿散（はいのうさん）… 64, 65, 319, 320,
321

排膿散及湯（はいのうさんきゅうとう）… 65,
319, 321, 322

排膿湯及散（はいのうとうおよびさん）… 321

排膿散及湯合方（はいのうさんおよびとう
ごうほう）… 320, 321

排膿湯（はいのうとう）… 64, 65, 319, 320,
321

伯州散（はくしゅうさん）… 321

麦門冬湯（ばくもんどうとう）… 26, **322**, 323,
324

八味丸（はちみがん）… 104, 128, 326, 327,
398

八味地黄丸（はちみじおうがん）… 133, 134,
174, 282, **324**, 325, 326, 396, 397

八味腎気丸（はちみじんきがん）… 325

八珍湯（はっちんとう）… 192

半夏厚朴湯（はんげこうぼくとう）… 151, 152,
153, 155, 206, 240, **327**, 328, 329, 332,
340, 341, 342

半夏厚朴湯合茯苓飲（はんげこうぼくとう
ごうぶくりょういん）… 341

半夏瀉心湯（はんげしゃしんとう）… 37, 60,
163, **330**, 331, 332, 339, 385

半夏白朮天麻湯（はんげびゃくじゅつてんま
とう）… **332**, 333, 334

［ひ］

臂痛方（ひつうほう）… 307

脾約丸（ひやくがん）… 368

白朮湯（びゃくじゅつとう）… 173

白虎加人参湯（びゃっこかにんじんとう）…
115, **335**, 336, 337

白虎化斑湯（びゃっこかはんとう）… 336

白虎湯（びゃっことう）… 335, 336, 337

枇杷葉湯（びわようとう）… 220

檳榔湯（びんろうとう）… 77

［ふ］

婦王湯（ふおうとう）… 311

茯苓飲（ぶくりょういん）… **338**, 339, 340,
341, 342

茯苓飲合半夏厚朴湯（ぶくりょういんごう
はんげこうぼくとう）… **340**, 341, 342

茯苓杏仁甘草湯（ぶくりょうきょうにんかん
ぞうとう）… 372, 391

茯苓桂枝五味甘草湯（ぶくりょうけいしごみ
かんぞうとう）… 390

茯苓桂枝白朮甘草湯（ぶくりょうけいし
びゃくじゅつかんぞうとう）… 395

茯苓補心湯（ぶくりょうほしんとう）… 223

復脉湯（ふくみゃくとう）… 184, 185, 186

附子粳米湯（ぶしこうべいとう）… 203

附子湯（ぶしとう）… 304, 305

附子人参湯（ぶしにんじんとう）… 119, 120,
261, **343**, 344

附子末（ぶしまつ）… 52, 227, 345

附子理中湯（ぶしりちゅうとう）… 344

［へ］

平胃散（へいいさん）… 17, 125, 155, 267, **345**, 346, 347

［ほ］

補陰瀉火湯（ほいんしゃかとう）… 165

防已黄耆湯（ぼういおうぎとう）… 245, **347**, 348, 349, 366

防風通聖散（ぼうふうつうしょうさん）… 127, 234, 267, **350**, 351, 352, 353

炮附子末（ほうぶしまつ）… 52, 192, 227, 230, 271, 308, 345

戊字号（ぼじごう）… 165

保真湯（ほしんとう）… 165

補中益気湯（ほちゅうえっきとう）… 22, 150, 173, 174, 231, 232, 237, 260, 352, **353**, 355, 356, 357

［ま］

麻黄加朮湯（まおうかじゅつとう）… 374

麻黄甘草湯（まおうかんぞうとう）… 361

麻黄・蘇葉・陳皮・柴胡・杏仁（まおう・そよう・ちんぴ・さいこ・きょうにん）… 225

麻黄杏仁甘草石膏湯（まおうきょうにんかんぞうせっこうとう）… 363

麻黄杏仁薏苡甘草湯（まおうきょうにんよくいかんぞうとう）… 365

麻黄細辛附子湯（まおうさいしんぶしとう）… 361

麻黄湯（まおうとう）… 46, 115, 116, 117, 124, 188, **357**, 358, 359, 360, 362, 363, 365

麻黄附子細辛湯（まおうぶしさいしんとう）… 135, **360**, 361, 362, 385

麻杏甘石湯（まきょうかんせきとう）… 32, 90, 122, 123, 124, 152, 158, 211, **362**, 363, 364, 365

麻杏薏甘湯（まきょうよっかんとう）… 348, **365**, 366, 367, 372, 373, 374

麻子仁丸（ましにんがん）… 199, 271, **367**, 368, 369

麻附細辛湯（まぶさいしんとう）… 362

［も］

木防已湯（もくぼういとう）… **369**, 370, 371, 372, 391

［や］

山田の振薬（やまだのふりぐすり）… 311, 312, 313

［よ］

養栄湯（ようえいとう）… 317

楊柏散（ようはくさん）… 270

薏苡瓜瓣湯（よくいかべんとう）… 278

薏苡湯（よくいとう）… 278

薏苡仁湯（よくいにんとう）… 278, 365, **372**, 373, 374, 375

薏苡仁・桃仁・牡丹皮・栝呂仁（よくいにん・とうにん・ぼたんぴ・かろにん）… 278

薏苡仁・牡丹皮・李仁・冬瓜子 (よくい
にん・ぼたんぴ・りにん・とうがし) … 277

薏苡麻黄湯 (よくいまおうとう) … 365

抑肝散 (よくかんさん) … 152, 275, **375**, 376,
377, 378, 379, 380

抑肝散加陳皮半夏 (よくかんさんかちんぴ
はんげ) … **378**, 379, 380

[り]

理中円 (りちゅうえん) … 344

理中丸 (りちゅうがん) … 314, 315

理中湯 (りちゅうとう) … 43, 44, 127, 315,
382

六君子湯 (りっくんしとう) … 260, 310, 331,
339, 340, 378, **380**, 381, 382, 383

立効散 (りっこうさん) … **383**, 384, 385

竜胆瀉肝湯 (りゅうたんしゃかんとう) … 128,
385, 387, 388

涼膈散 (りょうかくさん) … 351

苓甘姜味辛夏仁湯 (りょうかんきょうみしんげ
にんとう) … **389**, 390, 391

苓姜朮甘湯 (りょうきょうじゅつかんとう) …
125, 314, **391**, 392, 393

苓桂朮甘湯 (りょうけいじゅつかんとう) …
125, 316, 363, **394**, 395, 396

[れ]

連珠飲 (れんじゅいん) … 395, 396

[ろ]

六味丸 (ろくみがん) … 166, 324, **396**, 397,

398, 399

六味地黄丸 (ろくみじおうがん) … 165, 398

六気経緯丸 (ろっきけいいがん) … 301

病名及び症状索引

[あ]

噫気 … 338, 339

喘ぐように呼吸 … 232

赤く充血 … 351

秋疫 … 254

亜急性胃腸炎 … 265

悪液質 … 318

悪臭 … 260, 386

悪臭の強い大便 … 286

悪性関節リウマチ … 24

悪性黒色腫 … 192

悪性腫瘍 … 23

悪性の腫れ … 51

悪性皮膚病 … 60

悪性貧血 … 54

脚が腫れる … 134

味が分からない … 346

脚の痙攣 … 189

足の痺れ … 262

足の攣急 … 189

汗が多い … 259

汗が自然に出る … 348

汗が出ない … 21, 348, 358

汗が出る … 123

汗が無い … 357

汗が流れる … 337

汗を掻く … 344

頭が疼く … 127, 223

頭が重い … 56, 98, 158, 242, 334

頭や目が昏く重たい … 241

アチコチが痛い … 219

圧痛 … 31, 97, 112, 321

アデノイド … 149, 201, 204, 208

アトピー性皮膚炎 … 28, 81, 110, 149,
195, 197, 201, 215, 267, 335, 337

アトピー性角結膜炎 … 131

アフタ性口内炎 … 60, 383

アルツハイマー型認知症 … 274, 377

アルツハイマー病 … 274

アレルギー性結膜炎 … 210, 360

アレルギー性鼻炎 … 79, 144, 201, 209,
357, 360

アレルギー体質 … 144

アレルギーの過敏症 … 197

アレルギー反応 … 30, 32, 196

歩くのが遅い … 398

アンギーナ … 63, 64, 207

[い]

胃アニサキス症 … 15

胃液減少症 … 118

胃液分泌過多症 … 338

胃炎 … 146, 151, 154, 204

胃潰瘍 … 39

胃下垂症 … 82, 87, 118, 301, 330, 333

怒り … 171, 275, 276

怒りの感情 … 74

胃癌 … 78, 247, 382

胃癌・胃潰瘍等の一症 … 382

息が臭い … 64

息が苦しい … 168

息切れ … 32, 34, 70, 105, 114, 184, 201,
220, 265, 301, 317, 370, 371, 380, 391,
395, 396

胃痙攣 … 58, 187

胃酸欠乏症 … 201

胃酸分泌過多症 … 381

意識障害 … 59, 126, 141

意志と連想力の損耗 … 126

胃・十二指腸潰瘍 … 15, 37, 107, 125,
136, 143, 146, 151, 169, 172, 175, 201,
204, 253, 284, 290, 314, 330, 381

萎縮腎 … 133, 134, 141, 183, 227, 253,
325, 397

萎縮性胃炎 … 172, 172

胃心気症 … 338, 341

胃神経症 … 16

遺精 … 69, 82, 101, 102, 103, 134, 201,
236, 282, 318, 325, 397

胃性下痢 … 118

胃切除後症候群 … 314

胃切除術後 … 354

胃切除術後貧血 … 354

痛み … 17, 34, 35, 39, 43, 50, 63, 95, 97,
107, 115, 154, 160, 170, 175, 194, 203,
208, 209, 236, 237, 242, 243, 244, 250,
251, 262, 271, 289, 296, 302, 307, 309,
315, 317, 321, 351, 375, 383, 386

胃腸炎 … 125, 350

胃腸機能障害 … 71, 118

胃腸神経症 … 199

一切の病後 … 194

移動盲腸 … 94

遺尿 … 228, 236

遺尿症 … 123, 172, 363

胃の荒れ … 38

胃の重圧感 … 171, 172

胃の貯留能低下 … 340

胃の鈍痛 … 172

胃の排出能低下 … 340

易疲労感 … 112

異物感 … 131

疣・贅 … 110, 366, 367, 374

意欲がなくなる … 274

いらいらする　→　苛立ち

苛立ち … 53, 55, 58, 102, 141, 142, 143,
148, 154, 156, 157, 158, 166, 169, 171,

197, 203, 276, 301, 313

イレウス … 187, 246, 247

咽喉炎 … 151, 204, 238, 253, 322, 335, 350

咽喉頭異常感症 … 327, 328, 341

咽喉頭炎 … 45

咽喉頭痛 … 219, 309

咽喉部の腫れ痛み … 67

飲食が進まない … 127, 193

飲食できない … 296

飲食に節制を欠く … 74

咽頭炎 … 58, 63, 143, 327

咽頭痛 … 145, 208, 266, 353

咽頭発赤 … 146

陰嚢が腫れる … 398

陰嚢水腫 … 23, 131, 177, 328, 348

陰部化膿性炎 … 386, 387

陰部湿疹 … 386

陰部瘙痒症 … 43, 204

陰部が不潔 … 387

インフルエンザ … 45, 51, 82, 87, 89, 115, 120, 122, 123, 138, 143, 151, 153, 156, 204, 207, 209, 217, 222, 227, 233, 241, 253, 259, 265, 272, 335, 350, 357, 363, 365

インフルエンザB型 … 360

インポテンツ … 82, 101, 134, 141, 193, 201, 236, 253, 325, 354, 397

[う]

ウイルス性感染症 … 88, 335

ウイルス性発疹症 … 51, 156, 217

齲歯 … 383

齲歯痛 … 156, 157

右心不全 … 371

疼く … 51, 365

鬱屈した気分 … 167

鬱血 … 170, 206, 363

鬱血性心不全 … 76, 370

鬱状 … 340

鬱状態 … 61, 69, 120, 121, 241, 253, 265, 288

欝滞する熱 … 22, 24

鬱的気分 … 166

鬱病 … 328

膿 … 33, 35, 194, 196, 248, 249, 267, 278, 320

膿混じりの滲出液 … 293

うめく … 41

憂い … 317

憂い悩む … 236

ウンと痛い … 203

運動失調 … 262

運動失調症 … 227, 228

運動障害 … 74, 97, 262

運動制限 … 45

運動麻痺 … 98, 113, 182, 245, 261, 262, 263, 309, 372, 373

439

［え］

栄養過剰 … 202

栄養失調 … 174, 263

栄養障害 … 175, 243

栄養状態の悪化 … 237

栄養不足 … 202, 295

栄養不良 … 355

腋臭症 … 348

疫病 … 121, 355

壊疽 … 298

円形脱毛症 … 144, 204, 253

嚥下しにくい … 323

遠視 … 398, 399

炎症極期の熱 … 258

炎症性下痢 … 40, 246

炎症性の熱 … 363

炎症性の腫れ … 383

炎症性皮疹 … 266

炎症による腫物 … 387

炎症の鬱積 … 247

［お］

嘔気 … 137, 203, 207, 212, 213, 330, 338, 340, 353, 381

黄疸 … 20, 21, 22, 23, 24, 85, 119, 132, 157, 179, 180, 181, 205, 254, 331, 359

黄疸尿 … 22

嘔吐 … 16, 36, 37, 38, 39, 49, 60, 119, 127, 131, 136, 137, 141, 152, 154, 173,

188, 203, 212, 213, 214, 223, 242, 246, 247, 272, 273, 308, 309, 310, 314, 315, 317, 327, 329, 330, 331, 338, 339, 340, 341, 342, 344, 346, 353, 376, 381, 382, 389, 390

悪寒 … 46, 83, 97, 127, 144, 178, 187, 190, 191, 194, 219, 248, 254, 259, 272, 289, 304, 309, 317, 336, 358, 361, 362

悪寒戦慄 … 204, 359

悪寒・発熱 … 34, 35, 45, 46, 47, 74, 82, 85, 116, 206, 209, 211, 217, 242, 353, 357, 389

怒りやすい・怒りっぽい … 58, 171, 313, 375

悪心 … 152, 246, 309, 330, 338, 342, 381, 390

悪阻 … 382

落ち着きを失う … 158

驚き … 309, 317, 351

驚きやすい … 58, 141, 264, 265, 273

お腹の痛み … 93, 200, 202, 204, 205, 246, 289

悪露 … 75, 289, 296

悪露が下らない … 74

悪露残留 … 287, 288, 320

悪露滞留 … 175

温熱蕁麻疹 … 335

［か］

外陰部瘙痒感・刺激感 … 386

咳血 … 165

咳嗽 … 64, 67, 211, 309, 364

外耳炎 … 319

外痔核 … 42, 43, 248, 363

外傷性頸部症候群 … 97, 126, 169, 244, 271, 284, 288, 306

外傷性頸部症候群後遺症 … 97, 136, 306, 365, 394

外傷性後遺症 … 74, 284

外傷性出血 … 71

塊状物 … 108, 109, 111

疥癬 … 294

回虫症 … 76, 136, 250, 314

回転性の目まい … 333, 334

開腹術後 … 250, 284

潰瘍 … 15, 25, 28, 29, 35, 43, 194, 298, 320, 383

潰瘍性大腸炎 … 25, 94

顔色が蒼い　→　顔面蒼白

顔色が赤い … 197

顔が腫れる … 211

過換気症候群 … 161

掻き傷 … 24

過期産 … 126

夏季の食欲不振・下痢・全身倦怠感 … 231

顎関節症 … 169, 170

角結膜炎 … 107, 156, 180

角質が剥がれる … 294

各種出血 … 28

喀痰 … 322

角膜炎 … 45, 253

過呼吸 … 162

過酸 … 171, 172

過酸性胃炎 … 39

下肢運動障害 … 244

下肢運動麻痺 … 134, 325

下肢倦怠感 … 201, 391

仮死状態 … 359

下肢静脈瘤 … 284, 287

下肢静脈瘤症候群 … 76, 77, 107

下肢神経痛 … 348

下肢知覚異常 … 391

下肢知覚障害 … 325, 348

下肢知覚麻痺 … 134

下肢痛 … 262

下肢の痺れ … 98, 184

下肢の浮腫 … 98

下肢皮下膿瘍 … 248

過少月経 … 175, 298, 300, 354, 391

過剰水分の貯留 … 370

過剰な緊張 … 341

下垂体機能低下症 … 228

風邪 … 32, 34, 37, 46, 65, 81, 86, 88, 89, 90, 91, 93, 106, 117, 122, 124, 126, 140, 145, 148, 149, 153, 155, 175, 200, 206, 209, 211, 221, 223, 224, 242, 243, 255, 266, 273, 310, 328, 340, 353, 385

下腿潰瘍 … 30, 31, 193, 348

441

下腿筋炎 … 30

下腿浮腫 … 232, 348, 391, 393

肩関節周囲炎 … 45, 51, 96, 244, 306, 373

肩関節痛 … 375

肩関節部の痛み … 45

過多月経 … 71, 73, 175

肩凝り … 45, 47, 55, 56, 58, 87, 96, 108, 109, 112, 142, 158, 183, 186, 187, 191, 259, 271, 275, 301, 302, 313, 365, 373, 374

肩凝り症 … 107, 136, 141, 144, 147, 156, 169, 182, 204, 244, 253, 272, 274, 284, 287, 301, 306, 311, 394

肩打撲 … 271

肩や肘の痛み … 374

脚気 … 74, 76, 325, 350

脚気の麻痺 … 262

脚気浮腫 … 301

脚気様症候群 … 76, 113, 134, 261, 325, 389

喀血 … 48, 71, 156, 164, 184

学校貧血 … 187

滑精 … 193, 236

カテーテル留置による尿路炎 … 279, 280

悲しみ … 317

化膿 … 195, 249

化膿症 … 60

化膿性炎症 … 45, 204, 208

化膿性皮膚炎 … 350

化膿性病変 … 197

化膿性リンパ節炎 … 319

化膿瘡 … 189, 191, 196, 321, 387

痂皮 … 84, 234, 268

過敏性腸症候群 … 33, 91, 93, 118, 119, 143, 147, 154, 169, 201, 250, 290

下腹部痛 … 16, 26, 33, 108, 109, 127, 202, 273, 288, 304, 305, 326

下腹部の充血 … 37

下腹部の抵抗圧痛 … 278, 302

下腹部の鈍痛 … 72

下腹部の腫れ・痞え … 248, 278

下腹部不快感 … 236, 297

下部消化管機能異常症 … 259

花粉症 … 209, 211

貨幣状湿疹 … 196, 216

蝦蟇腫 … 66, 67

咬み合わせの不正 … 170

髪の毛の脱落　→　脱毛

過眠 … 163

痒み … 29, 32, 85, 160, 213, 215, 233, 293, 294, 386, 387

空咳・乾咳 … 164, 166

身体が痛む … 127

身体が疼く … 359

乾いた咳 … 219

乾いた痰 … 240

川崎病 … 176

寒 … 92, 121, 142, 211, 291, 299, 309

癌 … 15, 17, 203

肝炎 … 143, 169, 350, 386

感覚障害 … 262

肝機能障害 … 141, 143, 147, 151, 204

眼球が黄赤色 … 181

眼球充血 … 275

関係妄想 … 275

眼瞼炎 … 79, 107, 156, 233

眼瞼の腫れ … 32

肝硬変 … 23, 55, 78, 141, 201, 301

頑固な腫れ … 51

間質性肺炎 … 205

肝腫大 … 371

冠状動脈硬化症 … 185

顔色不良 … 301, 303, 317

汗疹 … 215, 268

乾性胸膜炎 … 164, 165, 167, 210

寒性膿瘍 … 195

眼精疲労 … 354

肝性腹水 … 23, 131, 154, 177

乾性ラ音 … 166

関節が疼く … 144, 232

関節可動域制限 … 307

関節水腫 … 245

関節痛 … 34, 36, 96, 99, 104, 111, 113,
130, 131, 191, 266

関節の熱感 … 115

関節リウマチ … 30, 51, 76, 96, 113, 114,
115, 126, 210, 228, 244, 263, 348, 350,
360, 365, 366, 373, 374

関節リウマチ（非活動期）… 261

頑癬 … 195, 196, 204

完全右脚ブロック … 100

感染症 … 105

感染性胃腸炎 … 19, 329, 330

感染性嘔吐 … 169

感染性下痢症 … 169

感染性出血 … 156

感染性腸炎 … 351

感染性粉瘤 … 319, 320

眼前暗黒 … 70, 74, 333

感染による毒素 … 298

乾燥及び萎縮した病変 … 294

乾燥して固くなった便 … 258, 260

乾燥性角結膜炎 … 322

乾燥性皮疹 … 294, 355

眼底出血 … 156, 184, 287

嵌頓痔核 … 30, 42, 363

肝斑 … 28, 48, 55, 107, 110, 112, 175, 197

冠不全 … 185

汗疱状白癬 … 30, 159

感冒 … 45, 46, 47, 51, 82, 87, 88, 89, 116,
120, 121, 122, 123, 126, 138, 143, 151,
152, 153, 156, 204, 207, 209, 217, 218,
219, 222, 223, 225, 227, 233, 241, 253,
259, 265, 272, 308, 309, 322, 335, 350,
354, 357, 360, 362, 363, 365

感冒後症候群 … 146, 172, 265, 354

443

感冒後食欲低下 … 345

感冒性胃炎 … 222, 330, 338, 340, 341

感冒性胃腸炎 … 18, 37, 76, 120, 151, 154, 222, 331, 335, 345

感冒性下痢症 … 35

感冒性頭痛 … 217, 241

感冒性腸炎 … 37

顔貌怜悧 … 226

顔面痙攣 … 187

顔面紅潮 … 53, 56, 57, 58, 116, 156, 233, 311

顔面湿疹 … 268, 269

顔面蒼白 … 38, 70, 315

顔面痛 … 383

顔面の紅潮 … 274

顔面の色調は蒼白 … 398

顔面の充血 … 158

寒冷蕁麻疹 … 48, 82, 84, 131

冠攣縮性狭心症非発作時 … 291

[き]

黄色い痰 … 58, 125

記憶障害 … 275

記憶喪失 … 102

期外収縮 … 141, 185

気管支炎 … 58, 123, 138, 140, 143, 151, 204, 210, 222, 225, 227, 240, 253, 265, 308, 319, 327, 335, 350, 357, 360, 362, 363, 365

気管支拡張症 … 164, 167, 204, 210, 220, 238, 253, 308, 322, 381, 389

気管支喘息 … 90, 107, 123, 144, 151, 153, 201, 204, 210, 222, 225, 238, 253, 259, 308, 324, 327, 357, 360, 363, 364, 365

気管支喘息（心身症）… 225

気管支喘息非発作期 … 350

気管支肺炎 … 222

気胸 … 81

起座呼吸 … 364

器質性便秘 … 199

寄生虫病 … 252

気絶 … 359

汚いジクジクした湿疹 … 216

汚い唾 … 64

偽痛風 … 243, 365

吃逆 … 338

吃逆症 … 136, 330

機能障害 … 243

機能性子宮出血 … 175, 287

機能性ディスペプシア … 15, 16, 37, 69, 120, 121, 125, 136, 143, 146, 151, 154, 169, 172, 201, 204, 253, 314, 327, 330, 338, 341, 381, 382

機能性便秘 … 198

希発月経・稀発月経 … 26, 175, 298, 300

気分が重い … 197, 255

気分が悪い … 242

ギーメン … 226, 240

逆流 … 342

逆流性食道炎 … 37, 44, 138, 204, 330,
　338, 341

嗅覚欠如症 … 221

嗅覚障害 … 220, 221

球結膜下出血 … 156, 157, 287

吸収熱 … 286

丘疹 … 196, 215, 267, 268

急性胃炎 … 15, 37, 38, 39, 76, 82, 120,
　125, 136, 138, 143, 156, 169, 207, 212,
　222, 253, 314, 330, 338, 341

急性胃腸炎 … 18, 23, 37, 131, 136, 138,
　143, 156, 169, 177, 250, 253, 259, 272,
　279, 314, 345, 347

急性胃粘膜病変 … 40, 138, 143, 151,
　204, 253

急性炎症 … 37, 386

急性灰白髄炎 … 87

急性潰瘍 … 40

急性仮死状態 … 357, 358

急性化膿性炎症 … 30, 319

急性肝炎 … 20, 23, 28, 156, 180, 204, 231,
　253

急性関節炎 … 30

急性感染症 … 40

急性気管支炎 … 322

急性結膜炎 … 30

急性下痢症 … 314

急性口内炎 … 335

急性骨髄炎 … 291

急性細菌性化膿性髄膜炎 … 157

急性子宮附属器炎 … 204

急性消化不良症 … 18, 35, 37, 154, 212,
　259, 272, 314, 330, 338, 341, 345

急性腎炎 … 18, 23, 30, 84, 131, 153, 177,
　210, 360, 365, 370

急性腎不全 … 254, 285

急性蕁麻疹 … 30, 120, 154, 156, 210

急性膵炎 … 20, 180

急性ストレス反応 … 169

急性大腸炎 … 18, 35, 45, 87, 94, 143, 154,
　169, 187, 246, 259, 272, 279, 282, 287,
　330, 345

急性胆嚢炎 … 20, 23, 156, 180, 181, 272,
　386

急性中耳炎 … 210

急性虫垂炎 … 35, 94, 109, 246, 247, 249,
　253, 279, 320

急性腸炎 … 35, 45, 94

急性動脈性出血 … 40

急性熱性感染症 … 21, 35, 36, 38, 41, 45,
　46, 50, 60, 64, 81, 82, 83, 84, 85, 89, 91,
　92, 101, 105, 115, 123, 124, 132, 136,
　138, 141, 143, 144, 147, 151, 153, 154,
　169, 180, 185, 187, 190, 200, 201, 204,
　205, 210, 228, 241, 253, 254, 258, 265,
　272, 288, 330, 336, 351, 357, 358, 394

急性肺炎 … 156

急性鼻炎 … 241

急性皮膚化膿症 … 31

急性糜爛 … 40

急性疲労 … 354

急性浮腫 … 348

急性扁桃炎 … 208

急性便秘症 … 259, 272

急性発作性眩暈症 … 212

急性痒疹 … 215

急性涙嚢炎 … 79, 233

キューッと痛い … 277

ギューッとした痛み … 19, 291, 325

急に痙る … 317

胸郭内の水分の貯留 … 370, 371

胸苦感 … 53

凝血 … 283

狭心症 … 83, 130, 162, 232, 291, 292, 370

狭心痛 … 315

胸水 … 76, 301, 370

胸痛 … 138, 140, 362

強迫神経症 … 142

強皮症 … 110

胸部が扁平 … 301

胸部不快感 … 106, 141

胸膜炎 … 138, 143, 146, 151, 164, 204, 210, 227, 253

胸・腰椎圧迫骨折後 … 290

魚介類中毒 … 120

局所が痛い … 117

局所が痒い … 117

局所熱感 … 243, 321

極度の羸痩 … 126

虚血性大腸炎 … 320, 330

虚弱者 … 174

虚弱者の感冒咳嗽 … 382

虚弱者の頭痛・眩暈 … 382

虚弱で痩せる … 168

巨大結腸症 … 198, 199

虚脱 … 228

起立性失神発作 … 301

起立性蛋白尿 … 187

起立性調節障害 … 74, 354, 394

起立性低血圧症 … 126, 147, 301, 332, 394, 395

亀裂 … 25

筋緊張 … 192

筋緊張性頭痛 … 45, 96, 144, 169, 241, 274

筋・筋膜性腰痛症 … 96, 126, 169, 187, 243, 365, 373, 391

筋-筋膜痛症候群 … 77

筋クランプ … 187, 291, 301

筋痙攣 … 187, 192

菌血症 … 156

筋骨が痛む … 270

筋挫傷 … 169, 244

近視 … 176

緊張感 … 171, 203

筋肉萎縮 … 100

筋肉痛 … 34, 45, 51, 84, 85, 96, 99, 104, 113, 126, 130, 210, 301, 365

筋肉の緊張 … 117, 377

筋肉の緊張が弱い … 302

筋肉の挫滅 … 285

筋肉の弛緩と無力 … 237

筋肉の発達が弱い … 301

筋肉の痩せ … 114, 318

筋無力症 … 201

筋力低下 … 354

［く］

クインケ浮腫 … 23, 131, 154, 210, 360

空気嚥下症 … 170, 199, 338

口が渇く（燥く）　→　口渇

口が苦い … 36, 37, 346

口の乾燥感　→　口渇

唇が燥く … 317

唇の乾燥感 … 148

口を嚙む … 351, 358

苦痛 … 383

屈曲困難 … 300

屈伸し難い … 373, 374

頸が強ばる … 127

首が回らない … 88

くも膜下出血後遺症 … 281

佝僂病 … 376

クローン病 … 35, 94

［け］

頸肩腕症候群 … 51, 96, 244, 306, 365, 373

警告反応 … 175

憩室 … 94

憩室炎 … 94, 248

軽症腹膜炎 … 388

痙性斜頸 … 376

軽躁状態 … 288

頸椎骨軟骨症 … 96, 97

頸部挫傷後 … 107

頸部挫傷後遺症 … 244

頸部リンパ節炎 … 207

頸部リンパ節腫脹 … 354

痙攣 … 59, 141, 188, 198, 242, 259, 292, 310, 351

痙攣して痛む … 188

痙攣性咳嗽 … 187

痙攣性脱肛 … 169, 170

痙攣性の麻痺 … 189

痙攣性便秘 … 91, 198, 201

激情 … 61

激痛 … 94, 117, 129, 245, 363

下血 … 29, 54, 69, 71, 156, 249, 320

血圧上昇 … 102, 390

血圧低下 … 59

血痂 … 216

結核 … 33, 164, 187, 352, 387, 388

447

結核結節 … 164

結核性痔瘻 … 388

結核性頸部リンパ節炎 … 147

結核性腹膜炎 … 33, 147, 201

血管痙攣 … 187

血管収縮 … 390

月経異常 … 175

月経過多症 … 317

月経困難症 … 17, 25, 27, 55, 74, 91, 107,
108, 126, 141, 169, 175, 187, 204, 248,
253, 284, 287, 295, 300, 302, 303, 311

月経時痛 … 17

月経痛 … 15, 26, 48, 71, 74, 91, 107, 120,
126, 144, 248, 287, 295, 298, 300, 303,
311

月経停止 … 111, 127, 270

月経の調整や疼痛 … 295

月経の量が少ない … 349

月経不順 … 25, 26, 27, 55, 56, 69, 70, 107,
120, 127, 141, 144, 147, 175, 194, 204,
253, 284, 287, 295, 298, 300, 302, 311,
391

結合組織炎症候群 … 76, 77

血小板減少性紫斑病 … 354

血小板無力症 … 69

血色が悪い … 315

血性水瀉性下痢 … 282

結石 … 15, 22, 129

血栓 … 363, 364

血栓性外痔核 … 363, 364

血栓性静脈炎 … 77

血痰 … 318

血尿 … 69, 71, 129, 156, 182, 236, 237,
279, 282, 284, 287

血便 … 54, 203

結膜炎 … 45, 217, 233, 253, 350, 386, 394

結膜充血 … 287

血流障害 … 297

下痢 … 18, 19, 35, 36, 53, 70, 92, 93, 102,
105, 106, 118, 119, 133, 137, 150, 155,
170, 174, 186, 199, 211, 229, 230, 231,
232, 236, 247, 250, 260, 262, 263, 272,
279, 280, 281, 299, 301, 302, 305, 314,
315, 316, 317, 325, 327, 329, 330, 331,
341, 344, 346, 354, 368, 369, 382

下痢症 … 119

下痢便 … 17

牽引感 … 171

眩暈 … 201

眩暈症 … 23, 40, 48, 131, 141, 144, 147,
156, 162, 193, 204, 227, 274, 284, 287,
301, 311, 394

幻覚 … 41, 61

肩甲部神経痛 … 45

腱鞘炎 … 288

肩痛 … 52

原発性無月経 … 397

腱板炎 … 51

腱板損傷 … 51, 306, 308

健忘 … 53, 54, 69, 70, 295

健忘症 … 69, 101, 102, 103, 107, 162,

448

193, 265, 287

[こ]

濃い尿 … 369

口蓋扁桃の発赤肥大 … 209

口角炎 … 37, 38, 272, 330

口渇 … 18, 36, 41, 53, 56, 74, 78, 79, 134,
148, 165, 178, 186, 226, 236, 322, 390,
398

高カリウム血症 … 285

睾丸炎 … 107, 123, 126, 204, 248, 363,
386, 387

口眼が斜めに曲がる … 223

睾丸結核 … 388

抗癌剤による副作用防止 … 354

交感神経緊張症 … 101, 102, 141, 185

後期ダンピング … 354

口腔内アフタ … 28

口腔内の異常な乾燥 … 322

口腔内の疼痛 … 383

硬結 … 188, 250, 321, 322

高血圧 … 141, 210

高血圧症 … 28, 40, 83, 98, 100, 102, 104,
107, 134, 137, 141, 156, 161, 169, 175,
182, 183, 184, 185, 197, 201, 227, 230,
232, 245, 253, 259, 272, 274, 276, 284,
287, 311, 325, 332, 350, 376, 386, 397

高血圧症の随伴症状 … 182

高血圧性脳症 … 141, 157, 274

高血糖 … 354

膠原病 … 97

虹彩炎 … 180, 253

口臭 … 37, 288

甲状腺炎 … 208

甲状腺機能亢進症 … 102, 185, 186

甲状腺機能低下 … 144, 228, 395

甲状腺腫 … 107

高所恐怖症 … 142

口唇の乾燥 … 26, 27, 33

口舌乾燥 … 273

高窒素血症 … 141

絞痛 … 292

喉頭炎 … 58, 63, 327

後頭神経痛 … 48

高度な感情が鈍麻 … 275

口内炎 … 20, 21, 23, 37, 55, 58, 156, 207,
236, 253, 272, 330

口内出血 … 71

高熱 … 67, 198, 204, 266, 335, 391, 397

更年期障害 … 20, 25, 27, 40, 55, 56, 58,
69, 102, 107, 112, 126, 141, 144, 147,
156, 159, 169, 175, 182, 193, 204, 236,
253, 265, 274, 284, 287, 300, 311, 333,
376

更年期ノイローゼ … 25, 28

更年前期症候群 … 112

項背部筋肉痛 … 87, 88

紅斑 … 196, 204, 355

紅皮症 … 30, 31

449

後鼻漏 … 221

項部皮疹 … 215

興奮 … 61, 171

硬便 … 117

肛門括約筋痙攣 … 187

肛門周囲炎 … 248, 249, 320, 387

肛門周囲膿瘍 … 51

肛門瘙痒症 … 43, 180

肛門痛 … 42

肛門糜爛 … 43

声が嗄れて出ない … 152

声が出ない … 239, 397

股関節結核 … 195

股関節症 … 245

股関節水腫 … 299

小刻み歩行 … 228

呼吸が浅い … 295

呼吸が迫る … 259

呼吸が早い … 232, 371

呼吸が短い … 346

呼吸困難 … 89, 186, 226, 323, 327, 380

呼吸促迫 … 239, 342

呼吸不全 … 228

黒皮症 … 55, 56, 233

腰が痛む … 359

腰や下肢の麻痺 … 305

五十肩 … 45, 51, 55, 191, 299, 306, 307

鼓腸 … 198, 199, 246, 250, 367

骨化不全 … 376

骨折 … 269, 271

骨折後創部痛 … 298

骨粗鬆症 … 134, 230, 237, 325, 397

骨盤底筋群症候群 … 354

骨盤内鬱血症候群 … 287

骨盤腹膜炎 … 107, 108, 128, 248, 284, 295, 298, 300, 320, 386

固定蕁麻疹 … 84, 85, 215

細かく剥れて銀白色 … 25

混濁尿 … 129, 237

混濁粘稠痰 … 318

昆虫の刺傷 … 85

[さ]

細菌感染症 … 33, 204

細菌性気管支炎 … 63

細菌性下痢症 … 35, 156

細菌性肺炎 … 63

再生不良性貧血 … 54, 69

再発熱 … 181

坐骨神経痛 … 76, 96, 107, 126, 134, 191, 243, 253, 261, 284, 288, 290, 295, 298, 301, 311, 325, 365, 391

挫傷 … 269

左心不全 … 371

刺すような痛み … 295

嗄声 … 327

錯覚・幻覚 … 351

挫滅症候群 … 284, 285

産後 … 174

産後悪露 … 109

産後諸症状の改善 … 284

産後神経症 … 311

産後神経痛 … 74

産後ノイローゼ … 284

産後の下肢運動障害 … 261

産後の出血 … 313

産後の衰弱状態 … 61, 318

産後の体力低下 … 193, 263

三叉神経痛 … 48, 131, 241, 298

産褥感染症 … 74

産褥精神障害 … 159

産褥熱 … 74, 159, 185, 204, 248, 253, 288

産前産後諸病 … 175

残尿感 … 129, 135, 236, 237, 238

[し]

シェーグレン症候群 … 322, 323

自家感作性皮膚炎 … 195, 196

痔核 … 43, 44, 170, 201, 295, 350, 386, 387

視覚異常 … 141

痔核発作 … 43, 59, 123, 124, 363, 364

耳下腺炎 … 45, 67, 143, 204, 207, 253

自家中毒症 … 38, 131, 144, 177, 212, 314, 381

自我の過剰 … 148

歯牙の脱落 … 288

歯牙の不安定性 … 288

子癇 … 156, 159

弛緩性便秘 … 198, 354, 367

弛緩性麻痺 … 87

色汗症 … 85

色素沈着 … 29, 77

色素沈着性接触皮膚炎 … 28

子宮筋腫 … 107, 287, 300

子宮頸管炎 … 128, 386

子宮出血 … 156

子宮腺筋症 … 73, 112

子宮脱 … 193

子宮内膜炎 … 108, 128, 248, 287, 386

子宮内膜症 … 27, 74, 107, 284, 299

子宮発育不全症 … 25

子宮不正出血 … 302

子宮附属器炎 … 35, 107, 108, 248, 284, 287, 300

子宮復古不全 … 71, 72, 107

歯齦炎 … 20, 21, 45, 48, 207, 233, 272, 319, 383

歯齦出血 … 156, 157, 287, 288

自己免疫機序 … 323

自己免疫疾患 … 71, 111

歯根膜炎 … 233, 383

四肢外傷後遺症 … 96

451

四肢知覚異常 … 365

脂質異常症 … 44, 83, 98, 104, 137, 232, 245, 253, 259

痔疾 … 43, 172, 173, 284, 287, 318, 363

四肢浮腫 … 265, 270

四肢閉塞性動脈硬化症 … 298

四肢麻痺 … 193, 262

歯周炎 … 156, 319

歯周病 … 288

痔手術後 … 187

痔出血 … 29, 43, 156

思春期ノイローゼ … 79, 80

指掌角皮症 … 112

歯石 … 81

歯槽膿漏 … 287, 288, 319, 383

死胎 … 107, 287

舌が強ばる … 351

舌の萎縮 … 326

舌の乾燥 … 236, 336

舌の湿潤 … 226

歯痛 … 48, 49, 54, 253, 259, 272, 287, 384

膝関節炎 … 191

膝関節水腫 … 210

膝関節痛 … 112, 349

失血 … 194

実質性黄疸 … 22

失神 … 225

湿疹 … 196, 216, 267, 268, 386

失神状態 … 359

湿疹・皮膚炎群 … 28, 29, 43, 44, 45, 47, 48, 77, 107, 180, 195, 210, 215, 218, 267, 288, 293, 335, 350, 365

湿疹・皮膚炎群湿潤型 … 30

失神発作 … 61, 301, 370

湿性胸膜炎 … 210, 370

膝痛 … 349

膝内症 … 113

自発痛 … 321

紫斑病 … 107, 201

鼻病 … 49

痺れ … 97, 98, 101, 111, 300, 302, 351

痺れ痛み … 48, 50, 110, 297, 372, 373

痺れ感 … 74

ジフテリア … 67

死への恐怖 … 162

脂肪肝 … 253, 259

脂肪沈着 … 352

嗜眠症 … 161, 162

耳鳴 … 23, 80, 134, 145, 151, 183, 253, 274, 275, 301, 302, 325

耳鳴症 … 141, 147, 156, 182, 284, 287, 301, 311, 394

指紋消失 … 25

弱視 … 354, 397

若年性脱毛症 … 80

雀卵斑 … 176

斜視 … 397

蛇皮症 … 110, 111

喋るのが遅い … 398

習慣性感冒 … 84

習慣性頭痛 … 136

習慣性便秘 … 284, 287

習慣性流産 … 25, 300

周期的な震え … 275

収縮期雑音 … 372

収縮する痛み … 34, 93

充分な血液が送られない … 370

粥状硬化 … 298

酒皶 … 156, 157

酒皶鼻 … 40, 157, 233, 284

手指が震える … 102

手指の乾燥・発赤 … 25

手術後 … 107, 201, 280, 314

手術後の食欲不振 … 118, 381

手術後の体力低下 … 263, 354

手術前処置 … 272

手術前体力低下防止 … 354

手掌の荒れ … 235

手足白癬菌症 … 365

腫大・疼痛 … 364

腫脹 … 294, 321

出血 … 38, 42, 43, 71, 72, 156, 157, 158,
175, 177, 254, 281, 282, 299

出血過多 … 302

出血後 … 395

出血（喀血）後の体力低下 … 317, 363

出血性胃炎 … 40

出血性下痢 … 279, 282, 288

出血性紫斑病 … 71

出血性内痔核 … 314

出血性乳房 … 71

出血量過剰 … 74

術後創部痛 … 298

術後出血後遺症 … 269

術後腸管麻痺 … 272

術後・熱病後の便秘 … 367

術後の体力低下 … 19

主婦湿疹 … 25, 55

腫瘤 … 112

春季カタル … 131

小胃状態 … 78

障害性の痛み … 361

消化管アレルギー … 30, 345

消化管機能異常症 … 250, 290, 311

消化管検査前処置 … 272

消化管疼痛発作 … 58

消化管無力症 … 61, 69, 94, 118, 131, 136,
172, 177, 201, 250, 290, 301, 333, 345,
354, 381

消化吸収能低下 … 53

上顎洞炎 … 221

消化性潰瘍 … 59

消化不良 … 380

消化不良性下痢 … 279

上気道炎 … 210

症候性癲癇 … 148

猩紅熱 … 217

上肢関節痛・筋肉痛・神経痛 … 306

常習性頭痛 … 241, 332

常習性便秘 … 198, 246, 252, 350, 368

小腫瘤 … 288

症状が急に切迫 … 320

小水疱 … 196, 267

掌蹠膿疱症 … 159, 365

条虫症 … 76, 250

情緒不安 … 253

情緒不安定 … 275, 313

小児アトピー性皮膚炎 … 354, 355

小児遠視 … 397

小児期ノイローゼ … 149

小児消化不良症 … 118, 201

小児ストロフルス … 215

小児喘息 … 81, 123, 151, 152, 210, 225, 363

小児知的障害 … 397

小児膿痂疹 … 267

小児発育不全 … 397

小児発熱性感染症 … 204

小児反復性臍疝痛 … 33, 91, 201

小児反復性鼻出血 … 91, 201

小児発疹性感染症 … 87

小児麻痺 … 195

小児慢性下痢症 … 201

小児夜尿症 … 134, 144, 147, 325, 397

小児夜啼症 … 61, 102, 141, 187

上半身の充血 … 311

上腹部痛 … 16, 38

上部消化管機能異常症 … 259

小便が赤い … 351

小便が困難 … 371

小便が近い・よく出る　→　小便頻回

小便が出ない … 170, 178, 210, 229, 270, 277, 280, 315, 325, 326

小便頻回 … 232, 278, 303, 315, 325, 326, 367, 368

小発疹 … 218

静脈性出血 … 71

消耗性疾患 … 161

消耗性発熱 … 114

上腕神経痛 … 244

諸関節痛 … 373

諸筋肉痛 … 373

食後嗜眠 … 382

食思不振　→　食欲不振

食事量が少ない … 296

褥瘡 … 33, 84, 193, 262

食中毒 … 18, 21, 137, 270, 345, 347

食道アカラシア … 327, 328, 341, 382

食道癌 … 328

食道憩室 … 338, 341

食道の異物感 … 328

食道の狭窄感 … 328

食道の不快感 … 328

食道裂孔ヘルニア … 37, 38, 338, 341

食欲がない → 食欲不振

食欲不振 … 32, 36, 38, 53, 54, 58, 69, 86,
118, 145, 150, 168, 193, 201, 203, 206,
213, 232, 236, 255, 301, 315, 339, 341,
380, 381

諸神経痛 … 373

初潮 … 303, 397

徐脈 … 144

自律神経系の失調 … 101

自律神経失調症 … 20, 25, 28, 53, 55, 69,
83, 91, 101, 107, 126, 134, 141, 144, 147,
151, 156, 159, 161, 164, 169, 175, 182,
193, 201, 204, 235, 236, 253, 265, 274,
284, 287, 301, 311, 325, 332, 354, 376,
386, 394, 397

自律神経障害 … 262

視力低下・減退 … 175, 193, 326

痔瘻・痔漏 … 248, 318, 320, 351, 386,
387

心因性障害 … 62

心因性喘息 … 225

心因反応 … 376

腎盂炎 → 腎盂腎炎

腎盂腎炎 … 128, 153, 204, 224, 248, 253,
279, 283, 350, 386

腎炎 … 24, 32, 141, 147, 183, 204, 210,

253, 279, 282, 301, 350

侵害性の痛み … 360

心悸亢進 … 70, 142, 185, 302, 390

心悸亢進症 … 40

心気症 … 265, 338

心気障害 … 56

腎機能障害 … 104, 183

心機能低下症状 … 53

心筋梗塞 … 258, 315

心筋梗塞後 … 230

神経因性膀胱 … 169, 170, 279, 280

神経過敏 … 54, 119, 149, 161, 162, 266,
275, 313, 376

神経質 … 75, 137, 149, 153, 170, 197,
199, 206, 242

神経循環無力症 … 161, 162, 394

神経症 … 102, 103, 104, 162, 338, 344,
376

神経障害 … 262, 298

神経衰弱 … 379, 382

神経性胃炎 … 16, 120

神経性胃腸炎 … 222, 301, 311

神経性嘔吐 … 212, 341

神経性咳嗽 … 265

神経性斜頸 … 376

神経性食思不振 … 144, 204, 222, 301,
311, 381

神経性心悸亢進 … 105

神経性心悸亢進症 … 69, 101, 126, 141,

144, 147, 161, 185, 201, 204, 228, 236, 253, 265, 301, 394

神経性の咳 … 153

神経性頻尿 … 169, 236, 279

神経痛 … 51, 82, 84, 87, 96, 99, 113, 191, 210, 262, 301, 360, 365

神経的傾向 … 276

神経難病 … 262

腎結石症 … 204, 253, 279, 281, 295

腎結石発作 … 250

腎硬化症 … 183

進行性指掌角皮症 … 25, 27, 55, 107, 110

人工妊娠中絶 … 21, 313

人事不省 … 358

滲出性中耳炎 … 209, 210

滲出性皮疹 … 266

滲出物が膿性 … 386

腎障害 … 183, 229

尋常性乾癬 … 25, 159

尋常性魚鱗癬 … 111

尋常性痤瘡 … 79, 80, 110, 149, 195, 233

尋常性白斑 … 110, 111

心身症 … 33, 80, 120

心身共に疲弊 … 163

腎性高血圧症 … 182

腎性浮腫 … 316, 360

腎石発作 … 187

振戦 … 390

腎臓炎 … 183

腎臓結核 … 195

腎臓疾患 … 352

心臓神経症 … 69, 76, 141, 142, 147, 151, 162, 265

心臓性喘息 … 76, 77, 123, 253, 259, 301, 341, 363, 370, 371

腎臓摘出後 … 282

心臓部の痛み … 162

心臓弁膜症 … 184

身体化障害 … 56, 242

身体表現性障害 … 55, 56

心停止 … 285

深部静脈血栓症 … 30

心不全 … 77, 301, 370

腎不全 … 84, 141, 247

腎・膀胱結核 … 235, 236, 237, 283, 388

心房細動 … 106, 185

蕁麻疹 … 20, 21, 22, 23, 40, 45, 51, 55, 84, 87, 116, 141, 144, 147, 180, 195, 197, 204, 215, 216, 218, 253, 288, 335, 350

心理的ストレス … 170

[す]

膵炎 … 38, 250, 253, 259, 350

衰弱 … 32, 33, 34, 149, 201, 214, 232, 235, 239, 317

水瀉性下痢 … 23, 31, 76, 78, 79, 106, 154, 279

水瀉性下痢症 … 118, 131, 154, 177

水腫 … 30

水痘 … 217

水頭症 … 131

水分バランス … 153, 227

水分不足 … 173, 247

水疱 … 84, 268, 386

水疱形成性皮膚炎 … 23, 131

睡眠 … 334

睡眠できない … 376

水様性下痢 … 18, 19, 167

水様性痰 … 211, 389

水様性の鼻汁・痰 … 209, 389

水様便 … 173

微し痛む … 361

筋が張る … 127

頭重 … 275, 302, 313, 344

頭重感 … 112, 183, 311

頭痛 … 23, 36, 48, 49, 63, 87, 97, 98, 104,
105, 106, 108, 109, 111, 112, 121, 126,
131, 136, 137, 138, 141, 142, 145, 149,
156, 160, 182, 184, 196, 204, 208, 211,
218, 219, 241, 242, 243, 253, 255, 259,
266, 272, 274, 275, 284, 298, 301, 309,
310, 311, 313, 314, 332, 333, 334, 344,
353, 358, 362, 366, 394

ストレス … 77, 177, 197, 199, 236, 287,
394

ストレス潰瘍 … 175

ストレス反応 … 144, 169

スペイン風邪 … 122

[せ]

精液の自然漏泄 … 103

性格ノイローゼ … 201

生活習慣病 … 258, 353

性器萎縮 … 56

生気がない … 230, 318

性器出血 … 71

性機能低下 … 228

生気の乏しい黄色味 … 21

性行為感染症 … 386, 387

精神興奮状態 … 390

精神的ストレス … 60, 169, 170, 171, 172

精神的・肉体的疲労損傷 … 126

精神不安 … 101, 171, 199, 311, 313

精神不安定 … 169, 265

精神不穏 … 53, 69, 264, 265, 295, 317,
330, 333

声帯浮腫 … 327, 328

成長の停止 … 228

成長不足 … 399

性的衰弱 … 103

性的ノイローゼ … 101, 102

性病 … 388

生理痛 … 15, 16

整理癖 … 148

精力減退 … 101, 134, 236, 325, 397

咳 … 34, 56, 58, 64, 65, 66, 89, 90, 117,
125, 138, 140, 145, 152, 153, 165, 167,
168, 188, 194, 205, 206, 210, 211, 220,

457

223, 224, 225, 226, 229, 232, 239, 240, 264, 280, 310, 317, 318, 330, 342, 362, 371, 391

咳込み … 240, 323

脊髄小脳変性症 … 261, 262

脊髄損傷後遺症 … 261, 262

脊髄梅毒 … 262

脊髄癆 … 261, 262

脊椎カリエス … 33, 84, 193, 201, 290, 295

赤白の帯下 … 237

赤痢 … 19, 35, 156, 259, 272

ゼーゼーと咳 … 359

ゼーゼーと喘鳴 … 67, 74, 89, 90, 225, 239, 289, 317, 357, 358, 363, 365, 370, 371

癤 … 195, 196, 234, 272, 319

舌咽神経痛 … 48

舌炎 … 20, 156, 207, 236

石灰沈着性肩関節周囲炎 … 52

癤腫症 … 196

接触性皮膚炎 … 195, 196, 387

癤多発症 … 196

舌痛症 … 383

切迫流産 … 36, 71, 72, 175, 301

喘 … 123

船暈症 … 131

遷延性咳嗽 … 151, 322, 323

遷延性感染症 … 193

遷延性感冒 … 146

遷延性嗄声 … 322

遷延性肺結核 … 201

喘咳 … 364

鮮血 … 283

染色体異常 … 397

全身機能の低下 … 347

全身筋肉痛 … 244

全身倦怠感 … 22, 32, 86, 143, 186, 193, 235, 236, 302, 380

全身衰弱 … 69, 172, 228, 295

全身性硬化症 … 110

全身打撲 … 286

全身の機能衰弱 … 343

全身の機能衰弱状態 … 261

全身の腫れ … 31

全身疲弊 … 239, 325

全身疲労　→　全身疲弊

全身疲労倦怠 … 201

喘息 … 188, 211, 226, 227, 239, 361

浅側頭動脈炎 … 63

喘息非発作時 … 284, 288, 322

喘息発作 … 116, 123, 124, 187, 324

喘息様気管支炎 … 123, 124, 146, 210, 222, 225, 308, 363, 389

先天梅毒 … 267

全般性不安障害 … 69, 236, 311

喘鳴 … 90, 122, 134, 152, 165, 210, 211, 223, 225, 240, 259, 289, 362, 389

前立腺炎 … 128, 248, 279, 282, 386

前立腺肥大症 … 29, 98, 128, 134, 201, 236, 279, 325

[そ]

疽 … 196

躁鬱病 … 61

燥咳 … 184

早期ダンピング … 354

早期閉経 … 284

双極性障害 … 61, 159

早期漏出 … 104

燥結性便秘 … 198, 199

創傷 … 217

躁状態 … 61, 156, 157, 287, 288

増殖型肺結核 … 164

燥痰 … 239

躁的・興奮的諸症状 … 311

蒼白 … 228

掻爬痕 … 294

象皮病 … 76, 77

僧帽弁膜症 … 370, 372

瘙痒感 … 24, 131, 195, 293

瘙痒症 … 22

瘙痒性皮疹 … 266

早漏 … 201

瘡を生じる … 351

鼠径リンパ節炎 … 248, 386

[た]

帯下 … 27, 28, 29, 62, 70, 71, 120, 126, 193, 236, 248, 278, 284, 300, 354, 386, 387

大後頭神経痛 … 241, 298

体重減少 … 35, 102

大手術後 … 261

代償性出血 … 71

大小便が通じない … 285

帯状疱疹 … 30, 48, 117, 204, 217, 253

帯状疱疹後神経痛 … 48

対人恐怖症 … 142

大腿骨頸部骨折術後 … 130, 237

大腿神経痛 … 96, 126, 134, 243, 261, 301, 311, 325, 391

大腸炎 … 35, 253

大腸癌術後 … 29

大腸の化膿症 … 112

体調不良 … 273

胎動不安 … 72

大動脈弁膜症 … 370

胎盤残留 … 107

大病後 … 163, 172, 201, 261, 263, 314

大病後体力低下 … 354

大病の回復期 … 174

大便が硬い … 259, 367

大便が困難　→　大便し難い

大便し難い … 254, 364, 366

大便閉止 … 351

459

大量出血 … 70

大量出血後 … 163

体力疲労 … 240

体力不足 … 355

多飲 … 134

多飲多尿 … 236

唾液分泌が亢進 … 390

唾液分泌減少症 … 322

唾液分泌量減少 … 322

多汗 … 197, 348

多汗症 … 348, 349, 354

ダグラス窩膿瘍 … 320

堕胎 … 21

ただれ … 268, 320

爛れて痛む … 387

立ちくらみ … 303

脱臼 … 114, 269

脱肛 … 43, 172, 193, 201, 363

脱出性内痔核 … 43

脱水 … 31, 97, 132, 153, 184, 185, 188,
　189, 230, 231, 237, 280, 335

脱水症 … 189

脱毛 … 103, 132, 171

脱毛症 … 80, 102

脱力発作 … 192

多尿 … 134, 228

多発性関節炎 … 113, 243, 373

多発性骨髄腫 … 70

多発性ニューロパチー … 261, 262

食べる量が少ない … 317

打撲 … 269, 270, 271, 284, 288, 295

打撲後 … 107, 126, 156, 269

打撲損傷 … 285

打撲痛 … 59, 307

多夢 … 69, 148

多夢症 … 162, 185, 236, 265

痰 … 34, 56, 65, 66, 89, 117, 123, 134, 138,
　140, 145, 167, 188, 206, 220, 222, 223,
　224, 226, 238, 239, 240, 241, 264, 265,
　317, 320, 339, 363

痰が多い … 265

痰が壅がる … 60

胆管炎 … 169, 180, 181, 204, 253, 259,
　386

胆管癌 … 22

短気 … 171

胆汁の鬱滞 … 20

単純性肥満症 … 253, 259, 284, 288, 334,
　350

男性不妊症 … 354

胆石症 … 20, 23, 143, 147, 169, 180, 201,
　204, 250, 253

胆石発作 … 187

胆道感染症 … 20, 23

胆道機能異常症 … 15, 20, 23, 143, 147,
　151, 169, 204, 253, 259

丹毒 … 204, 253, 287

胆嚢炎 … 38, 143, 147, 169, 180, 204,

253, 259, 350

胆嚢摘出後 … 20, 29

胆嚢摘出後症候群 … 20

痰の絡む咳 … 255

蛋白尿 … 32, 84, 182, 210

ダンピング症候群 … 354

[ち]

チアノーゼ … 297, 371

知覚異常 … 113, 243, 261, 297, 349

知覚障害 … 98, 373

知覚鈍麻 … 326, 373, 374

知覚の鈍化 → 知覚鈍麻

知覚麻痺 … 182, 261, 309

近くを視ることが出来ない … 398

力が入らない … 58, 305

蓄膿症 … 33, 48, 49, 51, 68, 79, 80, 84,
204, 207, 208, 219, 221, 233, 319, 360

乳を吸うことが出来ない … 359

腟炎 … 55, 128, 386

チック … 376

チック症 … 376

窒息 … 59

窒息感 … 162

腟トリコモナス症 … 386

知的障害 … 397

知的能力低下 … 275

血の混じった膿 … 64

遅発月経 … 175, 354, 391

遅脈 … 301

中耳炎 … 45, 79, 80, 149, 204, 208, 233,
253, 319, 386

虫刺症・虫刺傷 … 196, 215

中耳真珠腫 … 52

虫垂炎 … 94, 107, 110, 128, 143, 250

中枢神経系の失調 … 274

中風 … 111

中風の一症 … 382

疔 … 234

腸管が収縮 … 251

腸管疝痛 … 250, 251

腸管麻痺 … 246, 247, 250, 251

腸管癒着症 … 94, 250, 290

長期臥床後 … 261

腸痙攣 … 304

腸結核 … 118

腸雑音は亢進 … 316

腸チフス … 156, 204, 253, 335

腸閉塞症 … 187, 246, 250, 259, 272

腸ベーチェット病 … 94

直腸炎 … 248, 279, 320

直腸癌 … 42

直腸性便秘 … 198, 199

直腸脱 … 193

陳旧性肩部打撲・捻挫後疼痛 … 306

陳旧性足関節炎 … 348

461

[つ]

痛風 … 30, 114, 243, 244, 306, 307

痛風・偽痛風などの急性関節炎 … 30

痛風性関節炎 … 365

痛風発作 … 156

疲れやすい … 58, 103, 183, 344

つやがない … 293

沢が無い … 318

強い炎症状態 … 66

強い痒み … 335

[て]

手足の痺れ … 390

手足の腫れ … 371

手足の振るえ … 223

手足の麻痺 … 145

低血圧 … 144, 235, 301, 344

低血圧症 … 74, 301, 354

低血圧症候群 … 96, 344

低血糖発作 … 354

低酸症 … 118

低体温 … 144

低蛋白血症 … 18, 69

低蛋白性浮腫 … 228

適応障害 … 172

笛声音 … 227

手湿疹 … 25

鉄欠乏性貧血 … 21, 69, 314

手の震え … 228

テーラー症候群 … 108

癲癇 … 38, 60, 61, 131, 141, 144, 147, 156, 204, 253, 376

伝染性膿痂疹 … 84, 267

転倒しそう … 229

天然痘 … 218

癜風 … 215

[と]

頭・顔面部の癰・疔 … 233

頭・顔面部の梅毒疹 … 49

動悸 … 21, 32, 33, 53, 54, 56, 58, 59, 69, 70, 74, 99, 101, 102, 103, 104, 105, 109, 139, 141, 147, 162, 163, 167, 170, 184, 185, 201, 202, 212, 213, 223, 228, 229, 265, 295, 301, 309, 313, 317, 318, 354, 370, 371, 376, 377, 379, 380, 391, 395, 396

統合失調症 … 61, 141, 147, 156, 159

橈骨端部の圧痛・腫脹 … 288

凍傷 … 25, 108, 121, 175, 297, 298

凍瘡 … 107, 108, 204, 298

痘瘡 … 218, 234, 336

疼痛 … 167, 192, 245, 271, 283, 304, 314, 363, 366, 373, 374

疼痛化障害 … 56

糖尿病 … 24, 134, 137, 164, 181, 236, 253, 258, 259, 272, 298, 325, 335, 350, 382, 397

糖尿病性壊疽 … 298

頭部外傷後遺症 … 61, 96, 269

頭部挫傷 … 269

頭部湿疹 … 51, 147, 350

頭部粃糠疹 … 102, 253, 365

頭部皮疹 … 102

動脈硬化症 … 102, 107, 134, 141, 156, 169, 182, 193, 201, 227, 253, 274, 284, 287, 298, 301, 311, 325, 332, 350, 352, 376, 389, 394, 397

動揺病 … 212, 394

遠くを視ることが出来ない … 398

禿髪症 … 79, 80, 102, 131, 141, 201, 253, 350, 394

特発性血小板減少性紫斑病 … 55, 71

特発性浮腫 … 76, 77, 301, 360, 370

吐血 … 28, 48, 54, 57, 69, 71, 156, 157, 165, 299, 392

ド・ケルバン腱鞘炎 … 288

突然死 … 144

吐糞症 … 187

ドライアイ … 322

ドライマウス … 322

トリカブト中毒 … 52

呑気症 … 170, 198, 199, 338, 341

鈍痛 … 94, 171, 303

[な]

内頸動脈狭窄症 … 70

内痔核 … 30, 42, 43, 107, 248, 363

内痔核出血 … 71

内臓下垂症 … 61, 250, 290, 354

内臓下垂による膀胱圧迫 … 135

長年の下痢 … 27

七日熱 … 254

腥い臭い … 387

鉛中毒 … 142

涙が出る … 211

難産 … 112, 126

難治性潰瘍 … 77, 94, 295

難治性下痢 … 120

難治性湿疹 … 84

難治性痔瘻 … 33, 84

難治性肺炎 … 146, 318

難治性瘻孔 … 33, 35, 193

難聴 … 23, 80, 134, 210, 253, 325, 333

軟便 … 180, 232, 330, 344

[に]

臭いが強い … 64

臭いの強い痰 … 364

肉体疲労 … 77

日光皮膚炎 … 156, 159, 335

日本脳炎 … 156, 259, 272, 335

乳児顔面湿疹 … 268

乳児顔面頭部急性湿疹 … 267

乳児湿疹湿潤型 … 267

乳児脂漏性湿疹 … 267

乳食を消化しえない … 341

乳腺炎 … 45, 58, 196, 204, 208, 320

乳腺症 … 107, 108

乳癌 … 71, 108, 313

乳汁欠乏症 … 74

乳汁分泌 … 108

乳汁分泌不全 … 357

乳糜尿 … 382, 383

乳房痛 … 108

乳幼児下痢症 … 35

乳幼児の夜啼き … 375

乳様突起炎 … 79, 80, 149, 204, 233

尿意頻回　→　頻尿

尿管結石 … 71, 91, 279, 290

尿管結石疼痛発作 … 59

尿管結石発作 … 187, 250

尿失禁 … 46, 355

尿臭が強い … 238

尿蛋白 … 182, 183

尿道炎 … 55, 71, 128, 129, 248, 279, 282, 386

尿毒症 … 86, 141

尿の色が濃い … 18, 278

尿の白濁 … 250, 282

尿崩症 … 134, 325

尿量減少 … 18, 21, 31, 86, 134, 237

尿量増加 … 344, 368

尿路感染症 … 388

尿路閉塞 … 280

妊娠悪阻 … 82, 222, 314

妊娠咳嗽 … 301, 322

妊娠腎 … 210, 301, 348, 365, 370

妊娠性嘔吐 … 212, 330

妊娠中毒症 … 154, 210, 301

妊娠中の腹痛 … 302

妊娠中や流産後の出血 … 72

妊娠浮腫 … 301, 391

認知症 … 40, 42, 68, 69, 134, 148, 274, 301, 325, 376

認知障害 … 275

[ね]

盗汗 … 32, 34, 47, 53, 54, 56, 70, 84, 91, 101, 159, 162, 163, 165, 167, 168, 184, 188, 189, 193, 194, 201

熱 … 24, 26, 29, 30, 31, 36, 38, 39, 41, 53, 56, 92, 102, 121, 142, 148, 149, 168, 208, 214, 232, 234, 240, 244, 250, 265, 272, 277, 278, 288, 291, 302, 304, 309, 374, 387

熱感 … 26, 31, 113, 158, 159, 181, 216, 232, 274, 321

熱傷 … 217, 335

熱状 … 235, 236, 237, 351, 352

熱傷後 … 102

熱性感染症 … 306

熱性痙攣 … 156, 259

熱性伝染病 … 302

熱帯熱 … 204

熱中症 … 102, 141, 154, 156, 159, 169, 204, 231, 335, 394

熱は高くない … 361

熱発作 … 204

ネフローゼ症候群 … 18, 23, 24, 30, 84, 107, 131, 141, 147, 153, 177, 210, 227, 253, 279, 282, 301, 348, 370, 389

眠くなる … 38

眠れない … 60, 236, 266, 280, 318, 375

粘液を排泄 … 19

捻挫 … 189, 269, 284, 288, 295

捻挫後 … 107, 126, 156, 269

粘稠痰 … 164, 166, 168, 219, 238, 240, 310, 322, 324, 362

粘稠な黄色痰 … 240

粘稠な白い痰 … 391

粘膜肥厚 … 219

［の］

ノイローゼ … 38, 40, 55, 69, 101, 107, 120, 134, 141, 144, 147, 151, 152, 156, 159, 161, 169, 185, 193, 204, 222, 236, 241, 253, 265, 274, 287, 301, 311, 325, 328, 341, 397

脳圧亢進症 … 156, 157

脳萎縮 … 275

脳溢血 … 310, 352

脳炎 … 157

膿痂疹 … 217

膿血 … 320, 364

脳血管障害 … 156, 245, 376

脳血管障害後遺症 … 100, 113, 136, 141, 172, 193, 227, 252, 261, 263, 284

脳梗塞後遺症 … 70, 130, 181

脳出血 … 48, 156

脳出血後 … 183

脳出血後遺症 … 98

脳水腫 … 131

膿性耳漏 … 52

膿性鼻汁 … 49

膿性鼻漏 … 68, 221

膿性痰 … 63, 64, 238

脳脊髄膜炎 … 287

膿栓 … 209

脳塞栓 … 382

脳卒中後遺症 … 96, 244, 253, 332, 354, 376, 389

脳卒中発作後 … 158

脳卒中予備軍 … 258

脳卒中予防 … 284, 350

脳動脈硬化症 … 40

脳内出血 … 269

脳梅毒 … 379

脳貧血 … 70, 394

脳膜炎 … 196

膿瘍 … 249, 320

咽（喉）が渇く … 19, 21, 31, 36, 56, 66, 67, 85, 131, 132, 154, 155, 159, 179, 188,

465

202, 204, 212, 237, 280, 317, 325, 336, 367, 369

喉に瘡 … 239

咽の痛み … 64, 362

喉の痺れ … 64

［は］

肺炎 … 123, 138, 140, 143, 204, 210, 227, 238, 253, 265, 319, 335, 350, 360, 362, 363, 365

肺化膿症 … 63, 64, 65, 138, 365

肺癌 … 168, 240

肺気腫 … 89, 134, 164, 167, 201, 204, 210, 220, 236, 238, 253, 308, 322, 325, 381, 389

肺結核 … 59, 80, 138, 143, 146, 151, 164, 165, 167, 168, 184, 193, 202, 204, 227, 235, 237, 238, 239, 253, 316, 318, 322

敗血症 … 196

廃人 … 263

肺水腫 … 370, 371

肺尖カタル … 388

梅毒 … 49, 51, 99, 100, 221, 366

排尿困難 … 111, 129, 280, 390

排尿時疼痛 … 283

排尿時不快感 … 235, 238, 292

排尿痛 … 129, 130

排尿障害 … 24, 262

ハイネ・メジン病 … 87

肺膿瘍 … 320

肺病 … 351

排便障害 … 262

排便・排ガスの停止 … 246

廃用症候群 … 130

波及性リンパ管炎 … 319

パーキンソン病 … 227, 228, 261, 274, 275, 376

白色帯下 … 134, 325, 392

白色粘稠痰 … 225

白癬菌症 … 215

白内障 … 326

白髪 … 132, 135

麦粒腫 … 196, 320

激しい疲労 … 354

バージャー病 … 298

破傷風 … 59, 259, 312

罵声・怒声・大声・独語 … 68

バセドウ下痢 … 186

バセドウ病 … 102, 186, 284, 288

発汗 … 162, 184, 185, 219, 230, 231, 232, 313, 348

発汗過多 … 102, 189

抜歯後の疼痛 … 383

発達障害 … 397

発熱 … 50, 54, 85, 86, 144, 154, 163, 165, 180, 193, 194, 205, 210, 211, 218, 219, 223, 224, 228, 248, 259, 273, 280, 304, 309, 314, 317, 330, 358, 359, 361, 362, 364, 365, 366, 377

波動 … 321

鼻が酒皶 … 351

鼻茸 … 220, 221

鼻血 … 392

鼻詰まり … 48

甚だしい渇き … 155, 167

甚だしい咳 … 323

鼻ポリープ … 219, 220, 221

パニック障害 … 161, 162, 169, 265

ばね指 … 288

バルトリン腺炎 … 248, 386

腫れ … 42, 158, 170, 196, 197, 208, 293, 335, 366

腫れ痛む … 191, 234, 364, 374, 387

腫物 … 149, 220, 267

煩驚 … 142

半身不快感 … 271

半身不随 … 97, 172, 183, 223, 354

半身不遂 → 半身不随

半身麻痺 … 141, 169

反復性アフタ性口内炎 … 385

[ひ]

鼻炎 … 45, 217, 219

非開放性肺結核 … 354

被害妄想 … 275

皮下膿瘍 … 51, 319

悲観的な悩み・憂い・思い込み … 265

痙った（引きつった）痛み … 36, 193,

287, 290, 367

引きつり … 375

肥厚性鼻炎 … 79, 107, 219, 221

膝頭腫大 … 304

皮脂欠乏性皮膚炎 … 175, 185, 293

皮脂腺の分泌低下 … 293

肘の痛み … 306

鼻出血 … 54, 57, 91, 156, 157, 165, 181, 184, 202, 284, 287

皮疹 … 28, 29, 117, 195, 214, 216, 233, 266, 267, 293, 294, 336, 337, 361

ヒステリー … 15, 20, 57, 61, 62, 74, 102, 107, 120, 141, 144, 147, 151, 159, 169, 187, 204, 253, 284, 287, 301, 311, 328, 341, 376, 379

ヒステリー球 … 328

ヒステリー類似 … 375

脾臓が腫れる … 204

ビタミンB1欠乏症 … 76

左肩挙上制限 … 308

左肩凝り … 308

左側胸部痛 … 292

左の足の痛み … 244

左半身の痛み … 305

左肋間神経痛 … 292

非定型抗酸菌症 … 164, 165, 166

非特異性大腸炎 … 248, 279

非特異的出血性腸炎 … 35

泌尿器科的手術後 … 282

微熱 … 32, 34, 93, 125, 145, 166, 178, 201, 205, 255, 353, 354

皮膚炎 … 48

皮膚化膿症 … 28, 48, 149, 156

腓腹筋強直性痙攣 … 76, 77

腓腹筋痙攣 … 187

皮膚枯燥 … 240

皮膚蒼白 … 226, 228, 301

皮膚瘙痒症 … 20, 28, 40, 82, 84, 116, 144, 215, 293

皮膚の萎縮・菲薄・乾燥・落屑 … 293

皮膚の乾燥 … 176, 228

皮膚の良性腫瘍 … 320

皮膚の冷感 … 228

皮膚の老化 … 326

鼻閉塞 … 149, 221

非発作時の痛風・偽痛風 … 113

肥満 … 286, 349, 375

肥満症 … 348

瀰漫性汎細気管支炎 … 220

百日咳 … 123, 187, 204, 209, 322, 363

病後の食欲不振 … 118, 382

病後の体力低下 … 193

日和見感染症 … 193

糜爛 … 84

非リウマチ性骨関節炎 … 51, 261

疲労 … 108, 162, 296, 301, 317

疲労感 … 206, 301, 370

疲労倦怠 … 184

疲労困憊 … 34, 54, 56, 167, 185, 188, 193, 202, 223, 237

疲労衰弱 … 162

ピロリ菌感染症 … 40, 172

脾彎曲部症候群 … 169, 170, 290

ピンク色のサラサラした痰 … 77

貧血 … 16, 33, 54, 70, 86, 167, 168, 174, 194, 204, 247, 296, 302, 303, 317, 346, 395

貧血症 … 72, 185, 193

頻尿 … 45, 129, 135, 187, 236, 238, 283, 344, 368

頻尿症 … 91, 201

頻発月経 … 26, 175

頻脈 … 64, 69, 102

[ふ]

不安 … 142, 236

不安感 … 97, 141, 142, 183, 203, 242

不安・恐怖・郷愁 … 311

不安障害 … 44, 55, 83, 100, 141, 147, 151, 161, 169, 341

不安神経症 … 142

不安定膀胱 … 135

フィラリア症 … 76, 77

風疹 … 116, 217

不穏 … 146

不快感 … 94, 276

不完全右脚ブロック … 106

腹圧性尿失禁 … 45, 46

腹腔内の硬結 … 125

副睾丸炎 … 126, 204, 248, 386

副睾丸結核 … 195

腹水 … 23, 76, 78, 301, 370

腹痛 … 16, 33, 35, 72, 111, 119, 127, 150,
191, 211, 229, 246, 252, 291, 295, 296,
299, 302, 303, 304, 320, 348, 354

副鼻腔炎 … 45, 48, 204, 208, 219, 220,
221, 241, 253, 319

腹壁緊張低下 … 354

腹膜炎 … 318

腐骨 … 291

附子中毒 … 59

浮腫 … 18, 23, 30, 31, 32, 74, 77, 84, 85,
86, 111, 114, 123, 134, 135, 179, 204,
210, 229, 230, 303, 315, 348, 349, 362,
365, 370, 389, 390, 392

不消化下痢 … 17, 18

不消化便 … 103

婦人科的手術後 … 284, 287

婦人のお腹の痛み … 301

婦人不定愁訴症候群 … 300, 301, 311

不随意運動 … 376

不正出血 … 313

不正性器出血 … 25, 26, 28, 29, 36, 69,
71, 72, 107, 108, 175, 194, 236, 284, 295,
300, 311, 354, 392

不整脈 … 59, 69, 106, 184, 185, 186, 315

不全麻痺 … 253

腹筋の緊張は強い … 388

物質代謝異常 … 235

物理アレルギー … 30, 82, 84, 116

不定愁訴 … 20

不適応症候群 … 394

不登校 … 147

舞踏病 … 61

不妊症 … 25, 26, 107, 134, 253, 287, 301,
325

不眠 … 53, 54, 69, 70, 97, 101, 103, 108,
141, 142, 143, 148, 158, 161, 163, 171,
183, 186, 264, 266, 274, 280, 313, 349

不眠症 … 28, 40, 42, 44, 69, 83, 101, 141,
147, 148, 156, 161, 162, 185, 197, 204,
236, 253, 265, 274, 287, 301, 311, 317,
375

不明熱 … 141, 147, 156, 164, 193, 204,
272, 335, 354, 376

ふらつき … 49, 101, 242, 262, 275, 332,
351

触れたときの痛みが強い … 383

フルンクローシス … 196

プレショック … 228, 229

分娩後出血 … 71

粉瘤 … 320

[へ]

平滑筋の痙攣・緊張 … 246

閉塞性黄疸 … 22

臍の辺りの痛み … 33

ベーチェット病 … 28, 94, 384

ヘルペス後神経痛 … 360, 361

ヘルペス後痛 … 360

便塊 … 198, 271

便が通じない … 259

弁狭窄症 … 370

変形性関節炎 … 51, 373

変形性関節症 … 96, 126, 365

変形性関節水腫 … 96

変形性頸椎症 … 97, 100

変形性膝関節症 … 30, 113, 230, 237, 243, 292, 299, 334, 348, 349

変型性膝関節水腫 … 76

変形性脊椎症 … 126, 134, 243, 325

変形性腰椎症 … 391

便臭異常 … 37

片（偏）頭痛 … 23, 48, 82, 87, 131, 136, 187, 193, 233, 241, 259, 272, 274, 284, 332, 394

便通異常 … 33

扁桃炎 … 45, 63, 79, 107, 143, 146, 149, 204, 207, 217, 233, 253, 319, 386

扁桃周囲炎 … 45, 63, 204, 207, 253

扁桃周囲膿瘍 … 319

扁桃肥大 … 201

便秘 … 36, 49, 57, 58, 93, 94, 95, 96, 108, 145, 154, 158, 166, 198, 199, 247, 255, 258, 268, 273, 278, 301, 305, 313, 320, 349, 353, 369

便秘症 … 55, 94, 100, 200, 232, 253, 271, 281

弁閉鎖が不充分 … 370

弁閉鎖不全症 … 370

弁膜障害 … 370

片麻痺 … 98, 100, 111, 130, 253, 284

[ほ]

防衛反応 … 144

蜂窩織炎 … 196, 319

膀胱炎 … 55, 71, 112, 128, 129, 130, 131, 177, 248, 279, 282, 298, 350, 386

膀胱炎様症状 … 388

膀胱括約筋麻痺 … 133, 325

膀胱癌 … 388

膀胱機能異常症 … 236

膀胱刺激症状 … 249

膀胱神経症 … 236

膀胱の腫瘍 … 283

房室ブロック … 185

放射線照射時の副作用防止 … 354

放射線治療・抗癌剤投与による機能障害 … 193

乏尿 … 280

歩行不安定 … 263, 264

歩行不能 … 195, 292

発作性心悸亢進 … 341

発作性頻拍症 … 141

発疹 … 88, 117, 160, 217, 218, 235, 335,

351, 359

発疹性感染症 … 116, 217

発赤 … 268, 294, 321, 335

ホットフラッシュ … 313, 314

骨が目立つ … 226

骨の痛み … 366

ポリオ … 87

ポリープ … 219

ホルモン分泌が減少 … 228

本態性振戦 … 274, 275

本態性低血圧症 … 394

[ま]

前かがみの姿勢 … 228

麻疹 … 45, 156, 208, 217, 218, 259, 272,
359

末梢血行循環不全 … 228

末梢神経炎 … 96

末梢神経障害 … 262

末梢神経麻痺 … 84, 96

麻痺 … 87, 262, 373, 374

まぶしさ … 131

マラリア … 116, 204, 253

マロリー・ワイス症候群 … 37, 38

慢性アレルギー疾患 … 28

慢性胃炎 … 15, 37, 40, 76, 118, 120, 125,
136, 143, 172, 193, 201, 212, 222, 227,
250, 253, 314, 330, 381, 391

慢性胃カタル … 382

慢性胃腸炎 … 69, 82, 87, 90, 118, 172,
193, 201, 222, 227, 290, 301, 333, 354,
394

慢性咽喉頭炎 … 219

慢性鬱血性心不全 … 133, 325, 389

慢性炎症 … 28, 48, 235, 386

慢性下腿潰瘍 … 193

慢性化膿性炎症 … 33, 291

慢性肝炎 … 23, 28, 55, 147, 193, 201, 204,
205, 231, 253, 354

慢性肝障害 … 28

慢性関節炎 … 96, 241

慢性気管支炎 … 29, 89, 126, 164, 166,
167, 181, 201, 220, 236, 238, 381, 389

慢性胸膜炎 … 33, 201

慢性筋肉痛 … 291

慢性頸管炎 … 164

慢性結核 … 164

慢性下痢症 … 119, 172, 193, 201, 227,
236, 301, 354, 381

慢性肛門潰瘍 … 43

慢性肛門周囲炎 … 386, 387

慢性呼吸器感染症 … 79, 149, 172

慢性呼吸器疾患 … 317

慢性骨髄炎 … 291

慢性骨盤鬱血症候群 … 107, 108

慢性再発性筋クランプ … 290, 291

慢性耳下腺炎 … 146

慢性子宮附属器炎 … 164

471

慢性湿疹 … 28, 55, 134, 293, 325

慢性消化不良症 … 172, 193, 201, 227, 381

慢性消耗性肺疾患 … 166

慢性腎盂腎炎 … 164

慢性腎炎 … 23, 76, 84, 131, 133, 164, 177, 193, 227, 322, 348, 389

慢性腎炎症候群 … 182

慢性腎炎急性再燃期 … 30

慢性腎臓病 … 179, 325, 397

慢性心不全 … 185, 228, 370, 371

慢性腎不全 … 24, 84, 85, 86, 246

慢性蕁麻疹 … 28, 201

慢性膵炎 … 15, 144, 147, 193, 231, 290

慢性頭痛 … 137, 201, 356

慢性遷延性炎症 … 159

慢性遷延性出血 … 354

慢性大腸炎 … 118, 193

慢性胆嚢炎 … 15

慢性中耳炎 … 33, 84

慢性虫垂炎 … 91, 201, 295

慢性腸炎 … 35, 250

慢性腸カタル … 382

慢性腸狭窄症 … 250, 290

慢性的衰弱 … 32

慢性的な乾燥 … 322

慢性頭・顔面部湿疹 … 233

慢性難治性感染症 … 201

慢性尿路感染症 … 133, 164, 193, 236, 325, 397

慢性脳循環不全症 … 40, 102, 232, 274, 301, 332, 394

慢性の咳 … 167

慢性肺気腫 … 240

慢性反復性出血傾向 … 69

慢性鼻炎 … 48, 51, 79, 219, 220, 233, 360

慢性左側腹部痛 … 252

慢性皮膚炎 … 31

慢性皮膚潰瘍 … 32, 84

慢性疲労症候群 … 354, 256

慢性疲弊状態 … 193

慢性複雑性膀胱炎 … 298

慢性副鼻腔炎 … 146, 220, 360

慢性腹膜炎 … 33, 91, 94, 107, 201, 227, 295, 354, 381

慢性不眠 … 160

慢性閉塞性肺疾患 … 89, 90, 146, 151, 193, 225

慢性便秘 … 272

慢性膀胱炎 … 236, 298, 391

慢性毛嚢炎 … 48

慢性癒着性腹膜炎 … 298

慢性腰痛 … 127

慢性腰痛症 … 134, 290, 325, 397

慢性リンパ節炎 … 146

[み]

味覚の鈍化 … 326

右下腹部痛 … 109

右上腹部の違和感 … 181

右上腹部の不快感 … 22

三日熱 … 204

耳鳴り … 70, 74, 109, 313, 333

耳の下が腫脹 … 320

脈の欠代 … 141

脈拍触知不能 … 228

ミュラー管の分化異常 … 397

[む]

無汗 … 47

無関心 … 274

無菌性膀胱炎 … 236

無月経 … 25, 56, 107, 144, 175, 253, 287, 300, 313, 397

無酸症 … 118

むずむず脚症候群　→　レストレス
　レッグス症候群

夢精 … 101, 102, 103, 193, 194, 202

鞭打ち損傷 … 51, 97

無尿 … 280

胸が痛む … 315

胸が気持ち悪い … 74

胸がムカムカ … 255

胸が悶え苦しい … 101

胸に異常な感じ … 315

胸の不快感 … 279

胸焼け … 37, 38, 39, 136, 223, 309, 338

無目的的行動 … 61

夢遊病 … 62

無力感 … 228

無力性便秘症 … 134, 325

[め]

目が痒い … 211, 275

目が覚めない … 358

メッケルの憩室 … 94

メニエル症候群 … 23, 131, 136, 212, 227, 274, 301, 332, 394

目のくらみ … 101, 103, 158, 275

目の充血 … 49, 57, 149, 156, 305

眼の水晶体の硬化 … 326

眼の調節障害 … 134, 325

目の前が昏い … 126

目まい … 21, 23, 32, 36, 49, 69, 74, 99, 109, 112, 114, 162, 182, 183, 212, 213, 223, 229, 242, 275, 286, 301, 302, 303, 309, 311, 313, 315, 332, 333, 334, 341, 344, 351, 354, 395

目を見張る … 102

免疫力低下 … 193

面疔 … 195, 196, 319

[も]

毛細血管性出血 … 71

妄想 … 61

盲腸炎 … 250

盲腸周囲炎 … 248

毛嚢炎 … 195, 196, 233, 319

毛髪が抜け落ちる … 318

猛烈な頭痛 … 63

物に怯える … 265

物忘れ … 54, 69, 70, 102

諸々の皮膚病変 … 321

[や]

夜驚症 … 102, 375

薬物性肝障害 … 20

薬物中毒 … 59

火傷後の発熱 … 141, 156, 159

痩せ細った身体 … 237

夜尿 … 367

夜尿症 … 33, 45, 91, 102, 107, 131, 172, 201, 228, 301, 314, 357, 391

夜盲症 … 24, 178

[ゆ]

憂鬱な気分 … 274, 313

疣贅 … 110, 365

遊走腎 … 201, 295, 354

有痛弧肩 … 51

[よ]

癰 … 196, 272, 302, 319, 321

痒疹 … 195, 215

用水病 … 254

癰疽 … 195, 196, 197, 277

腰椎圧迫骨折 … 263

腰椎圧迫骨折後 … 230

腰椎圧迫骨折後神経痛 … 295

腰椎椎間板ヘルニア … 261, 262, 391

腰椎変性亡り症 … 192

腰痛 … 191, 262, 284, 288, 298, 299, 302, 325, 327, 358, 362, 393

腰痛症 … 45, 107, 108, 109, 126, 243, 253, 295, 311, 360, 365, 373, 391

癰膿 … 249

腰背部筋肉痛 … 87, 191

腰部倦怠感 … 327, 391, 393

腰部挫傷後遺症 … 243

腰部脊柱管狭窄症 … 261, 262

抑鬱感 … 242

抑鬱的感情 … 126

抑鬱的気分 … 151

翼状片 … 30, 31

欲望を自制できない … 275

横に寝ることが困難 … 371

四日熱 … 204

夜啼き … 67

夜啼症 … 33, 61, 91, 201

弱い炎症 … 240

［ら］

癩病 … 351

ラ音 … 226

卵管炎 … 128, 386

卵形マラリア … 204

卵巣機能不全症 … 25

卵巣欠落症候群 … 55, 56, 107, 287

卵巣囊腫 … 107

［り］

裏急後重 … 230, 252

利尿過度 … 189

隆起 … 250

流行性角結膜炎 … 46

流行性感染症 … 260

流行性脳脊髄膜炎 … 156, 157, 259, 272, 335

流産 … 21, 26, 72, 107, 300, 313

流産後 … 287

流産癖 … 107

流注膿瘍 … 33

良性発作性頭位眩暈症 … 332, 333

両膝が腫大 … 262

緑内障 … 30, 32

リール黒皮症 … 28, 56

リンパ管炎 … 30, 31, 77, 196

リンパ節炎 … 45, 77, 149, 196, 204

リンパ浮腫 … 76, 77

淋病 … 128, 236, 248, 386

［る］

涙囊炎 … 210

瘰癧 … 146, 149, 193, 194

［れ］

冷汗 … 228, 354

レイノー現象 … 110

レイノー症候群 … 96, 97, 297, 298

レイノー病 … 97, 298

レストレスレッグス症候群 … 159

裂肛 … 42, 43

裂肛出血 … 71

裂創 … 43

レプトスピラ症 … 253

［ろ］

老人性鬱病 … 137, 274

老人性咳嗽 … 238

老人性乾燥性皮膚炎 … 322

475

老人性乾皮症 … 175, 293

老人性感冒 … 222

老人性感冒性胃腸炎 … 381

老人性健忘症 … 134, 325

老人性遷延性感冒 … 389

老人性瘙痒症 … 134, 228, 325

老人性白内障 … 134, 325, 397

老人性便秘症 … 185, 198, 200, 367, 368

老人性膀胱・肛門括約筋緊張低下 …
354

老年性色素沈着性皮疹 … 29

老人の夜に小便が多い … 398

肋膜炎 … 140, 318

肋間神経痛 … 126, 138, 144, 169, 204,
253, 290, 314

濾胞性結膜炎 … 23, 131

[わ]

ワイル病 … 254

忘れっぽい … 317, 318

[アルファベット]

MRSA 感染症 … 33, 201, 354

S状結腸過長症 … 198, 199, 367

漢方用語および俗語索引

［あ］

青すじ … 206

赤い紋 … 160

赤鼻 … 40

赤ら顔 … 109, 286, 352, 390

あくちが切れた … 38

あくび … 38, 62

朝方の頭暈 … 275

足が冷える … 148, 302

足が冷えて上半身が熱い … 127

足がほてる … 148

味気がない … 356, 382

汗ばんだ感触 … 358

あせも … 215

汗を取る … 366

頭がクラクラ … 394, 395

頭がボーッと … 241, 275

頭に汗 … 139

頭の中がグルグル … 333

熱い感じ … 224, 309

熱い物を飲む … 384

あっさりした物 … 318

圧痛点 … 290

雨に冒される … 392

泡状の唾 … 356

［い］

言い間違い … 260

萎黄病 … 21

胃が脹った感じ … 194

胃が痞える … 223, 346

いがらっぽさ … 362

息がしにくい … 323

胃腸が虚弱 … 382

胃腸が不調 … 381

胃腸が素より弱い … 333

胃腸の冷え … 21

一貫堂 … 75, 79, 80, 127, 148, 149, 201,
205, 206, 233, 239, 255, 284, 286, 301,
352, 386, 388

一貫堂解毒証体質 … 28

一貫堂方 … 386, 387

一切の気 … 126

一種特有の肌ざわり … 379

胃内停水 … 213, 229, 308, 340, 341, 379,
380, 381, 382, 385, 395, 396

胃内の過剰水分 … 212

胃の熱 … 47

いぼ … 110

477

いぼ痔 … 42

胃反 … 246

入り混じった病 … 142

色が浅黒い … 388

色白き人 … 352

色つや … 176

色の白い水太り … 349

陰 … 170

陰気 … 82

陰虚 … 164, 165, 398

いんきんたむし … 196

飲酒家 　→ 　酒飲み

飲食する気にならない … 381, 382

咽中炙臠 … 328

陰病 … 59, 92, 190

[う]

上に升らせる … 355

薄い白苔 … 342

内に溜まった怒り … 152

内の水 … 348

鬱気 … 120

鬱積する熱 … 180

ウトウトする … 344

うわごと … 36, 41, 60, 67, 142, 144, 145, 260, 273

温疫 … 217

温病 … 83

[え]

えずく … 204, 205, 211, 213, 223, 346

益気 … 356

壊病 … 146, 188

炎症性体質 … 201

[お]

瘀 … 249

嘔 … 145, 331

横隔膜より上の水分異常 … 363

黄芩湯証 … 36

黄汗 … 85

嘔吐 … 394

往来寒熱 … 204

おくび … 346

瘀血 … 25, 26, 48, 73, 75, 107, 109, 110, 111, 145, 160, 171, 175, 205, 243, 245, 270, 281, 284, 285, 286, 290, 295

瘀血証体質 … 284

瘀血による痛み … 318

瘀血の圧痛点 … 289, 290

瘀血の塊 … 175, 296

おこり … 116

怒りやすく気が短い … 275

踊り子 … 397

お腹が虚弱 … 377

お腹が全体に軟らかい … 380

お腹が冷たい … 344

お腹が軟弱 … 303

お腹が弱い … 119

お腹の緊張 … 200

お腹のゴロゴロ音 … 19

お腹の脹り … 169, 259, 277, 343, 376

お腹の冷え … 25, 34, 96, 119, 343

お腹の膨満 … 260

お腹の虫の病 … 134

おなら … 338

おねしょ … 398

悪熱 … 255

悪風 … 46, 83, 348, 358

重い荷物を取り除いてやる … 371

重くだるい感 … 111

温感はない … 316

温熱感 … 280

温補 … 27, 29, 133, 295

温・和・調・養 … 355

[か]

外感 … 356

外感の病邪が有る病 … 355

外感病 … 120, 222, 225, 229, 240, 241, 364

外邪 … 209, 222, 224, 333, 336, 372, 373, 389

外傷性瘀血 … 269, 284

かかわるもの … 188

火逆上気 … 323

鶴膝風 … 191, 261, 262, 263

霍乱 … 137, 344, 346

がさつく … 293

かさぶた … 293

下肢のほてり … 161

過剰水分 … 213, 375

翳み目 … 46

仮性肥満型 … 201

風に当たって傷られる … 365

風に当たるとゾクゾク … 348, 358

風邪に葛根湯 … 46

堅い塊 … 289

堅くなって膨満 … 320

堅く脹る … 260

塊 … 175

偏って滞っている水分 … 131

渇 … 194, 207, 210, 213, 337

活気 … 264

脚気衝心 … 228, 229

合方（がっぽう）　→　合方（ごうほう）

下半身は確かに冷たい … 393

下腹部の緊張感 … 109

空えずき … 82, 136, 154, 173, 210

身体が重い … 34, 178, 346, 348, 349, 357, 392

身体がだるい … 224, 346, 395

身体がブヨブヨ … 228

479

身体を動かさない … 349

花柳病 … 388

疳 … 149

肝欝 … 171

考え過ぎ … 69

寒が盛ん … 314

疳が強い … 149, 150, 206

寒気 … 127, 251, 344, 358, 362

肝気 … 375, 377, 379

肝気の虚 … 379

汗下 … 147

肝経 … 376, 387

肝経の緊張 … 388

肝経の湿熱 … 387

肝厥 … 275

肝血 … 375, 379

汗・下・吐・剋 … 355

寒湿 … 263, 373, 374

寒邪 … 211, 250, 361

肝積 … 171

疳癪持ち … 57, 375

癇証 … 104

癇症 … 275

寒性 … 150, 159

肝臓の解毒作用 … 388

肝・胆・三焦経 … 149, 150

寒中熱 … 113

寒痛 … 251

寒と熱が交互に … 147, 154, 213

寒と熱が交代して … 126

寒熱 … 56, 78, 175, 241, 302

寒熱往来 … 116, 205

寒熱が交互に … 36

寒熱症状 … 167

寒の邪気 … 38

寒の病邪 … 302

疳虫 … 59

癇癖 … 377

疳癖症 … 206

汗法 … 92

漢方一貫堂 … 27

肝木の虚 … 379

顔面の翕熱 … 390

顔面の火照り … 57

寒冷 … 304

[き]

気 … 302

気鬱 … 171, 241, 264, 309, 313

気鬱証 … 122

気鬱症 … 222, 301, 311, 341

奇怪な夢 … 309

気が鬱する … 265

気が上昇 … 309, 394

気が遠のく … 151

気が滞る　→　気の鬱滞

気が上り衝く … 390

気が循らない … 329

気逆 … 323

気虚 … 172, 176, 182, 192, 380

起居動作がものうい … 349

鬼撃 … 358

気血 … 149, 173, 175, 186, 194, 237, 239, 244, 261, 263, 294, 306, 317, 318, 333, 376, 387, 392

気・血・痰・飲・食 … 125

気血の虚 … 334

気血両虚 … 193

起則頭眩 … 395

気滞による便秘 … 199

喜怒憂思悲恐驚 … 328

肌熱 … 224

気の動き … 106

気の鬱滞 … 122, 266, 315

気の滞り … 307

気の働き … 54

気の巡り … 120

希薄な過剰水分 … 300

帰脾湯証 … 53

気分が鬱陶しい … 275

気分がスッキリしない … 206, 266

気持ち悪い … 331

瘧 … 116, 154

脚弱症 … 227

逆治 … 330

逆向きに膨満 … 395

気病 … 310, 313

灸あたり … 102, 141

久寒 … 299

急迫 … 188, 189, 191, 255

虚 … 95, 282

胸膈不快 … 309

胸脇苦満 … 204, 205, 206, 290

胸脇部の膨満 … 149

胸脇満微結 … 147

胸中が熱く悶える … 334

胸満煩驚 … 142

驚を鎮める … 142

虚寒 … 15, 251, 318, 324, 396

虚寒の便秘 … 199

玉堂・膻中・中庭・鳩尾 … 148

焗服 … 158

虚実併存 … 339

虚邪 … 348

虚弱 … 34, 81, 202, 282, 299, 318, 377

虚弱気味の体質 … 103

虚弱体質 … 32, 33, 74

虚弱で冷え … 295

虚弱な印象の体質 … 301

虚弱の症候 … 356

虚腫 … 229, 230

虚証 … 206

481

虚証の黄疸 … 21

祛痰 … 350

虚なる者 … 371

虚熱 … 53, 159, 164, 165, 166, 167, 324,
　369, 379, 396

虚労 … 32, 33, 34, 202, 295

気力・体力の疲弊 … 190

気力・体力の不足 … 193

気淋・石淋・膏淋・労淋・血淋 … 129

切れ痔 … 42

金瘡 … 311, 312, 313

金瘡医 … 312

筋肉型 … 80, 352

筋肉がすじばる … 206

筋肉がピクピク … 99

筋肉質 … 388

筋肉質の痩せ型 … 276

[く]

食いしばり … 170

駆瘀血 … 107, 110, 248, 277, 286, 300

駆瘀血薬・駆瘀血剤 … 107, 145, 160,
　205, 270, 284, 287, 303

躯幹がだるい … 356

くしゃみ … 209, 211, 309

くすぐったがる … 81, 150, 388

首が細い … 81

苦満感 … 103, 226, 227, 255, 258

雲の中にいるよう … 333

苦悶感 … 181

グルグル回る … 49

苦しく悶える … 236, 280

狂って悶える … 359

くろなまず … 215

[け]

桂枝湯証 … 152, 188

桂枝湯証の急性胃腸炎症状 … 89

桂枝湯証の喘咳症状 … 89

桂枝茯苓丸証 … 110

経脉 … 394

経絡 … 149, 306, 392, 394

経を温める … 271

下焦 … 41, 388

結核証 … 165

結核性体質 … 27, 80

結核予防 … 79, 80, 149

血虚 … 26, 174, 175, 176, 182, 192, 234,
　293, 334, 369, 377, 396

結胸 … 139, 330

血証 … 295

血燥 … 293, 294

結代脉 … 185

厥陰病 … 59

血熱 … 159, 293, 294

げっぷ … 136, 199, 309, 337, 339, 346

血分 … 270

血脉 … 262, 302

血脉を傷害 … 244

血流の停滞 … 295

血淋 … 283

解毒 … 268, 353, 354

解毒剤 … 366

解毒症 … 81

解毒証体質 … 27, 29, 52, 79, 80, 81, 150, 206, 255, 301, 352, 387, 388

下熱 … 358

外表 … 288, 289

堅 … 258, 259, 284

元気 … 252, 381

元気がない … 38, 295, 318, 339, 344

元気のない汗 … 67

元気不足 … 194

倦怠感 … 228, 317, 354, 366

見点 … 218

肩臂 … 307

痃癖 … 171

[こ]

恋煩い … 70

絞 … 291

鞭 … 331

広義の痰 … 306, 307, 332, 334

項背部の強ばり … 35

合病 … 36, 253, 358

合方 … 255

高齢期解毒証体質 … 388

高齢者・虚弱者・大病後・乾咳者の補気 … 231

拘攣 … 188, 189, 191, 296

声重い … 223, 241

声が軽い … 356

午後発熱 … 366

心が驚く … 265

腰が重い … 134, 392, 393

腰が冷えて痛む … 127

腰の内部が冷える … 392

五積 … 125

こじらせる … 155

後世家 … 346

後世派 … 195

後世方 … 287, 393

こせひぜん … 294

五臓 … 62, 302, 317, 344, 384

五臓六腑 … 41, 173

凝って滞る … 293

小肥り … 286

古方 … 83, 107, 195, 255, 287, 392

古方派 … 257

こむら返り … 77, 187, 188, 189, 190, 291

凝り … 171

凝り感 … 97

483

五淋 … 129, 280

五苓散証 … 155

五労七傷 … 126

ゴロゴロと音 … 331

コロコロ便 … 295

強ばり痛む … 34, 50, 317

根気がない … 231

[さ]

柴胡の証 … 226

臍部に動悸 … 385

削瘦型 … 81

ざくろ鼻 … 40

酒に溺れる … 236

酒飲み … 23, 29, 41, 245

酒酔い … 47

擦過痛 … 296

寒がったり熱がったり … 376

寒がり … 127, 230

寒けの邪 … 104

寒さ … 271

砂淋 … 129

産後衰弱 … 295

産後血脚気 … 74, 76, 244

産後調理 … 74, 284

産後に元気がない … 296

産後の癇証 … 61

産後ブルー … 74, 75

三瀉 … 396

三焦 … 40, 384

三焦の実熱を瀉す … 40

三焦の火 … 41

三補 … 396

[し]

死 … 358

自覚的に重たい感 … 391

死から甦った … 358

自汗 … 34, 53, 91, 101, 162, 188, 194, 265

自汗のある桂枝湯証 … 87, 91, 92

色情 … 245

四逆 … 169

四逆湯証 … 343

刺激物 … 347

自下痢 … 36

四肢が冷え切っている … 333

四肢厥逆 … 169

四十腕 … 51, 306

滋潤 … 159, 335

自然に汗が出る … 296

舌の上に苔 … 39

舌は湿濡 … 342

七情 … 328

七情の気 … 329

湿 … 244

実 … 94, 95, 254, 256, 258, 259, 272, 284

湿家 … 97, 98, 99

実寒 … 15

湿気 … 67, 127, 215, 231, 232, 244, 294, 381

実して微満 … 273

湿邪 … 348, 366

実邪 … 161, 348

実腫 … 229

実証 … 235

実症 … 273

湿瘡 … 293

湿痰 … 222, 264, 274, 306, 308, 309, 332, 333, 378, 380, 389

実痛 … 95

湿毒 … 366

実なる者 … 371

湿に著く … 392

湿熱 … 21, 387, 398

実熱 … 40, 156, 159, 167, 234, 235, 272, 287

渋り痛む … 129, 283

しぶり腹 … 35, 37, 94, 96, 187

脂肪型 … 352

子母同服 … 378

絞るように痛む … 291, 344

しみ … 28, 112

しもやけ … 108

瀉 … 331, 396

邪 … 194, 218, 361

邪気 … 95, 105, 106, 124, 139, 140, 147

積 … 125

積聚 … 125, 188

雀目 … 24, 132, 178

瀉下 … 139, 146, 147, 154, 254, 330, 350, 355, 358, 363, 394

瀉下性の駆瘀血剤 … 287

瀉水 … 371

しゃっくり … 338

しゃべりにくい … 323

炙臠 … 328, 329

聚 … 125

重舌 … 67

十全大補湯の適応証 … 316

渋は陰 … 368

充満感 … 171

痓夏病 … 18, 33, 154, 159, 201, 231, 335, 336, 354

酒客病 … 309

熟膿 … 321

手掌が熱い … 237

手掌足蹠は湿潤 … 388

手掌のほてり … 26

手足厥逆 … 390

手臂 … 306, 307

潤性 … 146, 150

少陰 … 362

少陰病 … 59, 136, 137, 229, 280, 361

485

消渇 … 282, 325

小汗 … 116

傷寒 … 45, 142, 143, 147, 169, 171, 180,
185, 187, 190, 197, 202, 205, 209, 210,
217, 218, 223, 254, 260, 265, 266, 273,
277, 330, 336, 360, 389

傷寒の邪熱 … 170

正気 … 95

上気 … 323

上逆 … 275, 300, 301, 311, 313, 323, 334

小結胸病 … 138, 139

小建中湯証 … 32, 34

小柴胡湯証 … 140

上肢の冷え … 300

上焦 … 41

上衝 … 109, 138

上衝感 … 311, 313

傷食 … 137

傷損 … 285

小腸の気 … 282

升提 … 356

小児期解毒証体質 … 149, 201

小児の疳 … 171, 375

小児の肝血 … 377

上熱下冷 … 58

小発汗 … 116

小半夏加茯苓湯の適応証 … 308, 327

上半身は熱く下半身は冷える … 236

小腹 … 325

少腹急結 … 289

上腹部が気持ち悪い … 309

少腹不仁 … 325

上腹部を押さえると抵抗 … 29

小便自利 … 133

小便が渋って滞る … 387

小便が渋る … 154

小便が出渋る … 277, 351, 390

小便白濁 … 282

小便不利 … 133

少陽病 … 36, 59, 116, 138, 141, 143, 145,
147, 151, 153, 155, 169, 170, 253, 264,
360

少陽陽明 … 273

女科医 … 312

除寒湿逐冷気 … 263

暑気あたり … 18

暑気払い … 220

食後の倦怠感 … 334

食傷 … 309, 347

食毒 … 121, 352

暑傷 … 137

女丈夫型 … 109

暑熱 … 230, 231, 232

序熱 … 218

自律神経失調症による煩熱感 … 335

津液 … 325

心下結実の毒 … 257

486

心下結実の病 … 257

腎が衰弱 … 397

心下停水 … 334

心下痞 … 331

心下痞硬 … 315, 331, 339

心窩部は少し緊張 … 331

心下部に振水音 … 305

心下部の痞え … 136, 145

腎気 … 326

腎気虚 … 324, 326

腎虚 … 133, 134, 135, 325, 396, 398

心気不定 … 157

心気不足 … 157

心血 … 293

心血虚 … 53

滲出性体質 … 201, 210, 211

真心痛 … 315

腎精 … 326

腎精虚 … 326, 396, 398

腎精不足 … 324

心臓が痞える … 315

心臓を突く … 315

身体虚弱 … 127, 302

身体表面の熱 … 223

身体を潤す … 322

腎著 … 392

死んでしまった … 358

神霊が乗り移った … 62

［す］

水気 … 115, 140, 142, 267

水逆 … 132

水逆の嘔吐 … 131, 133, 177, 178, 179, 338

水結胸病 … 139

水滞 … 100, 134, 304

水毒 … 100, 352

水毒性肥満症 … 228

水分 … 373

水分が多く偏在 … 229

水分が乾く … 368

水分が枯渇 … 318

水分貯留 … 347

水分の枯竭 … 318

水分の滞り … 304

水分の偏在 … 369

頭暈 … 275

頭汗症 … 204, 243

すぐ戻す … 346

頭瘡 … 267, 268

頭風 … 242

頭冒感 … 276

すり足 … 228

［せ］

清熱 … 27, 29, 159, 268, 335

清熱薬 … 354, 356

487

青年期解毒証体質 … 79, 80, 81

正陽陽明 … 273

生理前の腰の重量感 … 112

ゼーゼーと呼吸 … 317, 333

ゼーゼーと呼吸が苦しい … 50

『薛氏医案』方 … 385, 386

疝 … 299

喘家 … 89

全身状態は虚弱 … 379

全身に滞った水分 … 389

全体にボテッと … 357

腺病質 … 27, 201, 204, 205

腺病性体質 → 腺病質

喘満 … 371

[そ]

素因的証 … 333

燥 … 284, 332

燥性 … 146

燥瘡 … 293

臓躁 … 62

臓毒 … 352

臓毒証（症）体質 … 255, 350, 352

壮年期解毒証体質 … 386, 387

臓腑 … 299

ゾクゾクする … 50

足冷 … 109

卒中質 … 255

外の風 … 348

反り … 312

損薬 … 285, 289

[た]

太陰病 … 59, 92

大黄牡丹皮湯の適応症の軽度 … 277

大逆上気 … 323

大結胸病 … 139

体質改善 … 197

胎毒 … 267, 268, 289

大熱 … 363

苔は全くない … 342

大風 … 351

大便が秘結 … 368

大便閉結 … 199

大満大実 … 273

太陽 … 362

太陽穴 … 242

太陽と少陽の合病 … 35

太陽と陽明の合病 … 46

太陽病 … 35, 36, 46, 59, 87, 89, 90, 92, 97, 105, 116, 131, 143, 144, 145, 160, 190, 229, 358, 361

太陽陽明 … 273

濁 … 282

濁証 … 282

多唾 … 390

ただ皮と骨だけ … 263

脱汗 … 188

だみ声 … 328

食べ過ぎ … 16, 18, 19, 345, 347

鱈子唇 … 158

だる痛い … 344

だるく重い … 142

だるくてしんどい … 361

たわ汁 … 293

痰 … 302, 309, 310, 333, 376, 381, 382

痰飲 … 126, 309, 329, 338, 339, 340, 341,
346, 366, 375, 381, 395

痰気 … 381

痰症状 … 123, 379

胆が恐れる … 265

胆が冷える … 264, 265

痰厥頭暈 … 334

痰厥頭痛 … 334

痰と熱と気 … 266

[ち]

血が溢れる … 392

血が燥く … 368

血が妄りに動く … 69, 70

血の通り道 … 289

血の滞り … 16, 145

血の働き … 289

血の不足 … 296

血の道 … 176, 312, 313

血の道症 … 20, 21, 25, 27, 38, 40, 55, 74,
102, 107, 120, 141, 144, 145, 147, 152,
156, 159, 175, 204, 241, 253, 284, 287,
300, 311, 312, 313, 328, 333, 376

血の道の病　→　血の道症

血の病 … 241

チビチビと洩れる … 398

治風薬 … 79

中焦 … 41

宙に浮いた … 275

中風性体質 … 127

腸が弱い … 119

長強 … 43, 44

潮熱 … 28

腸の動きがモコモコ … 251

腸癰 … 248, 249, 277, 278, 321

血を統制できない … 70

沈滞した気分 … 327

[つ]

通導散証 … 286

痞え … 213, 309, 338, 340, 342

痞えて硬い … 213

痞えて脹る … 171

痞えて悶える … 126

疲れた心臓 … 371

突っ支える感 … 147

唾を吐く … 137

489

つまらぬ事に腹が立つ … 275

冷たい物 … 316, 347

爪の色が暗赤色 … 286

辛く疼く … 366

鶴の脚 … 114

つわり … 82

[て]

手足が重い … 229

手足が倦怠 … 334

手足がだるい … 16, 231, 236, 356

手足がほてる … 160

手足の冷え … 315

手足の微冷 … 230

手足を動かすのが億劫 … 316

手足をバタバタ … 99

停滞 … 309

デップリした体格 … 353

出て行かない感じ … 340

手のほてり … 25

でまかせ … 260

転属 … 143, 145

[と]

頭・顔面の瘡 … 268

当帰芍薬散証 … 17, 303

動作が大儀 … 232

動作の機敏性 … 327

透疹 … 88, 117, 217

痘疹 … 218, 336

臑痛 … 307

透発 … 218

毒 … 62, 106, 217, 234, 249, 277

毒気 … 152, 251

毒の勢い … 336

独特の斑模様 … 81

吐下 … 371

吐下に因る虚 … 369

どす黒い容貌 … 370, 371

滞った水分 … 177, 209, 211, 262, 365,
    372, 391, 394

とびひ … 84, 217, 267

取り越し苦労 … 275

とりめ … 24

[な]

内攻 … 358

内傷 … 356

内傷の病 … 355

内風 … 332, 351, 373

治りにくい … 361

泣き止まない … 60

夏瘦せ … 231

涙や唾が粘っこい … 223

[に]

にきび … 80, 235

肉極 … 31

乳児胎毒 … 267

乳児鼻詰まり症 … 357

尿血 … 282, 283

尿道病 … 283

尿不利 … 280

女人の気病 … 313

女人の血症 … 313

人参湯証 … 105, 315

人参湯証で冷え症状の強い場合 … 343

人参湯証に全身の機能衰弱を伴う場合
　… 343

[ね]

寝たきり … 130, 181, 252, 294

寝違い … 45, 187, 191, 244, 365, 373

熱が壮（盛）ん … 241, 314

熱感 … 237

熱気 … 67

熱厥 … 169

熱証 … 369

熱証体質 … 198

熱茶服 … 243

熱湯を好む … 356

熱病 … 20, 142, 184

熱淋 … 129

熱を清ます … 396

粘っこい唾や痰 … 333

ネバネバする … 322

寝ることが多くて起きることが少ない
　… 317

[の]

膿性の濃い鼻水 … 219

脳卒中後遺症による煩熱感 … 335

脳卒中体質 … 253, 258

脳漏 … 221

咽に痞える … 210

咽の奥が気持ち悪い … 206

咽の奥の違和感 … 153

咽の中にネバネバ … 328

上逆 … 53, 55, 56, 57, 102, 148, 156, 166

逆上目 … 46

上り衝いて … 390

飲み過ぎ … 16, 18, 345, 347

乗り物酔い … 212

[は]

梅核気 … 327, 328, 340

敗毒 … 196

肺熱 … 123

排膿 … 270, 288, 321

排膿促進 … 321

背部の冷え … 131, 292

肺癰 … 321, 364

吐き下し … 106

吐き気 … 37, 208, 229, 251, 254, 257, 273, 280, 330, 331, 333

歯ぎしり … 170

剝苔 … 81

白膜で覆われる … 398

はげ頭 … 132

吐けども出でず、咽めども下らず … 328

肌荒れ … 110, 197, 365

肌がかぶれやすい … 197

八味地黄丸証 … 133

発汗 … 45, 46, 146, 147, 154, 188, 292, 355, 363, 365

発汗・嘔吐・瀉下 … 336

発汗解表 … 209, 350, 357, 389

発汗療法 … 97, 160, 242, 361, 363, 366

発散性 … 150

発散の薬 … 223

張った感じ … 16, 33

張って痛み … 254

脹って刺す … 346

鼻が詰まる … 358

鼻が塞がる … 241

鼻水 … 34, 211, 221

早寝早起きのタイプ … 395

流行眼 … 46

腹が張る … 18

春は参蘇飲 … 223

春の風邪薬 … 121

歯を咬みしめる … 376, 377

半夏厚朴湯証 … 341

煩躁 … 53

煩熱感 … 58

煩熱性不眠症 … 279, 280

半表半裏 … 147, 205

[ひ]

痞 … 258, 259, 284, 331

冷え … 15, 16, 39, 50, 99, 100, 101, 103, 105, 106, 125, 136, 137, 178, 190, 191, 193, 194, 199, 227, 229, 250, 252, 262, 290, 292, 299, 301, 304, 309, 314, 324, 343, 344, 365, 373, 390, 391, 392, 394, 395

冷え上がる … 136, 188

冷え症 … 16, 17, 26, 27, 72, 106, 107, 108, 113, 126, 129, 130, 175, 271, 296, 300, 303, 305, 311, 313, 391

冷え症性嘔吐・下痢症 … 298

冷えた水分 … 323

冷えて痛む … 39, 111, 251, 290, 297, 303, 392

冷えて便秘 … 305

冷えのぼせ … 26, 58

冷えやすい … 56

冷える箇処 … 213

火が盛ん … 398

火が無い … 398

鼻淵 … 221

引き付け … 344, 375, 376, 377

ピクピク … 117, 229, 241

飛尸 … 358

痺証 … 373

美人型 … 109

脾腎虚 … 134, 135

皮水 … 31, 349

痺する … 390

非生理的水分 … 343

額に汗をかく … 361

左腸骨部圧痛点 … 289

左は血に属す … 244

鼻中瘜肉 … 221

臂痛 … 306, 307

痺痛 … 374

ひっぱるもの … 188

泌尿生殖器病 … 388

ヒバリ型 … 395

皮膚黄白色 … 352

皮膚が粗 … 388

皮膚がやわらかく肥った子供 … 34

皮膚の斑模様 … 388

冷や汗 … 191

脾約の症 … 368

白虎歴節風 … 244, 306

表 … 34, 105, 115, 120, 121, 124, 132, 139,
142, 145, 160, 190, 225, 336, 348

表寒裏水 … 211

表気 … 361

表虚 … 34, 115

表実 … 115, 190

病邪 … 38, 115, 120, 178, 190, 205, 222,
225, 232, 234, 241, 252, 254, 256, 268,
272, 273, 287, 302, 346, 350, 355

病邪が実 … 258

病邪が半分は表, 半分は裏に … 36

病邪は表に … 35

病邪は裏に … 36

表症 … 255

表証 … 273

標治療法 … 380, 385

表熱 … 361

表の気 … 395

表の邪気 … 122

表の熱 … 47

表の冷え … 360

表の病邪 … 350, 357, 360, 372

表面もザラザラ … 150

表裏 … 211

表裏の邪 … 351

ピリピリ感 … 117

昼間は軽く夜間に重く … 244

広い意味での痰 … 151, 152, 223

枇杷の葉療法 … 220

493

［ふ］

風 … 301, 350, 351, 373

風寒 … 126, 244

風寒湿 … 244, 373, 374

風寒邪 … 355

風気 … 351

風湿 … 348, 349, 365, 373, 374

風・湿・熱の皮疹 … 215

風・湿・熱の非慢性皮疹 … 267

風邪 … 61, 80, 160, 234, 241, 242, 348, 352, 366, 386

風邪の毒気 … 64

風水 … 348, 349

風熱 … 293

風の邪気 … 38

不快な恐い夢 … 266

吹出物 … 197, 374

腹証 … 289, 296

腹症 … 352, 379

腹診 … 305, 331, 344, 357, 380, 385, 388, 396

腹部が膨満 … 285, 315

腹部軟弱 … 229, 305, 315

腹部の冷え … 332

腹部の不快感 … 245

腹壁が薄い … 229, 315

腹壁が堅い … 315

腹壁が軟らかくて冷える … 316

腹膜炎の虚症 … 382

腹満 … 36, 295

腹満感 … 26, 119, 136, 354

フクロー型 … 395, 396

塞がって滞る … 398

塞がる感じ … 338, 340, 342

附子湯証 … 305

節々が痛む … 346

節々がだるい … 359

節々の疼痛 … 358

不祥な夢を見る … 265

不仁 … 326

婦人病 … 388

扶正去邪 … 350

不足する病 … 355

二日酔い … 16, 23, 37, 40, 87, 117, 131, 156, 158, 222, 330

腹筋はほとんど萎縮 … 380

腹筋の緊張 … 81

太り気味 … 245

船酔い … 131

浮は陽 … 368

フラフラと揺れる … 394

フラフラ病 … 286

振薬 … 312

古い瘀血を動かす … 270, 271

古血 … 25, 73

ブルブル震える … 47

494

フワフワ感 … 182

［へ］

平胃 … 345

併病 … 253

臍で動悸を触れる … 356

ベトベトの便 … 119, 316

偏在する水分 … 212, 308, 316, 338, 340, 360, 372

便毒 … 194, 321

［ほ］

補 … 396

防已黄耆湯証 … 349

膀胱病 … 282, 283

望診 … 286, 352

冒する … 390

膨満 … 95, 135, 173, 223

膨満感 … 33, 92, 93, 95, 111, 136, 200, 338, 340, 342

ホカホカして蒸す … 224

補気 … 353

補気薬 … 354, 356

補瀉併行 … 339

補腎 … 326

ポタリポタリと … 237

補中 … 356

ボーッとして空ろ … 317

発背 … 196

火照り … 53, 55, 166, 274, 313

骨が蒸される … 165, 167

骨っぽい体格 … 81

反胃 … 247

本朝経験方 … 48, 152, 341, 379

本治療法 … 380

本草書 … 220

［ま］

麻黄湯証 … 116, 362

麻黄の不適応者 … 389

曲がったまま … 263

満 … 258, 259, 272, 284

［み］

身が重い … 259, 333

水あたり … 18, 345

水が有る … 398

水が少ない … 398

水が蓄えられる … 339

水と熱を蓄え … 244

水鳥の鳴くような声 … 323

水の溜まる病 … 306, 307

水ぶくれ … 23

水太り・水肥り … 32, 130, 228, 334, 348, 349, 375, 393

水虫 … 30

495

みぞおち … 205, 210, 212, 213, 226, 302, 340

みぞおちが重苦しい … 39

みぞおちが硬い（堅い）… 139, 328, 371

みぞおちが急迫 … 254

みぞおちが差し込んで息苦しい … 315

みぞおちが下から逆向きに膨満 … 394

みぞおちが痞えた感 … 212

みぞおちが痞えて硬い … 258, 315, 330, 331, 339, 370, 371

みぞおちが痞える … 36, 105, 158, 171, 299, 341, 342, 379, 381

みぞおちが脹る … 226, 341, 342

みぞおちが不快 … 41, 155

みぞおちに凝り … 171

みぞおちに振水音 … 302

みぞおちに痰飲 … 395

みぞおちに動悸 … 205

みぞおちに水が滞る … 210

みぞおちの痛み … 169

みぞおちの滞った水 … 363

みぞおちの膨満感・もたれ感 … 118, 232, 258

みみず腫れ … 286

脈が沈んで緊張 … 395

脈の関上 … 158

[む]

むかつき … 16, 36, 37, 39, 97, 103, 135,
141, 147, 148, 155, 213, 346

むかむかする　→　むかつき

虫が皮中を這うような感じ … 348

虫歯 … 233, 383

虫歯の痛み … 157

胸騒ぎ … 69, 70, 265, 309

胸が狭い … 81

胸が痞える … 171, 224

胸が脹る … 34, 36, 289, 315, 358

胸が満ちる … 370, 371

胸が悶える … 204, 232, 265, 273

無熱悪寒 … 305

胸に衝く … 394

胸に滞る気 … 266

胸の下に苦満感 … 197, 198

胸の膨満 … 64, 315, 346

胸の煩い … 20

無力（性）体質 … 301, 394, 395

[め]

めいぼ … 196

眼がクシャクシャ … 275

眼の勢いがない … 356

目の白い処の青み … 206

めばちこ … 196

[も]

悶え苦しむ … 136, 188, 194, 265, 272,

336

悶え苦しんでむかむか … 41

ものもらい … 196

悶乱 … 285

［や］

夜間歯ぎしり … 376

約を為す … 368

痩せ衰える … 59, 165, 167, 317, 346

痩せ型 … 49, 201, 302, 388, 396

痩せ型色白細腰 … 109

痩せる … 16, 56, 115, 149, 176, 295, 296, 317, 385

病の虚実 … 371

［ゆ］

夕方の発熱 … 366

夕暮の熱 … 54

夢見が安穏としない … 265

夢を見ることが多い … 264

ユラユラ … 229

［よ］

陽気 … 82, 231, 237, 355, 356, 360, 390

陽病 … 59, 92

陽明経 … 150

陽明病 … 36, 46, 59, 116, 253, 258, 259, 358

抑肝散証 … 378

横になっていたい … 346, 361

夜泣き … 33

余分な水分 … 30, 50, 99, 106, 125, 243, 274, 306, 382

夜に強いタイプ … 395

余瀝 … 237

弱々しい冷え … 291

［り］

裏 … 92, 105, 106, 121, 132, 211, 259, 336

裏症 … 255

利水 … 209, 211, 243, 246, 300, 303, 304, 308, 326, 327, 370, 389

裏水 … 31

利尿 … 236, 300, 325, 350, 365

裏熱 … 284

裏の症候 … 361

裏の冷え … 360

裏病 … 328

痢風 … 263

留飲 … 171, 213

留飲症 … 131

流行病 … 41, 155, 218

流行病の邪 … 178

料 … 111

両肩から項部にかけての詰まり感 … 137

両腹直筋が衰弱 … 379

497

淋 … 128, 237, 249, 282, 283

淋病様の病 … 398

リンパ体質 … 201

[れ]

冷感 … 334

冷気 … 262, 263, 292, 302

冷蔵庫病 … 15, 16, 126, 136, 298, 314, 316

冷房病 … 126, 298

瀝 … 237

攣急 … 189, 191

[ろ]

労瘵 … 202

労瘵質 … 255

老人性の血虚 … 368

老人ぼけ … 70

六腑 … 384

呂律が回らない … 262

[わ]

和解 … 160

和解法 … 154

わきが … 348

和血 … 300, 303

煩わしい思い … 302

煩わしい熱 … 181

煩わしい熱感 … 184, 279

煩わしい胸騒ぎ … 369

煩わしく熱い … 202

煩わしく疼く … 241

【著者略歴】

小山 誠次（こやま　せいじ）

　昭和51年（1976年）岡山大学医学部卒業。直ちに第一外科に入局し、研修病院勤務を終了後、日本郵船の外国航路の船医として勤務。下船後、京都大学医学部第二生理に入局し、生体内物質の分子軌道法による解析を研究テーマとする傍ら、勤務先の新河端病院院長・斎藤惇生先生に漢方の手ほどきを受け、故山本巌先生を漢方実地指導上の師匠として専門的に研究するようになり、昭和60年日本東洋医学会入会。平成17年日本在宅医学会入会。現在、京都市下京区にて漢方内科・訪問診療クリニック（TEL 075－343－7733、FAX 075－343－7755）で院長として漢方治療（煎じ薬およびエキス製剤）と訪問診療に従事する。

日本東洋医学会専門医・指導医
著書：『古典に基づくエキス漢方方剤学』
　　　『高齢者の漢方治療―老化と安定平衡』
　　　『師語録―曲直瀬道三流医学の概要』
　　　『編注 日記中揀方』
　　　『註釈 百疢一貫 ―和田東郭医学の階梯―』
　　　『古典に生きるエキス漢方方剤学』

もう一寸 漢方を勉強したい
── 古典を踏まえて ──

2018年11月15日　第1刷発行

著　者　小山 誠次
発行者　谷口 直良
発行所　㈱たにぐち書店
　　　　〒171-0014　東京都豊島区池袋2－68－10
　　　　TEL.03－3980－5536　FAX.03－3590－3630
　　　　たにぐち書店.com

落丁・乱丁本はお取替えいたします。